胎児出生前診断の方法 ——— I

特殊な胎児異常・遺伝性疾患 ——— II

胎児異常・奇形の診断と管理 ——— III

胎児付属物の異常と胎児管理 ——— IV

母体感染症と胎児感染 ——— V

合併症・異常妊娠と胎児の管理 ——— VI

胎児診断・管理
のABC

第6版

監　修
森　　巍

著　者
阿部　恵美子　愛媛県立中央病院産婦人科
野田　清史　岩国医療センター産婦人科
森　　公介　村上記念病院内科
森　　巍　医療法人 順風会　天山病院

金芳堂

第6版の序

　2012年3月に第5版が出版されてより7年経過しました．この間の周産期医療の進歩は著しく一定の水準を確保するためには多くの項目で新しい内容を取り入れ，古い用語を削除する必要が生じました．そこで本書の改訂を企画致しました．本書の改訂にあたっては前半部分を阿部恵美子医師が，そして後半部分を野田清史医師が担当し，全頁を一から見直し，大幅に書き改めました．本書は胎児診療の入門書として役立つよう，必要な基礎項目を一応網羅し，具体的にわかり易く記述する様に心がけています．研修医，若い産科医，助産師，看護師の皆様に幅広く利用していただければ幸いです．

　最後にいろいろとご尽力を頂いた金芳堂の小崎徹也氏に深謝致します．

　2019年4月

森　巍

序

　国の母子対策事業にもとづいて，各県で周産期医療体制が整備され，充実した周産期医療が実施されてきております．私達の地域には平成2年12月に周産期センターが開設されましたが，当初から母性胎児集中治療室2床が稼働し，救命救急センターの back up をうけながら，胎児救急としての多数の母体搬送を受け入れてきました．この8年間には周産期の始期の変更，これに伴った患者の質の変化，新生児死因における先天異常の比率増大などがあり，出生前診断の重要性が増し，そして胎児治療試行も増加傾向になりました．

　さて私達の施設では毎年数名の研修医を受け入れていますが，これらの人達，そして2～3年で交代する若い産婦人科医，助産婦，委託研修員に対して，第三次医療施設の母性胎児部門の診療を理解させ，早く慣れてもらうために手引書が必要と考えられました．本書はこのような意図から胎児診療に関連した基本的な事柄を中心に記載し，そして最新の知見・資料も織りこみ，実践に利用しやすいよう，具体的にまとめたものであります．周産期医療の進歩は急速でありますので，本書に不備な点も少なくないと思います．御叱正・御教示いただき，さらに内容を充実させたいと考えております．

　終わりに御尽力いただいた金芳堂編集部の宇山閑文氏ほか皆様に心から感謝致します．

平成10年10月

著　者

CONTENTS

I. 胎児出生前診断の方法 ··· 1

A. 先天異常診断の実際 ··· 2

1. 先天異常の出生前診断（対象・留意事項） ··················· 2
  a 留意事項 ·· 2
  b 先天異常の出生前診に関する公的見解 ··················· 2

2. 出生前診断の検査法 ··· 5
  a 非確定的検査 ·· 5
  b 確定的検査 ·· 7
  c 染色体異常の検査法 ·· 7

3. 超音波断層法 ·· 9
  a 胎児発育のモニタリング ····································· 9
  b 形態異常のスクリーニング ··································· 9

4. 羊水穿刺と羊水分析 ·· 14
  a 検査時期と適応 ··· 14
  b 羊水を用いて診断される先天代謝異常症 ·············· 15
  c 羊水の性状 ··· 18

5. 胎児採血 ··· 20
  a 経皮的臍帯血採取 ··· 20
  b 胎児血の正常値 ··· 20

B. 胎児 well-being の評価 ·· 25

6. 胎児心拍数モニタリング ····································· 25
  a 胎児心拍数基線 ··· 26
  b 胎児心拍数基線細変動 ······································· 27
  c 胎児心拍数一過性変動 ······································· 28
  d 胎児 well-being の診断 ····································· 31
  e 胎児心拍数波形の新しい判定基準 ······················ 31

7. NST, VAS test と CST ·· 34
  a ノン・ストレステスト ······································· 34
  b VAS test ·· 35

ii ●──CONTENTS

c CST ··· 36

8．Biophysical profile score（BPS） ················· 38

9．胎児血流モニタリング ······································· 41

a 中大脳動脈 ·· 41

b 臍帯動脈 ·· 43

c 臍帯静脈 ·· 44

d 下大静脈 ·· 44

e 静脈管 ·· 44

II. 特殊な胎児異常・遺伝性疾患 ················· 47

1．染色体異常症 ··· 48

a 染色体異常症のリスク因子 ·························· 48

b 出生前診断方法 ·· 48

c 主な染色体異常症候群 ································· 48

1 21トリソミー 48 ／ 2 18トリソミー 50 ／ 3 13トリソミー 51 ／

4 5p⁻（猫鳴き症候群）52 ／ 5 Turner症候群 52

2．単一遺伝子病（メンデル遺伝病） ··················· 53

a 常染色体優性遺伝病 ···································· 53

b 常染色体劣性遺伝病 ···································· 53

c X連鎖遺伝病 ··· 55

1 Duchenne型筋ジストロフィー 55 ／ 2 血友病 55 ／

3 脆弱X症候群 57

d 家系図の書き方 ·· 57

III. 胎児異常・奇形の診断と管理 ················· 59

1．子宮内胎児発育異常 ······································· 60

a 胎児の正常発育 ·· 60

b 胎児過剰発育（巨大児） ······························ 60

c 胎児発育不全 ··· 61

2．多胎妊娠 ·· 67

a 診断 ··· 67

b 双胎妊娠の種類 68

c 双胎妊娠と胎児異常 69

1 胎児発育不全 69 ／ 2 discordant twin 69 ／

3 stuck twin 70 ／ 4 双胎間輸血症候群 70 ／

5 無心体双胎 72 ／ 6 双胎1児胎内死亡例 73

d 管理法 73

3. 胎児機能不全 76

a 妊娠中期の胎児機能不全 76

b 分娩時の胎児機能不全 76

c 胎児機能不全に対する対応 77

分娩時の対応 77

d 胎児低酸素症と脳性麻痺 78

4. 胎児中枢神経系異常 79

a 頭部・脊椎の超音波検査 79

b 頭部・脊椎疾患の胎児診断と管理 82

1 神経管形成不全 82 ／ 2 腹側誘導の異常 85 ／ 3 水頭症 86 ／

4 脈絡叢異常 88 ／ 5 脳梁欠損 89 ／ 6 Dandy-Walker 奇形 90 ／

7 出生前脳室周囲白質軟化症 90 ／ 8 胎児頭蓋内出血 91

5. 胎児頸部の異常 93

a 後頸部皮下浮腫 93

b 頸部リンパ腫 93

6. 胎児循環器・脈管系異常 96

a 胎児循環の特徴 96

b 先天性心疾患のスクリーニング 97

1 胎児心スクリーニング 97 ／ 2 胎児心・血管超音波検査の手技と所見 98

3 胎児循環動態評価 100 ／ 4 正常心臓・大血管の大きさと径 105

c 先天性心疾患と胎児診断 109

1 単心室 109 ／ 2 左心低形成症候群 109 ／ 3 純型肺動脈閉鎖 110 ／

4 三尖弁閉鎖 110 ／ 5 重症大動脈弁狭窄症 111 ／ 6 エプスタイン奇形 111 ／

7 房室中隔欠損 111 ／ 8 心室中隔欠損 112 ／ 9 完全大血管転位 112 ／

10 ファロー四徴症 113 ／ 11 両大血管右室起始 114 ／ 12 総肺静脈還流異常症 114

d 胎児不整脈 114

7. 胎児呼吸器系異常 118

a 胎児肺の発達 ………………………………………………………………… 118

b 胎児肺成熟評価法 ……………………………………………………………… 118

c 胎児肺成熟促進 ………………………………………………………………… 120

d 胎児呼吸器系疾患 ……………………………………………………………… 120

 1 胎児胸水 120 ／ 2 先天性嚢胞状腺腫様肺奇形 123 ／

 3 先天性横隔膜ヘルニア 125 ／ 4 肺低形成 126

8. 胎児腹部の異常 …………………………………………………………… 130

a 腹壁の異常 ……………………………………………………………………… 130

 1 臍帯ヘルニア 130 ／ 2 腹壁破裂 130

b 胎児消化管疾患 ………………………………………………………………… 131

 1 食道閉鎖，気管食道瘻 131 ／ 2 十二指腸閉鎖 132 ／

 3 空腸・回腸の閉鎖 133 ／ 4 胎便性腹膜炎 134 ／ 5 直腸・肛門閉鎖 134

c 胎児卵巣嚢腫 …………………………………………………………………… 135

9. 胎児泌尿器系異常 ………………………………………………………… 137

a 胎児腎尿路系の超音波像 ……………………………………………………… 137

b 胎児腎機能の評価 ……………………………………………………………… 137

c 胎児腎尿路系疾患 ……………………………………………………………… 139

 1 閉塞性尿路疾患 139 ／ 2 嚢胞性腎奇形 142 ／ 3 腎無形成 144

10. 胎児骨格・筋の異常 ……………………………………………………… 146

a タナトフォリック骨異形成症 ………………………………………………… 146

b 軟骨無発生症 …………………………………………………………………… 146

c 軟骨無形成症 …………………………………………………………………… 147

d 骨形成不全症候群 ……………………………………………………………… 148

e 先天性多発性関節拘縮症 ……………………………………………………… 148

f 福山型先天性筋ジストロフィー ……………………………………………… 148

g 先天性筋緊張性ジストロフィー症 …………………………………………… 149

h 低フォスファターゼ症 ………………………………………………………… 149

11. 非免疫性胎児水腫 ………………………………………………………… 152

a 病態 ……………………………………………………………………………… 152

b 原因関連疾患 …………………………………………………………………… 152

c 診断 ……………………………………………………………………………… 154

d 予後 ……………………………………………………………………………… 156

e 管理 ……………………………………………………………………………… 156

IV．胎児付属物の異常と胎児管理 ················· 159

1．胎盤の異常 ················· 160
- a　胎盤等の超音波断層像 ················· 160
- b　子宮胎盤循環 ················· 162
- c　胎盤の異常 ················· 163
  - 1　絨毛周囲フィブリン沈着　163　／　2　絨毛膜下血腫　164　／
  - 3　常位胎盤早期剝離　164　／　4　前置胎盤　167　／　5　胎児母体間輸血症候群　169

2．臍帯の異常 ················· 172
- a　臍帯の形成と構造 ················· 172
- b　臍帯の異常 ················· 172
  - 1　単一臍帯動脈　172　／　2　臍帯卵膜付着　173　／　3　臍帯過捻転　173
- c　尿膜管囊胞 ················· 174

3．卵膜の異常 ················· 175
- a　羊膜索症候群 ················· 175
- b　絨毛膜羊膜炎 ················· 176
- c　preterm PROM の管理 ················· 178

4．羊水の異常 ················· 184
- a　羊水の産生と消退 ················· 184
- b　羊水量の妊娠中推移 ················· 185
- c　羊水量の臨床的測定法 ················· 185
- d　羊水量の異常 ················· 187
  - 1　羊水過多と羊水過多症　187　／　2　羊水過少症　189
- e　羊水混濁 ················· 191
- f　人工羊水注入法 ················· 192

V．母体感染症と胎児感染 ················· 195

A．性行為感染症 ················· 196
1．梅毒 ················· 196
2．クラミジア感染症 ················· 200
3．性器ヘルペス ················· 202
4．HIV 感染症／AIDS ················· 205

5．サイトメガロウイルス（CMV）感染症 …………………………………… 208
6．尖圭コンジローマ …………………………………………………………… 211
B．その他の垂直感染 …………………………………………………………… 212
7．B群溶血性レンサ球菌感染症 ………………………………………………… 212
8．トキソプラズマ症 …………………………………………………………… 214
  - a　妊婦の診断 ……………………………………………………………… 214
  - b　トキソプラズマ症の母子感染 ………………………………………… 214
  - c　管理 ……………………………………………………………………… 215
9．風疹 …………………………………………………………………………… 217
  - a　妊婦の風疹感染有無の判定 …………………………………………… 217
  - b　胎児感染の診断 ………………………………………………………… 218
  - c　先天性風疹症候群（CRS）の発生 …………………………………… 219
  - d　予防と管理 ……………………………………………………………… 219
10．水痘 …………………………………………………………………………… 222
  - a　臨床症状 ………………………………………………………………… 222
  - b　VZV の母子感染 ……………………………………………………… 222
  - c　VZV 感染妊婦の管理 ………………………………………………… 223
11．肝炎ウイルス感染症 ………………………………………………………… 224
  - a　B型肝炎ウイルス ……………………………………………………… 224
  - b　C型肝炎ウイルス ……………………………………………………… 225
12．パルボウイルス B19 感染症 ……………………………………………… 227
  - a　妊婦の管理 ……………………………………………………………… 227
  - b　胎児感染 ………………………………………………………………… 228
13．HTLV-I 感染症 …………………………………………………………… 229
  - a　診断 ……………………………………………………………………… 229
  - b　HTLV-I 母子感染 …………………………………………………… 229

VI．合併症・異常妊娠と胎児の管理 ……………………… 231

1．糖尿病合併妊娠 ……………………………………………………………… 232
  - a　糖尿病の胎児・新生児に及ぼす影響 ………………………………… 232
  - b　妊娠の糖尿病に与える影響 …………………………………………… 232
  - c　管理 ……………………………………………………………………… 233

2. 急性膵炎 ……………………………………………………………………………… 237
　a　診断 …………………………………………………………………………… 237
　b　治療 …………………………………………………………………………… 238

3. 心疾患合併妊娠 ………………………………………………………………… 239
　a　妊娠の許可条件 ……………………………………………………………… 239
　b　妊娠中の胎児管理 …………………………………………………………… 240

4. 腎疾患合併妊娠 ………………………………………………………………… 241
　a　腎機能障害の程度と妊娠結果 ……………………………………………… 241
　b　妊娠許可基準について ……………………………………………………… 241
　c　管理 …………………………………………………………………………… 241
　d　妊娠中の腎機能・血圧評価の注意点 ……………………………………… 243

5. 高血圧合併妊娠 ………………………………………………………………… 245
　a　管理 …………………………………………………………………………… 245
　b　治療 …………………………………………………………………………… 246

6. 甲状腺疾患合併妊娠 …………………………………………………………… 247
　a　甲状腺機能亢進症 …………………………………………………………… 247
　b　甲状腺機能低下症 …………………………………………………………… 250

7. 自己免疫疾患合併妊娠 ………………………………………………………… 252
　a　特発性血小板減少性紫斑病 ………………………………………………… 252
　b　全身性エリテマトーデス …………………………………………………… 254

8. 結核 ……………………………………………………………………………… 258
　a　症状 …………………………………………………………………………… 258
　b　診断 …………………………………………………………………………… 258
　c　治療・管理 …………………………………………………………………… 258

9. 気管支喘息 ……………………………………………………………………… 260
　a　妊娠, 胎児・新生児との関連 ……………………………………………… 260
　b　診断 …………………………………………………………………………… 260
　c　治療 …………………………………………………………………………… 260
　d　急性増悪時の薬物療法 ……………………………………………………… 262
　e　分娩 …………………………………………………………………………… 263

10. 神経・筋疾患合併妊娠 ………………………………………………………… 264
　a　てんかん ……………………………………………………………………… 264
　b　筋緊張性ジストロフィー症 ………………………………………………… 266

11. 子宮頸部初期病変合併妊娠 268
12. 血液型不適合妊娠 270
a 診断 271
b Rho(D)陰性妊婦の管理 272
c 治療 274
13. 妊娠高血圧症候群 277
a 病型分類 277
b 妊娠高血圧症候群における高血圧と蛋白尿の診断基準 278
c 症候による亜分類 278
d 胎児管理 280
e 妊娠のターミネーション 281
f 治療 281
g 成因と発症予防 283
14. 過期妊娠 286
a 妊娠中 287
b 分娩時 287

日本語索引 289
外国語索引 294

I

胎児出生前診断
の方法

A. 先天異常診断の実際

1. 先天異常の出生前診断（対象・留意事項）

　先天異常の出生前診断は，両親の健康な児を得たいという希望にこたえ，胎児自身の健康を守るという目的のために認められるべき医療と考えられている[1]。胎児が何らかの疾患に罹患していると推定される場合や，胎児の異常は明らかでないが，何らかの理由で胎児が疾患を有する可能性が高いと考えられる場合に出生前検査，診断を行う（表 I.1-1）。

a 留意事項

　検査前に両親・家族に対し，十分なカウンセリングを平易な言葉を用いて行い，十分なインフォームド・コンセントに基づいて，両親が自主的判断で選択し，自己決定して，文書による申し込みを得て実施することが重要であり，次のことを説明し理解を受ける。

① 検査の対象となる疾患の疾患名や特徴的症状
② 胎児が患児である可能性（危険率）
③ 検査の実施方法，成功率，精度，検査手技の安全性・危険性
④ 検査法の診断限界
⑤ 費用
⑥ 検査の結果，異常と診断された場合の選択肢（①人工妊娠中絶か妊娠継続か，②治療可能なら治療するか否か）
⑦ 遺伝疾患を持つ人を援助する団体・組織の名前や住所

検査で異常が診断されたときは，病状により，産科医のみでなく関連領域の医師と，治療の有無・効果について医学的協議を行う。そして，その合意に基づいて妊婦・家族に対し，子宮内治療の有無，出生後の治療方針，療育時の負担，社会の支援体制などについて，これら医師と保健師，臨床心理士，遺伝カウンセラーなどが協力して，きめ細かいカウンセリングを行うことが大切である。

　なお胎児治療実施にあたっては，岡井ら[2]の留意事項がある（表 I.1-2）。

b 先天異常の出生前診断に関する公的見解

　2011 年 2 月日本医学会は「医療における遺伝学的検査・診断に関するガイドライン」を定めており，また，2018 年 7 月日本産科婦人科学会は「出生前に行われる遺伝学的検査および診断に関する見解」を改定し，公表（表 I.1-1）しているので，これらを遵守すべきである。

【文献】
1）神保利春：臨婦産 52(1)：78-80, 1998.
2）岡井　崇，他：平成 5 年度厚生省心身障害研究，発達障害児のケアシステムに関する研究．pp. 224-226.
3）出生前に行われる遺伝学的検査および診断に関する見解．http://www.jsog.jp/modules/statement/index
4）日本医学会「医療における遺伝学的検査・診断に関するガイドライン」2011 年 3 月．http://jams.med.or.jp/guideline/genetics-diagnosis.html
5）日本産科婦人科学会「着床前診断に関する見解」

表 I.1-1　「出生前に行われる遺伝学的検査および診断に関する見解[3]」

　妊娠管理の目的は，妊娠が安全に経過し，分娩に至ることであるが，同時に児の健康の向上や，適切な養育環境を提供することでもある．基本的な理念として出生前に行われる検査および診断はこのような目的をもって実施される．しかし，医学的にも社会的および倫理的にも留意すべき多くの課題があることから，本見解において出生前に行われる検査および診断を実施する際に，留意し遵守すべき事項を示した．

1）出生前に行われる遺伝学的検査および診断の概念：

　遺伝学的検査とは，ヒト生殖細胞系列における遺伝子変異もしくは染色体異常，先天異常に関する検査，あるいはそれらに関連する検査であり，染色体検査・遺伝生化学的検査・遺伝子診断，検査等が該当する．胎児が何らかの疾患に罹患していると思われる場合などに，正確な病態を知る目的で検査ををを行うことである．

2）出生前に行われる遺伝学的検査および診断は，十分な遺伝医学の基礎的・臨床的知識のある専門職による適正な遺伝カウンセリングが提供できる体制下で実施すべきである．

3）出生前に行われる遺伝学的検査および診断の区分：

　出生前に行われる遺伝学的検査には，確定診断を目的とする検査（主として羊水，絨毛，臍帯血，母体血液中等の胎児・胎盤由来細胞や DNA/RNA，その他の胎児細胞・組織を用いて，染色体，遺伝子，酵素活性や病理組織等を調べるもの）と非確定的検査（母体血清マーカー，超音波検査など）がある．実施する医師はその意義を十分理解した上で，検査の特性，得られる情報，遺伝医学的診断意義等について説明し，適切な遺伝カウンセリングを行った上で，インフォームドコンセントを得て実施する（要約）．

4）確定診断を目的とする出生前に行われる遺伝学的検査および診断の実施について：

　遺伝学的検査は日本医学会「医療における遺伝学的検査・診断に関するガイドライン」[4]を遵守しなくてはならない．出生前に行われる場合は，以下の点に注意して実施しなければならない．

① 胎児が罹患している可能性がある疾患，病態，診療，支援体制や社会環境，検査意義や診断限界，母体・胎児に対する危険性，合併症，検査結果判明後の対応等について適切な遺伝カウンセリングを行った上で，インフォームドコンセントを得て実施する．

② 検体の採取は十分な基礎的研修を行い，安全かつ確実な技術を習得した医師により，またはその指導のもとに行われること．

③ 侵襲的検査（絨毛採取や羊水穿刺，胎児検体を用いた検査を含む）は，下記のいずれかに該当する場合の妊娠について，夫婦ないしカップル（以下夫婦）からの希望があった場合に，適切な遺伝カウンセリングを行った上で，インフォームドコンセントを得て実施する．

　　1．夫婦のいずれかが，染色体異常の保因者である場合
　　2．染色体異常症に罹患した児を妊娠，分娩した既往を有する場合
　　3．高齢妊娠の場合
　　4．妊婦が新生児期もしくは小児期に発症する重篤なX連鎖遺伝病のヘテロ接合体の場合
　　5．夫婦の両者が，新生児期もしくは小児期に発症する重篤な常染色体劣性遺伝病のヘテロ接合体の場合
　　6．夫婦の一方もしくは両者が，新生児期もしくは小児期に発症する重篤な常染色体優性遺伝病のヘテロ接合体の場合
　　7．その他，胎児が重篤な疾患に罹患する可能性のある場合

（要約）

5）新たな分子遺伝学的技術を用いた検査の実施について：

　マイクロアレイ染色体検査法（アレイ CGH 法，SNP アレイ法等）や全ゲノムを対象とした網羅的な分子遺伝学的解析・検査法などの新たな分子遺伝学的技術を用いた検査の実施に際しては，③に記載したいずれかに該当する夫婦から希望があった場合に，臨床遺伝専門医，認定遺伝カウンセラー，遺伝専門看護職が適切な遺伝カウンセリングを行った上で，インフォームドコンセントを得て実施する（要約）．

4 ●────I. 胎児出生前診断の方法

6）非確定的な検査の実施について：

　　母体血清マーカー検査や超音波検査を用いた NT（Nuchal translucency）などは非確定的検査に位置づけられるが，検査前に遺伝カウンセリングを十分に行う必要がある（要約）．

7）画像検査（超音波検査等）で意図せずに偶然にみつかる所見について：

　　超音波検査などの画像検査で意図せずに偶然にみつかる胎児異常を示唆する，あるいは胎児異常所見は，妊婦に告知する際には，その意義について理解を得られるように説明し，その後どのような対応を選択できるかについても提示する必要がある．

8）胎児の性別告知については出生前に行われる遺伝学的検査および診断として取り扱う場合は個別の症例ごとに慎重に判断する．

9）法的措置の場合を除き，出生前親子鑑定など医療目的でない遺伝子解析・検査を行ってはならない．

10）着床前診断に関しては日本産科婦人科学会見解で定めるところにより実施されるものとする．

11）日本産科婦人科学会の会告はもちろん，日本医学会によるところの「医療における遺伝学的検査・診断に関するガイドライン」をはじめ，遺伝学的検査に関する法令，国の諸規定や学会等のガイドラインを遵守すること．

（文献 3 より改変）

表 I.1-2　胎児治療実施に当たっての留意事項

・両親・家族の意志を尊重する
・両親に伝えるべき事項
　1）治療を加えない場合の児の予後
　　　（自然経過，出生後の治療成績）
　2）治療の効果
　　　（確実性，重要性，持続性，長期予後）
　3）治療のリスク
　　　（母体のリスク，児のリスク）
　4）両親の負担
　　　（短期的負担，長期的負担）
・意志決定までに時間的余裕を与える
・多面的・長期的支援体制を確立する
　（精神的支援，経済的支援，出生後のケア）

（岡井　崇，他[2]）

2018 年 8 月．http://www.jsog.or.jp/modules/statement

2．出生前診断の検査法

出生前診断は，妊娠中に行われる胎児の診断を目的とした一連の検査であり，その最終目的は羅患児の予後向上であるが，「命の選別」につながるとの考え方もあり，社会的，倫理的に留意すべきことが多い．2013年6月日本産婦人科学会は「出生前に行われる遺伝学的検査および診断に関する見解」を改定し，会員への遵守を呼びかけている[1]．

出生前診断の検査法には，胎児疾患の可能性を推測する非確定的検査と確実に診断することとなる確定的検査がある．表I.2-1に一覧を示す．その中でも超音波断層検査は，非確定的検査にもなりうることに留意しなくてはならない．また，これらの検査を用いても，異常のすべてが検出できるわけではないこと，異常発見時には，当事者には多大な精神負担や深刻な問題が生じることがあり，検査前後に，児の予後や治療，出生後受けられる社会的支援等について専門的知識を有する医療スタッフによる遺伝カウンセリングの実施などが考慮されるべきである．

a 非確定的検査

1 中期母体血清マーカー

クアトロテスト® という検査で国内では普及している．妊娠15週目0日〜21週6日までの母体血清中の4種類の胎児特異的蛋白やホルモン（αフェトプロテイン，β-hCG，非結合型エストリオール，インヒビン-A）の実測値を基準値と比較し，妊娠週数・年齢・母体重・既往歴の有無など集積されたデータベースを利用して21トリソミー，18トリソミー，開放型神経管奇形（髄膜瘤，二分脊椎，無能症など）に罹患している確率を算出する方法である．ハイリスク群を抽出するためのスクリーニング検査であり確率を示すもので，診断検査ではない．確定診断には侵襲敵な検査（羊水検査，胎児採血など）が必要である．また，血清マーカーの濃度には人種，妊娠週数，多胎，体重，家族歴，抗てんかん薬，インスリン依存性糖尿病，喫煙，体外受精などの要因が影響する．

2 初期母体血清マーカー

妊娠初期の母体血清中のPAPP-A（pregnancy-associated plasma protein A）とhCGを測定し，21トリソミー，18トリソミー，13トリソミーの確率を測定する方法であるが，実際には母体血清マーカー測定値から得られる尤度比に加え，超音波でNT測定を行い，母体年齢による染色体異常リスクに，NTと母体血清マーカー測定値の尤度比を掛け合わせて統計的にリスクを計算するコンバインド検査として用いられることが多い．

3 母体血を用いた胎児染色体検査

（noninvasive prenatal tenting：NIPT）

母体血漿中に存在する胎児由来 cell-free DNA を利用し，胎児染色体異常の検出を行う．日本では21トリソミー，18トリソミー，13トリソミーが検査対象となっているが，海外では性染色体数的異常やいくつかの微小欠失も検査対象に含まれている．妊娠10週以降が対象となり，母体採血を行うのみであるため，胎児には非侵襲的である．従来の母体血清マーカーに比べて陽性的中率，陰

6 ●————I. 胎児出生前診断の方法

表 I.2-1 出生前診断の検査法

	検査	対象となる胎児疾患	施行時期	検査感度[*1]	長所	短所
非確定的検査	中期母体血清マーカー（トリプルテスト，クアドラブルテストなど）	胎児染色体異常	15〜20週	69％（トリプルテスト）81％（クアドラブルテスト）	検査が陰性の場合には，羊水検査を回避できるかもしれない．胎児二分脊椎の診断につながるかもしれない	確定診断ではない対象となる染色体異常は，18，21トリソミー（13トリソミー対象でない）
	母体血を用いた胎児染色体検査	胎児染色体異常	10週以降	99％[*2]	陽性的中率[*3]が高い．また，検査が陰性の場合には，羊水検査を回避できるかもしれない	確定診断ではない対象となる染色体異常は，13，18，21トリソミー
	ソフトマーカーを用いた超音波検査（妊娠初期）	胎児染色体異常	11〜13週	64〜70％	検査が陰性の場合には，羊水検査を回避できるかもしれない	確定診断ではない
	初期血清マーカーとソフトマーカーの組み合わせ（妊娠初期）	胎児染色体異常	11〜13週	82〜87％	検査が陰性の場合には，羊水検査を回避できるかもしれない	確定診断ではない対象となる染色体異常は，18，21トリソミー（13トリソミー対象でない）
	ソフトマーカーを用いた超音波検査（妊娠中期）	胎児染色体異常	18週	50〜75％	検査が陰性の場合には，羊水検査を回避できるかもしれない	確定診断ではない
	形態異常検出を目的とした超音波検査	胎児疾患一般	全週数	36〜56％	胎児に対して非侵襲的確定的検査にもなりうる	検査者によって，発見率が異なる発見率は決して高くない
確定的検査	絨毛検査	胎児染色体異常・遺伝子異常	11週以降	ほぼ100％	早い週数に検査が可能	手技が困難胎盤限局性モザイクが約1％に認められる検査に伴う流産1％[*4]
	羊水検査	胎児染色体異常・遺伝子異常	15〜16週以降	ほぼ100％	ほぼ100％で染色体異常がわかる手技が容易	羊水検査に伴う流産　0.3〜0.5％[*4]
	臍帯血検査	胎児染色体異常・遺伝子異常，胎児貧血など	18週以降	ほぼ100％	胎児感染，貧血も診断可能	手技が困難検査に伴う胎児死亡　約1.4％[*4]

[*1]検査感度：実際に異常であった被検査者中，検査で異常と識別された被験者の割合．非確定的検査については，21トリソミーの検査感度を示している．
[*2]陽性的中率（検査で陽性と判定された被験者中，実際に異常である確率）とは異なる．
[*3]陽性的中率は，検査を受けた母集団の有病率（発生率）に依存する．35歳以上の妊婦を対象とした日本からの報告では，21トリソミーの陽性的中率は95.9％であった．
[*4]侵襲的検査（羊水検査，絨毛採取，臍帯血検査）について，安全性や推奨された手技に関する報告があり，リスクの説明や検査の実施に際しては各施設で参考にする．

（産婦人科診療ガイドライン産科編 2017 より[2]）

性的中率が高く，陰性の場合に羊水検査を回避できる可能性が高い．しかし，母体血漿中に存在する胎児由来 cell-free DNA は，実際には胎盤由来であることから，胎盤モザイクの問題が生じることがある．また，母体肥満や腫瘍性疾患，自己免疫疾患や母体自身の染色体疾患により判定保留となることがある．

b | 確定的検査

1 絨毛検査

妊娠 11～14 週に行う．のちに胎盤になる絨毛細胞・組織を採取し，染色体診断や遺伝子診断に用いる．妊娠 11 週未満に実施した群ではそれ以降に施行した群と比較して四肢欠損などの胎児奇形の発症率が有意に上昇することが知られている．絨毛採取には経腹法と経腟法があるが，現在では経腹法が多く行われている．後述の羊水検査に比べて早い週数で検査が可能であるが，約 1％に胎盤モザイクを認めることがあり，羊水検査で胎児染色体を確認する必要がでてくる．合併症として破水，出血，子宮内感染，血腫形成，流産や胎児死亡などがあり，検査に伴う流産率は 1％とされるが，一方，羊水検査に比して発症頻度はかわらないとする報告もある．母体が抗 Rh（D）抗体陰性の場合には抗 D 免疫グロブリン投与が推奨される．

2 羊水検査

妊娠 15 週以降に行う．実際には羊水腔の広さや羊膜の問題から妊娠 16 週以降の方が穿刺が容易である．妊娠 14 週以前に施行した群では，それ以降に施行した群に比して奇形の発症率や流産率の上昇が報告されている[2]．羊水中に浮遊する胎児由来細胞を採取，培養し染色体診断や遺伝子診断を行う．絨毛検査と同様に，手技による破水，出血，子宮内感染のリスクが知られており，約 0.3～0.5％程度の発症率と言われている．稀に

羊水塞栓や常位胎盤早期剝離の報告がある．母体が抗 Rh（D）抗体陰性の場合には抗 D 免疫グロブリン投与が推奨される．

3 臍帯血検査

妊娠 18 週目以降に行う．胎児染色体診断・遺伝子診断以外に胎児貧血や感染の診断が可能である．一般的には経皮的臍帯静脈穿刺（percutaneous umbilical blood sampling：PUBS）で行われる．羊水検査や絨毛検査に比して手技は難しい．検査に伴う胎児死亡は約 1.4％程度と報告されている[3]．母体が抗 Rh（D）抗体陰性の場合には抗 D 免疫グロブリン投与が推奨される．

c | 染色体異常の検査法

1 G 分染法（G-banding）

最も基本となる分析法．細胞培養を行い細胞分裂を分裂中期（M 期）で止めた後に処理を行いギムザ染色を行い解析する．染色体の大きさやセントロメアの位置，バンドの濃淡ですべての染色体を区別するため網羅的検査である．理論的には 10 Mb 以上の構造異常がある場合に診断が可能である．

2 FISH 法（fluorescent *in situ* hybridization）

染色体の中にある特定の遺伝子を標的とした検査のため最終的な解釈は G 分染法の結果と併せて行う．特定の抗体やオリゴヌクレオチドを蛍光色素で標識し，標的遺伝子に相補的に複合体を形成することにより目的の遺伝子を蛍光色素で検出する．G 分染法では検出できない微細欠失や微細転座，由来不明の染色体の同定が視覚的に検出できる．また，間期細胞による FISH 解析により G 分染法より早く 21 トリソミーなどが診断可能である．1 Mb 以下の微細重複などは正確な判定が困難である．

8　●────Ⅰ. 胎児出生前診断の方法

3　定量 PCR 法（QF-PCR 法）

　少量の検体から DNA を抽出し PCR 法で増幅解析する．染色体上の STR（short tandem repeats）マーカーを用いて異数性を検出する．短期間で結果が得られるため迅速検査として用いられるが，最終的には G 分染法による核型診断が必要である．

4　マイクロアレイ検査

　マイクロアレイ検査は一度に複数の検査・反応を行うことができる．出生前診断領域では染色体マイクロアレイ検査が用いられるが，全染色体を領域に分け，標的領域の核酸量を定量解析して量的変化をみることができるため，全ゲノムを網羅的に解析することができ，50 Kb 以下の変化も検出することができる．しかしゲノムの量的変化をみるため，均衡型転座や逆位などのゲノム量の変化を伴わないものは検出できない．また，臨床的意義が不明な変化が検出されることがある．従来，胎児形態異常を認めるものの染色体検査正常核型を示した児に，改めて本検査を行うと，約 6 ％に染色体異常が確認されたとの報告がある[4]．

【文献】

1 ）「出生前に行われる遺伝学的検査および診断に関する見解」http://www.jsog.or.jp/modules/statement/index.php?content_id＝33
2 ）産婦人科診療ガイドライン産科編 2017　日本産婦人科学会/日本産婦人科医会　p. 96
3 ）Palomaki GE, et al. Genet Med 14; 296-305 PMID: 22281937（Ⅱ）
4 ）Wapner RJ, et al. N Engl J Med. 2012, 367: 2175-84

3. 超音波断層法

産科領域において超音波断層法検査は既に広く普及した検査であり，日常において頻繁に行われる検査である．産科超音波検査は妊娠経過が正常か異常かを確認する目的と，胎児形態異常の有無を精査する目的があるが，妊娠経過の正常を確認する目的で行ったときに，意図せず胎児形態異常が発見される場合があり，産科超音波検査は広義の出生前診断の1つと考えられる．それらのことを踏まえ，検査の意図につき十分説明する必要がある．妊娠初期には正常子宮内妊娠の確認，妊娠週数の確認以外に異所性妊娠や絨毛性疾患の除外，多胎の診断，子宮・付属器の異常の有無を確認する．妊娠中期・後期には胎児発育の評価，胎位・胎向の評価，胎盤や羊水量の評価を行う．形態異常のスクリーニングとして行う場合は，妊娠10～13週頃，妊娠18～20週頃および妊娠28～31週頃とする報告が多い[1]．

a 胎児発育のモニタリング

妊娠初期に妊娠週数を正しく推定しておき，妊娠20週頃より胎児の各部分を正確に計測して発育異常をチェックする．そのためには計測断面を正確に描写することが大切である（図I.3-2）．

1 妊娠初期に妊娠週数の確認
- 胎児頭殿長（crown-rump length：CRL）の計測：妊娠8～11週前半（妊娠9～10週で頭殿長が2.0～3.0cm程度の時期が正確）
- 大横径（biparietal diameter：BPD）の計測：妊娠11週後半～15週

2 発育のチェック

大横径（BPD），腹部周囲長（AC）や，大腿骨長（femur length：FL）を計測して児体重を推定し，またそれぞれの日本人の基準値[2]（図I.3-3）と比較して発育を評価する．実際には超音波断層装置に内蔵された計算式を用い自動的に推定される．

発育異常の診断には胎児腹部の計測が重要であり，異常例では頭囲HC/腹囲AC比を計測する（図I.3-3, 3-4）．

b 形態異常のスクリーニング

妊娠初期には経腟走査法で，妊娠12週以降では経腹走査法を用いる．妊娠初期では頭蓋，脊椎，腹壁，膀胱を観察する．無脳症，全前脳胞症，Nuchal translucencyなどは軽症例を除いて多くが妊娠12週頃までに診断される．妊娠14週以降は①顔面（頭蓋骨，側脳室，後頭蓋窩），②脊椎，③胸部（肺），④心（四腔断面，左室流出路，右室流出路），⑤腹部（胃・腎・膀胱・臍帯付着部），⑥四肢など詳細に系統的に観察し，さらに⑦羊水

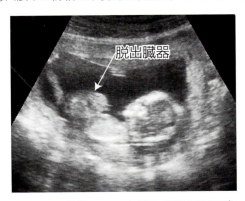

図I.3-1 臍帯ヘルニア（腸・肝等全脱出例）

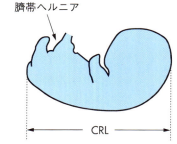

- 生理的屈曲の状態で計測する．
- 40mmを越える場合はBPDを計測する．

a. 頭殿長（CRL）の計測

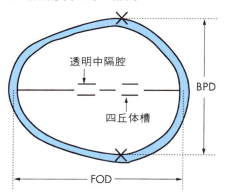

- midline echoを頭部の中央に描出し透明中隔腔と四丘体槽の両者がみえる断面で計測する．
- 超音波プローブに近い頭蓋骨外側から対側の頭蓋骨内側までの距離を測る．
- 頭蓋指数（BPD/FOD）が＜0.78で長頭症を，0.88＜で短頭症を疑う．

b. 頭部（大横径，前後径）の計測

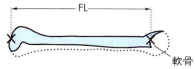

- 大腿骨長軸で化骨部（エコーの強い部）先端の中央から中央までを計測する．軟骨部分は計測しない．

c. 大腿骨長（FL）の計測

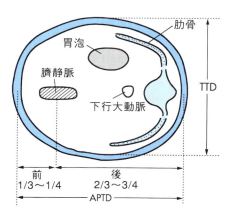

- 腹部大動脈に直交し，胃泡が描出され，肝内臍静脈が前後径の腹側より1/3に位置する断面で計測する．
- AC（abdominal circumference）は腹部断面外周を計測するが近似計測するエリプス（近似楕円）法が基準手法とされる．[2]

d. 腹部（APTD，TTD，AC）の計測

図 I.3-2　胎児各部分の計測法

3. 超音波断層法　11

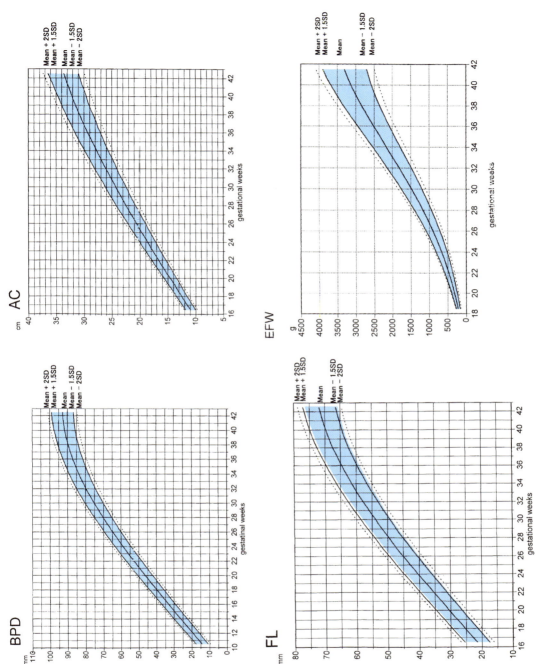

図 I.3-3　日本人胎児 BPD・AC・FL 値，推定児体重の妊娠週数に対する回帰曲線（日本超音波医学会[2]）

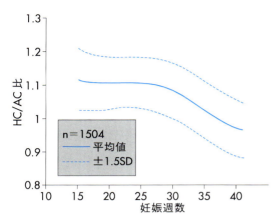

図 I.3-4　日本人胎児の HC/AC 比（若月雅美[4]）

量，⑧臍帯の血管数もチェックしておく．

1　妊娠15〜20週までに診断が可能なもの

頭部：無脳症，全前脳胞症，髄膜瘤
頸部：頸部嚢胞状リンパ腫
　　　　（cystic hygroma）
胸部：心肥大，横隔膜ヘルニア
腹部：腹壁異常（臍帯ヘルニア，腹壁破裂）
腎・泌尿器系：腎無形成，尿道閉鎖
四肢・骨格系：四肢の欠損・短縮
胎児水腫（胸水，腹水，皮下浮腫）

これらのスクリーニングにはチェックリストが有用であり表 I.3-1 はチェックリストの一例[6]である．

2　妊娠21週以降のスクリーニング

出生前の管理や出生後の治療に関連する下記の代表的な胎児疾患を見つける．

①頭部：脳室拡大・水頭症（☞ p.86）
　　大脳　　側脳室径　10 mm 以上は脳室
　　　　　　　拡大を疑う
　　小脳　　後頭蓋窩　10 mm 以上は拡大
　　　　　　　18トリソミー，Dandy-Walker
　　　　　　　奇形
②脊髄髄膜瘤（☞ p.84）
③胸部　心：心房心室中隔欠損，左室低形成，

表 I.3-1　妊娠18〜20週のチェック項目

1．頭部 　・BPD は妊娠週数相当か 　・頭部横断面で内部は左右対称で頭蓋内に異常像を認めないか 　・頭蓋外に突出する異常像を認めないか 2．上唇 　・口唇裂はないか 3．胸部 　・心臓の位置と軸は左に寄っているか 　・左右心房心室の大きさのバランスはよいか 　・胸腔内に異常な像を認めないか 　・大動脈と肺動脈がラセン状に走行しているか 　・大動脈と肺動脈の太さは略同じか 4．腹部 　・胃胞が左側にあるか 　・胃胞，膀胱，胆嚢以外に嚢胞を認めないか 　・腹壁（臍部）から臓器の脱出を認めないか 5．脊柱，殿部 　・椎体と棘突起が欠損なく並んでいるか 　・背中，殿部に異常な隆起を認めないか 6．四肢 　・十分な長さの四肢が確認できるか 7．羊水 　・羊水過多も過少も認めないか

（文献7より引用）

　　　　　　無脾症候群
　　肺：CCAM（肺嚢胞性腺腫様奇形）
④腹部：腹壁破裂，臍帯ヘルニア
　　消化器：十二指腸閉鎖，小腸閉鎖，胎便性腹
　　　　　　膜炎
　　腎：腎盂前後径　10 mm 以上は腎盂拡大
　　　　水腎症，多嚢胞性異形成腎
⑤染色体異常

3　染色体異常のスクリーニング

染色体異常児には特有の形態異常を呈するものがあるので，胎児画像から出生前に診断されることが多くなった．確定診断は羊水染色体検査で行う．

表 I.3-2 は染色体異常検出のマーカーとなる超音波所見であるが，このうち妊娠初期の nuchal

表 I.3-2　染色体異常のマーカーとなる超音波所見

脳	脳室拡大，全前脳胞症，小頭症，脈絡叢囊胞（18トリソミー），脳梁欠損，前頭葉短縮，後頭蓋窩異常（Dandy-Walker症候群，18トリソミー）
頭　蓋	イチゴ状頭蓋，短頭
顔　面	顔面裂（18トリソミーの10％，13トリソミーの39％），眼と鼻の異常（13，18トリソミー），巨舌，小顎症
頸　部	項部囊胞状ヒグローマ，項部浮腫（21トリソミー），胎児水腫・妊娠初期Nuchal translucency（21・18・13トリソミー，ターナー症候群）
胸　部	横隔膜ヘルニア（18トリソミー），心奇形（18・13・21トリソミー，XO）
消化管	食道閉鎖，十二指腸閉鎖（20〜30％21トリソミー），高輝度腸管（20％主に21トリソミー），腹部囊胞
腹　壁	臍帯ヘルニア（18トリソミー22％，13トリソミー9％）
尿　路	腎盂拡張，尿道閉鎖，腎無形成
骨　格	四肢奇形，大腿骨短小（21トリソミー），上腕骨短小，Overlapping finger（18トリソミー）
発　育	FGR

(Snijders, et al[3])

translucency，妊娠中期の①大奇形，② thickened nuchal fold，③大腿骨・上腕骨短小，④脈絡叢囊胞，⑤ cardiac echogenic focus，⑥高輝度腸管，⑦腎盂拡張は重要である[5]．表 I.3-3は超音波異常所見（単発，多発）と染色体異常の頻度を示している．

表 I.3-3　超音波上の単発，多発異常所見と染色体異常の頻度

異常所見	症例数	染色体異常（％）	
		単発異常所見	多発異常所見
脳　室　拡　大	690	2％	17％
全 前 脳 胞 症	94	4％	39％
脈 絡 叢 囊 胞	1884	1％	48％
後 頭 蓋 窩 囊 胞	101	0％	52％
顔　　　裂	118	0％	51％
小　顎　症	65	－	62％
囊 胞 性 ヒ グ ロ ー マ	312	52％	71％
項　部　浮　腫	371	19％	45％
横 隔 膜 ヘ ル ニ ア	173	2％	49％
心　奇　形	829	16％	66％
十 二 指 腸 閉 鎖	44	38％	64％
高 輝 度 腸 管	196	7％	42％
臍 帯 ヘ ル ニ ア	495	8％	46％
腎　異　常	1780	3％	24％
弯　曲　足	127	0％	33％
子 宮 内 発 育 障 害	621	4％	38％

(Snijders, et al[3]より改変)

【文献】
1）日本産科婦人科学会/日本産婦人科医会監修　産婦人科診療ガイドライン産科編　2017 p. 96-100.
2）公示「超音波胎児計測の標準化と日本人の基準値」日本超音波医学会：J. Med, Ultrasonics 30（3）：J415〜J438, 2003.
3）Snijders RJM, Nicolaides KH：Ultrasound Markers for Fetal Chromosomal Defects. p. 81, Parthenon Publishing, New York, 1996.
4）若月雅美：新生児誌　30：304-311，1994.
5）岡井　崇：産婦人科治療　84：23-30，2002.
6）馬場一憲：産婦人科治療　101：443-448，2010.
7）馬場一憲：産婦人科研修の必修知識．日本産婦人科学会　pp. 109，2011.

4. 羊水穿刺と羊水分析

a 検査時期と適応（図 I.4-1）

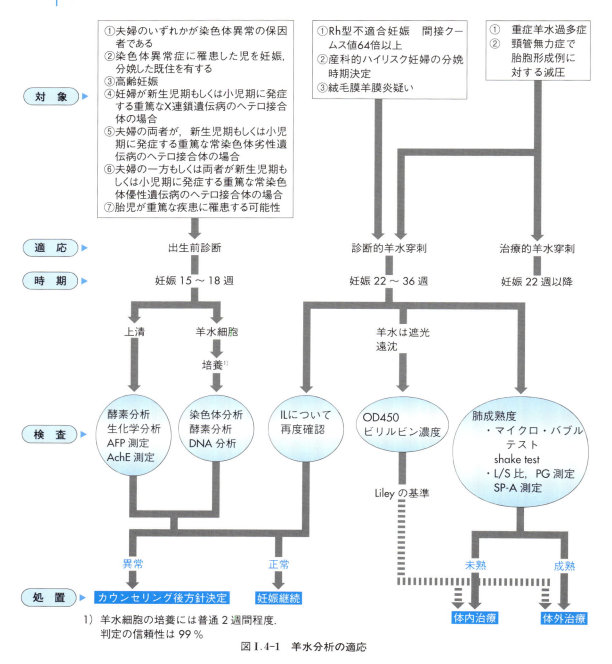

図 I.4-1　羊水分析の適応

b 羊水を用いて診断される
先天代謝異常症

先天代謝異常症は特定の遺伝子の変異のため，その遺伝子支配の酵素の形成が障害され，物質代謝が異常となり発症する疾患であるが，羊水あるいは胎児細胞に異常代謝産物や酵素欠損を認めることで診断される．

羊水診断されるのは，常染色体劣性遺伝で両親がヘテロ接合体の場合がほとんどであるが，診断頻度の高いのは脂質代謝異常症，ついでムコ多糖症であり，前者ではGM_2ガングリオシドーシス（主に Tay-Sachs 病）の頻度が高く，ついで Gaucher 病，GM_1 ガングリオシドーシス，Krabbe 病の順である．これらは有効な治療法がなく，人工妊娠中絶の選択されることが多い[1]．他方，先天性副腎過形成（羊水中 17 OHP 濃度 10 ng/ml以上）には胎内治療が行われ，またメープルシロップ尿症，OTC 欠損症，メチルマロン酸血症な

どでは，出生直後からの治療が有効である．

1 羊水上清により診断される先天代謝異常症
（表Ⅰ.4-1）

妊娠中期以降の羊水は胎児尿が主であり，羊水上清にはアミノ酸，有機酸，脂質，ムコ多糖，ステロイドホルモン，酵素等が含まれているため，異常代謝物質が検出されれば診断される．

2 培養羊水細胞の酵素分析による診断
（表Ⅰ.4-2）

培養羊水細胞中に酵素活性が発現されている疾患が診断の適応となる．

3 培養羊水細胞の形態・代謝動態分析による診断（表Ⅰ.4-3）

4 DNA 解析により胎児診断が可能な疾患
（表Ⅰ.4-4）

表Ⅰ.4-1 羊水上清より胎児診断される先天性代謝異常症

疾　患　名	異常を示す物質
先天性副腎過形成（21-hydroxylase 欠損症）	17-hydroxyprogesterone 高値
アルギニノコハク酸尿症	アルギニノコハク酸の増加
シトルリン血症	シトルリンの増加
グルタル酸尿症Ⅰ型，Ⅱ型	ジカルボン酸の増加
イソバレリン酸血症	イソバレリルグリシンの増加
プロピオン酸血症	3-ヒドロキシプロピオン酸，メチルクエン酸の増加
メチルマロン酸血症	メチルマロン酸の増加
Multiple acyl-CoA dehydrogenase 欠損症	イソバレリルグリシンの増加
複合カルボキシラーゼ欠損症	メチルクエン酸の増加
非ケトーシス型グリシン血症	羊水プテリジンのパターン
チロシン血症Ⅰ型	グリシン，セリンの増加
ムコ多糖体蓄積症	サクシニルアセトンの増加
フコシドーシス	ムコ多糖体排泄量とそのパターン
Zellweger 症候群	フコース含有糖蛋白質の増加
遊離型シアル酸蓄積症	極長鎖脂肪酸の増加
I-cell 病	シアル酸の増加
Tay-Sachs 病	酸性水解酵素活性の上昇
	Hexosaminidase のパターン

（大和田　操，他[1]より一部改変）

16 ●——— I. 胎児出生前診断の方法

表 I.4-2 培養羊水細胞の酵素分析により胎児診断が報告されている主な先天代謝異常症

脂 質 代 謝 異　常　症	GM₁ガングリオシドーシス GM₂ガングリオシドーシス 1 型 　　　　　　（Tay-Sachs 病） GM₂ガングリオシドーシス 2 型 　　　　　　（Sandhoff 病） Fabry 病 Gaucher 病 Niemann-Pick 病 Krabbe 病 異染性ロイコジストロフィー Wolman 病
ム コ 多 糖 体 蓄　積　症	Hurler 病 Hunter 病 Maroteaux-Lamy 病 I-cell 病 シアリドーシス
アミノ酸代謝 異　常　症	アルギニノコハク酸尿症 シトルリン血症 ホモシスチン尿症 プロピオン酸血症 メチルマロン酸尿症 シスチン症 メープルシロップ尿症
糖 質 代 謝 異　常　症	Pompe 病 ガラクトース血症

表 I.4-3 培養羊水細胞の形態・代謝動態分析より胎児診断される先天性代謝異常症

ム コ 多 糖 体 蓄　積　症	I-cell 病 Chediack-Higashi 病 Peroxisome 病 Lesch-Nyhan 症候群 色素性乾皮症 Menkes 病 シトルリン血症 シスチン症 Fabry 病 Niemann-Pick 病 21-hydroxylase 欠損症

（大和田　操，他¹⁾より改変）

表 I.4-4 DNA 解析により胎児診断が可能な疾患

I. 遺伝子変異の同定または遺伝子内 RFLP による連鎖解析にて診断が可能な疾患	
α_1-antitrypsin 欠損症	Gyrate atrophy
adenosine deaminase 欠損症	Fabry 病
Lesch-Nyhan 症候群	Gaucher 病
Marfan 症候群	Tay-Sachs 病
Ehlers-Danlos 症候群（IV）	Sandhoff 病
骨形成不全症	フコシドーシス
軟骨形成不全症	マンノシドーシス
Duchenne および Becker 型筋ジストロフィー	prolidase 欠損症
家族性アミロイドポリニューロパチー	サラセミア（α, β）
慢性肉芽腫症	鎌状赤血球症
フェニルケトン尿症	antithrombin III 欠損症
dihydropteridine reductase 欠損症	血友病 A，B
チロシン血症 II 型	21-hydroxylase 欠損症
ornithine transcarbamylase 欠損症	成長ホルモン欠乏症

carbamylphosphate synthase 欠損症	lipoprotein lipase 欠損症
シトルリン血症	家族性高コレステロール血症
アルギニノコハク酸尿症	apolipoprotein (AI, CII) 欠損症
arginase 欠損症	

II. 遺伝子外の RFLP による連鎖解析が可能な疾患

adrenoleukodystrophy	Alport 腎炎
Hunter 病	脆弱 X 症候群
steroid sulfatase 欠損症	慢性肉芽腫症
筋緊張性ジストロフィー	膵嚢胞線維症
Emery-Dreifuss 筋ジストロフィー	Menkes 病
Charcot-Marie-Tooth 病	Wilson 病
Huntington 舞踏病	choroideremia
成人型嚢胞腎	網膜色素変性症
Lowe 症候群	

(大和田 操, 他[1]より一部改変)

表 I.4-5　正常羊水量

妊娠週数	羊水量 (ml) (範囲)
10	34 (2～ 46)
11	44 (39～ 76)
12	58 (5～ 86)
13	76 (50～102)
14	100 (50～218)
15	130 (64～245)
16	171 (159～285)
17	223 (119～573)
18	292 (190～395)
19	383 (197～580)
20	501 (226～763)

(Fairweather DVI, et al[2])

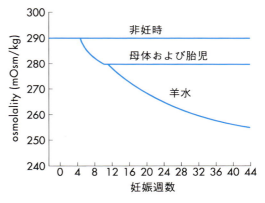

図 I.4-2　妊娠週数に伴う羊水浸透圧の変化

(Gilbert WM, et al[3]より一部改変)

表 I.4-6　正常妊娠における羊水中 Na, K, Ca, Mg, クレアチニン濃度 (平均値±SD, mg/l)

妊娠月数	Na	K	Ca	Mg	クレアチニン
4	23.74±2.38	41.14±4.83	14.32±3.11	2.40±0.36	0.72±0.014
5	22.48±2.47	38.11±4.16	13.48±2.37	2.38±0.32	0.74±0.014
6	22.84±1.27	38.94±2.73	11.36±2.41	2.24±0.25	0.77±0.025
7	21.11±2.09	39.88±4.56	12.98±1.25	2.41±0.22	0.82±0.088
8	20.03±3.12	38.96±6.22	11.67±1.47	2.10±0.32	1.01±0.191
9	18.27±1.60	27.84±3.14	9.27±1.45	1.92±0.13	1.64±0.191
10	16.47±3.06	26.87±8.53	9.91±1.36	2.13±0.46	2.28±0.297

(可児和美, 他[4]より一部改変)

表 I.4-7　羊水の総蛋白量 (g/100ml)

妊娠週	平均値	（範囲）
13～16	0.385	(0.070～0.825)
17～20	0.514	(0.050～0.875)
21～24	0.577	(0.360～0.693)
25～28	0.645	(0.466～0.792)
29～32	0.393	(0.210～0.693)
33～36	0.314	(0.156～0.670)
37～40	0.296	(0.149～0.710)
>40	0.302	(0.140～0.640)

(Fairweather DVI[2])

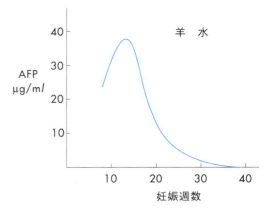

図 I.4-3　羊水中 α-fetoprotein の経時的変化
(Habil ZA[6])

C 羊水の性状

1　正常羊水量（表 I.4-5）

2　生化学所見

(a) **浸透圧**（mOsm/kg/H_2O）

妊娠 12 週頃より妊娠週数とともに徐々に低下していき妊娠末期には 250～260 mOsm/kg/H_2O になる（図 I.4-2）．

(b) **電解質**

羊水中 Na，Cl，K，Ca は妊娠週数が進むにつれ減少する[4]（表 I.4-6）．

(c) **ブドウ糖濃度**

妊娠 14～17 週で平均 46 mg/dl であり，妊娠末期には 16 mg/dl と低下する[5]．母体糖尿病で高値となり，羊水感染症で有意に低値となる．

(d) **血清総蛋白濃度**

羊水中の総蛋白量は母体血清濃度の 1/10～1/20 であり，妊娠 25～28 週で最高値を示しその後次第に低下する（表 I.4-7）．

3　α-fetoprotein（AFP）濃度

羊水中の AFP 濃度は胎児血中の約 300 分の 1 であり，妊娠 15 週頃ピークに達しその後指数関数的に減少する（図 I.4-3，図 I.4-4）．測定可能な妊娠週数は 14～22 週である．胎児内臓の一部

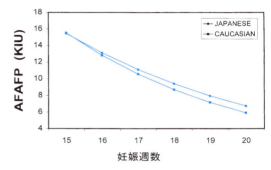

図 I.4-4　日本人妊婦羊水中 α-fetoprotein 濃度
(Onda T, et al 1999[7])

が羊水にさらされる胎児奇形，例えば開放性神経管欠損，腹壁破裂，臍帯ヘルニアで通例羊水中 AFP は上昇する．このとき羊水中 acetylcholinesterase を測定すると，アセチルコリンエステラーゼは神経組織に多量に発現している酵素であるので，これが存在するときは神経管欠損の可能性は非常に高い．

【文献】
1) 大和田　操，他：New Mook 小児科 8　出生前診断と胎児新生児管理．pp. 88-95，金原出版，1995．
2) Fairweather DVI, Eskes TKAB (ed)：Amniotic Fluid Research and Clinical Application (2nd ed)．Elsevier/North-Holland Biomedical Press, 1978．
3) Gilbert WM, et al：Fetal Medicine Review 3：98, 1991．

4）可児和美，他：日産婦誌　30(5)：455-464，1978．

5）Weiss PAM, et al : Obstet Gynecol 65 : 333-339, 1985.

6）Habil ZA : Acta Obstet Gynecol Scand Suppl. p. 61, 1977.

7）Onda T, et al : Prenat Diag 19 : 761-763, 1999.

5．胎児採血

胎児採血は一般的には経皮的臍帯静脈穿刺で行われるが，ときに肝静脈も選択される．適応は表 I.5-1 の通りである．超音波診断装置の進歩により，手技もそれほど困難でなくなったため，胎児 well-being 評価にも行われる．安全性は採血時の胎児の状態により異なり，胎児水腫・高度貧血のある場合は採血後危険となることがある．

妊婦と家族に検査の目的・手技・危険性と合併症，異常と診断された場合の治療の可能性について十分に説明し，理解と文書による同意を得た後に実施することが大切である．

a 経皮的臍帯血採取
cordocentesis, percutaneous umbilical blood sampling（PUBS）

1 合併症（表 I.5-2）

最も多いのは穿刺部位からの出血（41％）と胎児徐脈（100 bpm 以下）である．出血は通常 1 ～2 分以内（平均 35 秒，range は 10～180 秒）に止まる．5 分以上続くとき・頻脈の持続するときは失血の対応を考える．母体の側臥位・酸素投与を行い，急遂分娩を選択する．児が未熟のとき O 型 Rh（0）陰性胎内輸血も考慮される．徐脈は臍帯動脈穿刺時（頻度 19％），FGR 児（頻度 17.2％）に頻度が高い．徐脈は通常数分でおさまるが，母体側臥位，マスクで酸素投与 5 l/分を行い，緊急帝王切開にそなえた準備をする．5 分経って改善のないときは手術室に運び，10 分後も回復の徴候がなければ，ためらわず帝王切開を選択する．

b 胎児血の正常値

1 血液一般検査

胎児血の Hb 値（r=0.59），Ht 値（r=0.61），

表 I.5-1　胎児採血の適応

適　　応	検査項目
1．迅速な染色体分析を要する場合 　　　胎児奇形，胎児水腫，染色体異常児出産既往	染色体分析・核型検査 　（結果は 48～72 時間で）
2．遺伝性疾患・代謝異常 　　　筋ジストロフィー 　　血友病 AB　Hemophilia AB	DNA 検査
3．hematologic status の評価 　　　Rh 不適合妊娠，血小板減少症	Hb，Ht，血小板数， 血液型，総ビリルビン， 直接クームス，生化学検査 CRP 定量，薬剤濃度検査
4．胎児感染の診断 　　　トキソプラズマ，サイトメガロウイルス，風疹 　　　ヘルペスウイルス，パルボウイルス　B-19	特異的 IgM 抗体， 胎児血培養，抗原検査
5．胎児 well-being の評価	血液生化学ガス分析

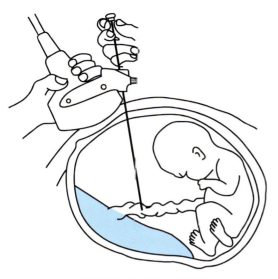
a. 直接穿刺（胎盤後方付着例）

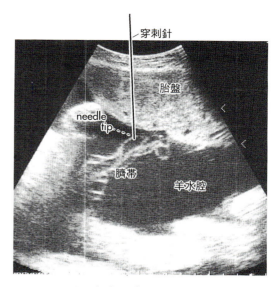
b. 経胎盤穿刺（胎盤前壁付着例）

図 I.5-1　臍帯穿刺の模式図

表 I.5-2　胎児採血の合併症

・胎児死亡	
全体（染色体異常を含む）	2〜3%
手技関連	0.5〜1.0%
・徐脈	6.1%
・生命をおびやかす出血	
（羊水中，胎盤内，臍帯血腫）	0.5%
・fetomaternal hemorrhage	40%
・感染	<0.5%
・早産	
全体	3〜4%
手技関連	? 0%

（Manning FA[1]より改変）

血小板数（r=0.42）は妊娠週数とともに上昇する[2]（図 I.5-2）。MCV は常に100以上である（表 I.5-3）。FGR 児では Ht 値は上昇し，パルボウイルス B19 感染症では貧血が生じ，先天感染症では血小板数が減少する。

2　血液ガス正常値（図 I.5-3）

臍帯静脈血液ガス値は妊娠週数により変化する。Po_2 は妊娠週数とともに低下し，Pco_2 は上昇し，pH は緩やかに低下する[3]。鈴木ら[3]は妊娠中期で Po_2 25 mmHg 以下，Pco_2 45 mmHg 以上，pH 7.25 以下を yellow zone とし，Po_2 20 mmHg 以下，Pco_2 50 mmHg 以上の場合は，red zone として，可能であれば積極的な termination が第1選択であるとしている。

3　血液生化学検査の正常値（図 I.5-4, 5）

臍帯血の血清総蛋白，アルブミンは妊娠週数とともに上昇する。また LDH, GGT, AST, ALT も妊娠週数とともに上昇するが，母児相関はなく[4]，alanine transferase を除く他の酵素は，いずれも母体濃度より高値である。

4　臍帯静脈圧（図 I.5-6）

妊娠週数による羊水圧補正後の臍帯静脈圧は，妊娠週数とともに上昇する[4]。

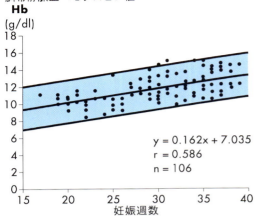

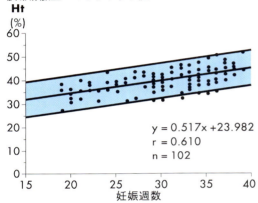

図 I.5-2 妊娠週数による正常胎児臍帯静脈血の血液学的所見（95％信頼区間）
（小菅周一[2]より一部改変）

表 I.5-3 胎児の血液学的所見

	妊娠週数（平均±標準偏差値）			
	18〜20	21〜22	23〜25	26〜30
白血球（μl）	4,200±830	4,190±840	3,950±690	4,440±850
血小板（$10^4/\mu l$）	24.21±3.45	25.82±5.37	25.9±4.25	25.35±3.66
赤血球（$10^4/\mu l$）	266±29	296±26	306±26	352±32
ヘモグロビン（g/dl）	11.47±0.78	12.28±0.89	12.40±0.26	13.35±1.17
ヘマトクリット（%）	35.86±3.29	38.53±3.21	38.59±2.41	41.54±3.31
平均赤血球容積（Fl）	133.92±8.83	130.06±6.17	126.19±6.23	118.17±5.75
リンパ球（%）	80±9	81±7	82±6	84±6
好中球（%）	5±2	5.5±3.5	7.5±4.5	8.5±2.5
好酸球（%）	1.5±2	1.5±1.5	2±2	2±1
単球（%）	1.2±2	1.5±1.5	1.5±1.5	1.5±1
ノルモブラスト（%）	12±8	11±7	7±4	4±3.5

(Daffos F：in The unborn Patient, 2nd ed. p79, WB Saunders, 1991 より一部改変)

5. 胎児採血　23

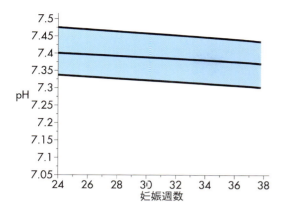

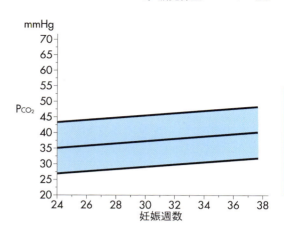

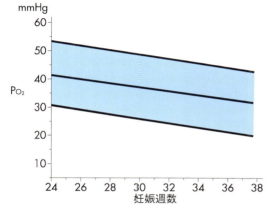

図 I.5-3　妊娠週数と胎児血液ガス（95％信頼区間）
（鈴木　卓，他[3]）

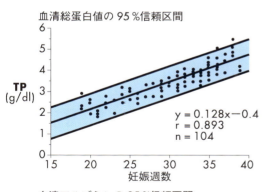

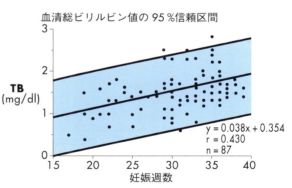

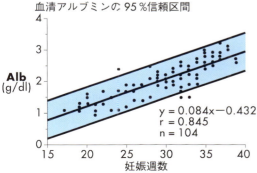

図 I.5-4　妊娠週数による正常胎児臍帯静脈血の生化学的正常値（95％信頼区間）（小菅周一[2]）

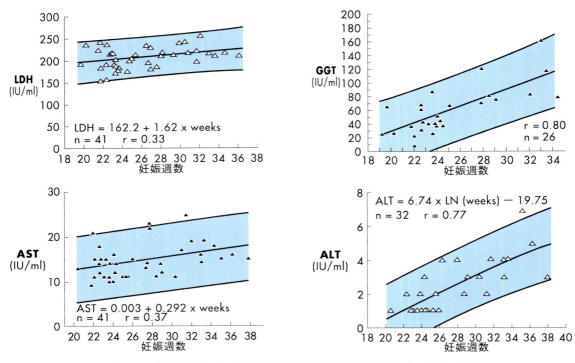

図 I.5-5　臍帯静脈血の生化学的正常値（95％信頼区間）（Weiner CP, et al[4]）

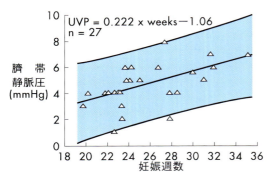

図 I.5-6　妊娠週数による臍帯静脈圧（UVP）の95％信頼区間（Weiner CP, et al[4]）

【文献】
1）Manning FA : Harman CR (ed) : Invasive Fetal Testing and Treatment. pp. 49-78, Blackwell Scientific Publication, 1995.
2）小菅周一：周産期シンポジウム　12：41-47, 1994.
3）鈴木　卓, 他：産科と婦人科　62(2)：266-271, 1995.
4）Weiner CP, et al : Obstet Gynecol 79 : 713-718, 1992.

B. 胎児 well-being の評価

6. 胎児心拍数モニタリング

　胎児心拍数モニタリングは，胎児の状態が良好である事を確認する（reassuring）ために行う．胎児心拍数の変動パターンは（表I.6-1）の通りであり，

　　①心拍数基線は大丈夫か
　　②一過性変動はあるか
　　③基線細変動の程度は良好か

の三つについて，それぞれ別個に観察する．

表I.6-1　胎児心拍数図の所見分類

胎児心拍数	1.心拍数基線（基準心拍数）	正常脈 頻脈 徐脈
	2.一過性変動	一過性頻脈 一過性徐脈 早発一過性徐脈 遅発一過性徐脈 変動一過性徐脈 遷延一過性徐脈
	3.基線細変動	細変動消失 細変動低下 細変動中等度 細変動増加

（日本産科婦人科学会，2002）

胎児心拍数図の基本事項[2),12)]

　①記録時の記録速度は1分間に3 cm，縦軸の目盛りは1 cmあたり心拍数30 bpmが標準である．
　②子宮収縮に伴う変化は周期性変動（periodic change），伴わない変化は偶発的変動（episodic change）とする．
　③妊娠週数，子宮収縮の状態，母体・胎児の状態，投薬などを記載する．
　④妊娠中・分娩中でも胎児心拍数図の読み方は同じとする．

連続的モニタリングを行う場合[12)]

1．子宮収縮薬使用中
2．以下の場合　分娩第2期，母体発熱中（＞38.0度）．用量41 ml以上のメトロイリンテル挿入中，無痛分娩中
3．表I.7-5，6，7，で「監視の強化」以上が必要と判断された場合
4．ハイリスク妊娠
　　母体側要因：糖尿病合併，妊娠高血圧症候群，妊娠・分娩中の低酸素状態が原因と考えられる脳性麻痺児・FGR児出産（＞30週）既往，子癇既往，子宮内腔に及ぶ子宮切開手術歴
　　胎児側要因：胎位異常，推定児体重＜2000 g，胎児発育不全，多胎妊娠
　　胎盤や羊水の異常：低置胎盤
5．その他，ハイリスク妊娠と考えられる症例（コントロール不良の母体合併症）

胎児心拍数図と妊娠週数

　胎児心拍数図は妊娠28週以前は胎児の上位中枢神経系の発達が未熟のため判定の困難な場合がある．ちなみに胎児心拍数は妊娠6週の約100 bpmより妊娠9週の170〜180 bpmまで急上昇するが，副交感神経系（主として迷走神経）の発達に伴い，次第に減少し，妊娠30週頃140 bpmとなり，その後有意な変化はない．基線細変動（variability）も妊娠週数とともに増加する（妊

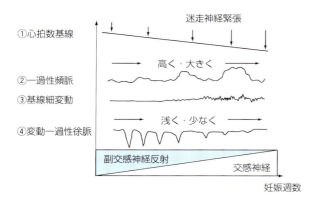

図 I.6-1 胎児心拍数における妊娠週数の影響
（藤森敬也他：ペリネイタルケア 23：5, 2004）

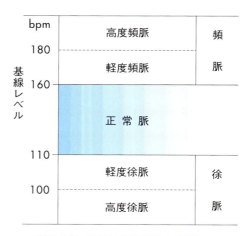

図 I.6-2 胎児心拍数基線の分類
（日本産科婦人科学会, 2002）

娠 14 週で 2 bpm，妊娠 28 週で 6〜8 bpm となる）が，基線細変動の小さい時期（resting phase）と大きい時期（active phase）とが区別されるのは妊娠 28 週以降である．一過性頻脈も，胎動に連動したものが出現するのは妊娠 32 週頃からであり[1)2)]，妊娠 24 週以前では fetal reactivity はほとんど認められない．一過性徐脈は副交感神経反射の大きく出る妊娠週数の早い時期ほど深くまた頻回にみられる（図 I.6-1）．

a │ 胎児心拍数基線
FHR baseline

① 正常脈（normocardia）：110〜160 bpm
② 徐脈（bradycardia）：＜110 bpm
③ 頻脈（tachycardia）：＞160 bpm

の 3 つに分類される（図 I.6-2）．胎児心拍数基線は 10 分間の観察区画におけるおおよその平均胎児心拍数で，5 の倍数として表す（つまり 152 bpm，139 bpm という細かい表現は用いず，150 bpm，140 bpm と 5 bpm ごとに増減で表す）[2)]．10 分の区画内で，基線として読む場所は少なくとも 2 分以上続かなければならない．そうでなければその区間の基線は不確実とする．この場合は，直前の 10 分間の心拍数図から判定する．また判定には①一過性変動の部位，②26 bpm 以上の心拍数変動の部位を除外する．

正常範囲は胎児脳の活動状態（覚醒時，睡眠時）で変化する．正常範囲内であっても基線細変動 5 bpm 未満（40 分以上），遅発一過性徐脈の見られる時要注意である．

1 頻脈 tachycardia

頻脈の原因は（表 I.6-2）に示される．頻脈があっても acceleration の大きい場合は胎児は安心できる状態にあるといえるが，頻脈は胎児低酸素症の初期反応の場合もあり，基線細変動減少（5 bpm 以下），遅発一過性徐脈の出現は危険であって急速遂娩が必要である．

2 徐脈 bradycardia

胎児心拍数 110 bpm 以下の場合をいう．原因は（表 I.6-3）の通りであるが，低酸素による事

表 I.6-2 胎児頻脈の原因

母 体	・発熱 ・子宮収縮抑制薬使用（塩酸リトドリン） ・甲状腺機能亢進症
胎 児	・胎児低酸素症 ・胎児感染症（PROM で注意），絨毛羊膜炎 ・胎児貧血（早剥・経胎盤出血など） ・胎児不整脈

表 I.6-3　胎児徐脈の原因

1. 胎児低酸素症
   (胎盤機能不全, 早剝, 臍帯の持続的圧迫, 過強陣痛など)
2. 先天性房室ブロック, QT延長症候群
3. 母体低体温
4. 母体心拍数の誤認

が多い. 遷延性徐脈 prolonged bradycardia (90 bpm 以下, 90 秒以上) は, 胎児心ブロックの場合を除き, 胎児仮死の徴候であるので急速遂娩を考える. 80 bpm 以下, 3 分以上続くときは, 胎児はアシドーシスを伴う胎児機能不全のことが多く, 急速遂娩を行う.

b ｜ 胎児心拍数基線細変動
FHR baseline variability

基線細変動は 1 分間に 2 サイクル以上の胎児心拍数の変動であり, 振幅, 周波数とも規則性がないものをいう. サイナソイダルパターンはこの細変動の分類にはいれない[7].

細変動を振幅の大きさによって 4 段階に分類する. この分類は肉眼的に判断する.

1) 細変動消失 (undetectable): 0 bpm, 肉眼的に認められない.
2) 細変動減少 (minimal): 5 bpm 以下
3) 細変動中等度 (または正常) (moderate, normal): 6〜25 bpm
4) 細変動増加 (marked): 26 bpm 以上

基線細変動の減少・消失した場合, その 23 ％にアシドーシスがある[12]とされ, 胎児の酸素化を反映し重症度を診断する上で臨床的意義が高い. 細変動が正常の場合, 98 ％にアシドーシス (pH＜7.10) はなく[12]胎児は元気である (心拍数に対して正常に自律神経, とくに副交感神経系の作用している事を示す). 細変動の減少 (5 bpm 以下) は長時間にわたる胎児低酸素症の徴候とされ[4], 細変動の消失が遅発一過性徐脈を伴う場合は代謝性アシドーシスを伴った重症仮死を示し, 予後不良が予想される. このほか細変動の減少は胎児の未熟性, 睡眠周期, 薬剤投与でも生じる (表 I.6-4) ので, 処置は原因により経過観察, 側臥位＋酸素投与, 急速遂娩を選ぶ.

注) サイナソイダルパターン sinusoidal pattern (図 I.6-4)

心拍曲線が規則的でなめらかなサイン曲線を示すものをいう. 持続時間は 10 分以上[12], 1 分間に 2〜6 サイクルで振幅は平均 5〜15 bpm であ

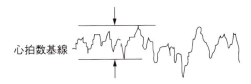

図 I.6-3　心拍数基線細変動

表 I.6-4　細変動を減少させる因子

生理的状態	1. 胎児の睡眠周期(持続は 40 分未満) 2. 高度の未熟性 (妊娠週数)
病的状態	1. 胎児低酸素症 2. 先天奇形 (心奇形, 無脳症) 3. 薬剤 [(中枢神経抑制薬 (フェノバルビタールなど), 麻酔薬 (笑気, フェンタニールなど), 副交感神経遮断薬, 硫酸マグネシウムなど)]

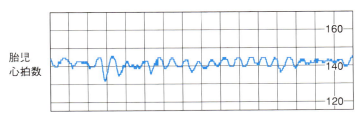

図 I.6-4　sinusoidal pattern

り，大きくても 35 bpm 以下の波形を称する[7]．一過性頻脈は伴わなく，なめらかとは short term variability が消失もしくは著しく減少したものをさす[12]．心臓に対する中枢神経調節の失われた状態であり，分娩中でなく，分娩前の出現が病的である．胎児の心不全，重症貧血（胎児母体間輸血症候群，Rh 不適合妊娠などによる），胎児水腫そのほか胎児低酸素症など状態の悪い児にみられる．ときに全く正常な胎児にも出現するが，その場合はこのパターンの前後に胎動に伴う一過性頻脈がある．

C 胎児心拍数一過性変動
periodic or episodic change of FHR

子宮収縮や胎動などと関連して，胎児心拍数が一過性に増加あるいは減少するもの[2]．

1 一過性頻脈　acceleration
胎児心拍数が基線より急速に（開始からピークまでが 30 秒以内）15 bpm 以上上昇し，元に戻るまでの持続が 15 秒以上 2 分未満のものをいう．妊娠 32 週未満では心拍数増加が 10 bpm 以上，持続が 10 秒以上のものを一過性頻脈とする．

胎動・子宮収縮時に出現する．胎児心臓への交感神経系興奮により生じるもので，胎児は元気なことを示す．すなわち胎児の健康を保証（reassure）するパターンである[2]．この一過性頻脈は胎児 pH の低下により減少，消失し，消失した場合は，約半数の胎児で pH 7.2 以下であるとされる[13]．

遷延一過性頻脈　prolonged acceleration
頻脈の持続が 2 分以上，10 分未満であるものは遷延一過性頻脈とする．10 分以上持続するものは基線が変化したものとみなす．

2 一過性徐脈　deceleration
子宮収縮との時間的関係から 4 種類に分類される（図 I.6-5，表 I.6-5）．早発一過性徐脈を除く

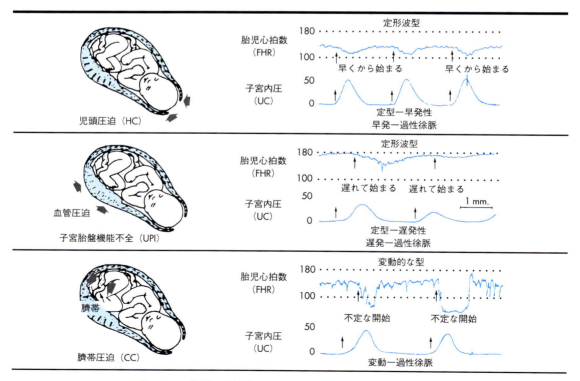

図 I.6-5　胎児一過性徐脈の種類と成因（Hon EH, et al, 1976）

それぞれは軽度と高度に細分類される。一過性徐脈の開始は心拍数の下降が肉眼で明瞭に認識できる点とし、終了は基線と判定できる安定した心拍数の持続が始まる点とする。心拍数の最下点は一連の繋がりを持つ一過性徐脈の中の最も低い心拍数とするが、心拍数の下降の緩急を解読するときは最初のボトムを最下点として時間を計測する。また、20分間に起こった子宮収縮に伴って、その50％以上に出現した場合を頻発（recurrent）とする。子宮収縮が不明の場合は早発一過性徐脈，遅発一過性徐脈，変動一過性徐脈の区別はつけない。

(a) **早発一過性徐脈** early deceleration

一過性徐脈は子宮収縮に伴って徐々に（最下点まで30秒以上）下降し、収縮が頂点に達したとき徐脈も最下点となり、収縮の終了時は基線に回復する。胎児心拍数と子宮収縮曲線とがあたかも鏡面像をみるようである。児頭圧迫によるもので、通常100 bpm 以下または基線より30 bpm 以下には下らず、子宮口 4〜7 cm 開大時から分娩第 II 期に発生し、子宮収縮毎に反復し、無害であり、何ら処置を必要としない。

［早発一過性徐脈の生理的機序］

子宮収縮による児頭の圧迫→頭蓋内圧の亢進

→迷走神経中枢刺激→心拍数減少

(b) **遅発一過性徐脈** late deceleration

胎児低酸素症を示す危険な所見である。子宮収縮に伴って、心拍数が開始から最下点まで緩やかに（30秒以上かかり）下降し、その後子宮収縮の消褪にともない元に戻る徐脈で、徐脈の最下点は子宮収縮の頂点より遅れ、徐脈の回復も子宮収縮の終了より遅れる。胎児が低酸素症となった結果出現するもので、発生の機序は二つあり（図 I.6-6）迷走神経反射で起こるものと、子宮胎盤循環不全による胎児心筋の低酸素症によるものとである。

i) **警戒すべき徴候**

- 弱い子宮収縮でも出現する
- 毎回の子宮収縮に出現する

ii) **危険な徴候→急速遂娩へ**

- 一過性頻脈の消失
- 基線細変動の減少（5 bpm 未満），消失
- 基線の上昇（基準心拍数増加）

とくに基線細変動は減少するにつれて、児の pH も低下し危険である。

処置は収縮促進薬の即時中止、体位変換（左側臥位），母体低血圧改善（輸液），酸素投与、収縮

表 I.6-5　一過性徐脈の分類

種類	持続時間	開始点から最下点まで	子宮収縮最強点と最下点の関係	分類	
早発一過性徐脈	15 秒以上2 分未満	30 秒以上	一致		
遅発一過性徐脈			遅れる	軽度	心拍数低下幅 15 bpm 未満
				高度	心拍数低下幅 15 bpm 以上
変動一過性徐脈		30 秒未満	不定	軽度	高度以外
				高度	最下点 70 bpm 未満かつ持続 30 秒以上
					最下点 80 bpm 未満かつ持続 60 秒以上
遷延一過性徐脈	2 分以上10 分未満	不定		軽度	最下点 80 bpm 以上
				高度	最下点 80 bpm 未満

（文献 15 より一部改変）

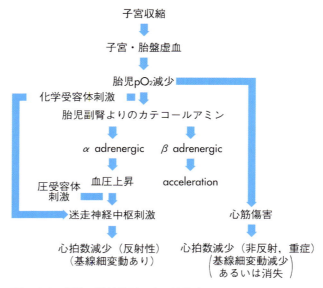

図 I.6-6　遅発一過性徐脈の生理的機序　(Martin[5]より一部改変)

抑制薬の投与．

(c) **変動一過性徐脈**　variable deceleration

15 bpm 以上の心拍数減少が 30 秒未満の経過で急速に起こり，その開始から元に戻るまで 15 秒以上 2 分未満を要するものをいう[7]．

徐脈の起こり方が不規則で，子宮収縮との関係が一定でなく，下降度，持続時間は子宮収縮毎に変動する．臍帯の圧迫による循環障害で生じ（図 I.6-7，6-8），母体の体位変換で著明に改善される．徐脈の発生と回復が急激で V 字型，U 字型，W 字型を呈し，徐脈の程度と持続時間もさまざまである．

徐脈の前後にしばしば一過性頻脈（shouldering 肩形成）を認めるが，回復期の overshoot

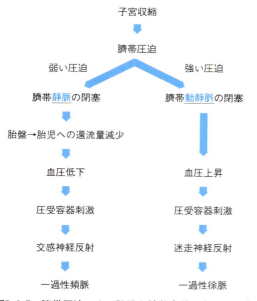

図 I.6-7　臍帯圧迫による胎児心拍数変動の生理的機序

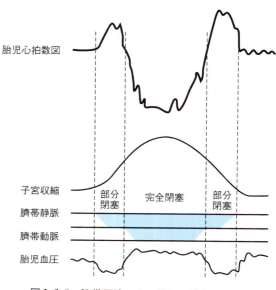

図 I.6-8　臍帯圧迫による胎児心拍数の変化
(Lee CY, et al[6])

acceleration もどり過ぎ〔基準心拍数に回復後，そのまま一過性頻脈（15秒以上）に移行する〕は胎児の悪化状態を示す．

危険な変動一過性徐脈は，

- ●繰り返す高度変動一過性徐脈
- ●心拍数がゆっくり元に戻る時
- ●心拍数の最下点が下がっている時
- ●基線が下がってくる時
- ●基線細変動の減少または消失
- ● overshoot acceleration を伴うもの

であり，胎児低酸素症・アシドーシスが徐々に悪化している事を示す．

処置：母体体位変換，母体酸素吸入（5-6 *l*/分），羊膜腔への人工羊水注入．

(d) 遷延一過性徐脈 prolonged deceleration

心拍数の減少が 15 bpm 以上で，開始から元に戻るまでの時間が 2 分以上 10 分未満の徐脈をいう．記載にあたっては，心拍減少の程度，細変動の程度，持続時間を付記する．心拍数が 90〜60 bpm 以下に下降した場合は胎児低酸素症の結果によるものであり，臨床上問題となる[8]．特に細変動の消失または低下を伴う場合は児のアシドーシスを予測させる．10 分以上の一過性徐脈の持続は基線の変化とみなし[7]，徐脈と表現する．

d │ 胎児 well-being の診断

児の pH 値が 7.1〜7.2 に低下した時点で，一過性頻脈，基線細変動，一過性徐脈に典型的な変化が起こってくる[13]．したがってこれらを経時的に観察していくことで，その時点での胎児の酸素化の評価が可能となってくる[13]．

1 胎児心拍数波形で下記の 4 項目全てが満たされる場合は胎児に低酸素状態やアシドーシスはなく胎児状態は良好（reassuring fetal status）であると診断される．

① 胎児心拍数基線正常（110〜160 bpm）．

② 胎児心拍数基線細変動が中等度（6〜25 bpm）にある．

③ 一過性頻脈を認める．

④ 一過性徐脈を認めない．

2 CTG 上，下記の四つのパターンのいずれかが認められる場合は胎児の well-being は障害されている，胎児に危険が迫っている所見であり緊急の処置が必要と考えられている[11),12)]．

① 基線細変動の消失を伴った，繰り返す遅発一過性徐脈

② 基線細変動の消失を伴った，繰り返す変動一過性徐脈

③ 基線細変動の消失を伴った，遷延一過性徐脈

④ 基線細変動の減少または消失を伴った高度徐脈

3 胎児脳障害を疑わせる所見[9),10)]

入院時に次の波形が認められる時は，既にその児は脳障害に陥っていると考えられるとされる．

① 平坦な心拍数基線（flat fetal heart rate）細変動が消失し，平坦な心拍数図が持続している

② 緩やかに低下する波形（blunted pattern）細変動は消失し，子宮収縮にともなってゆるやかな変動一過性徐脈が出現している場合

③ 不安定な心拍数基線（unstable baseline）細変動が消失し，さらに心拍数基線が不安定に上昇したり下降したりする．

④ overshoot

⑤ サイナソイダル　パターン

⑥ チェック記号様波形（checkmark pattern）

e │ 胎児心拍数波形の新しい判定基準

日本産科婦人科学会周産期委員会は胎児心拍数

波形の 5 段階のレベル分類と対応を新たに作成し，推奨している[12),14),16)]．

1 10 分区画ごとに判読し表 I.6-6 にもとづき判定する．複数レベルが出現している場合は一番重症な所見をレベル判定に用いる．なおレベル 3〜5 が"胎児機能不全"と診断される．

2 対応と処置

レベルに応じた対応と処置を行う．波形レベル 3，4 では 10 分毎に波形分類を見直し対応する．なお実行に際しては以下の背景因子（妊娠週数，母体合併症，胎児の異常，臍帯・胎児・羊水の異常，分娩の進行状況），経時的変化，施設の事情を考慮する．

表 I.6-6 胎児心拍数波形のレベル分類

基線 細変動	基線	一過性徐脈							
		なし	早発	変動		遅発		遷延	
				軽度	高度	軽度	高度	軽度	高度
正常	正常脈	1	2	2	3	3	3	3	4
	頻脈	2	2	3	3	3	4	3	4
	軽度徐脈	3	3	3	4	4	4	4	4
	高度徐脈	4	4		4	4	4		
減少	正常脈	2	3	3	4	3	4	4	5
	頻脈	3	3	4	4	4	5	4	5
	軽度徐脈	4	4	4	5	5	5	5	5
	高度徐脈	5	5		5	5			
基線細変動 消失		4	5	5	5	5	5	5	5
基線細変動 増加		2	2	3	3	3	4	3	4
サイナソイダル		4	4	4	4	5	5	5	5

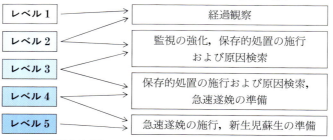

表 I.6-7 胎児心拍数波形レベル分類に基づく対応と処置[12),14),16)]

〈保存的処置の内容〉
一般的処置：体位変換，酸素投与，輸液，陣痛促進薬注入速度の調節・停止など
場合による処置：人工羊水注入，刺激による一過性頻脈の誘発，子宮収縮抑制薬の投与など
注：医療機関における助産師の対応と処置を示し，助産所におけるものではない．

【文献】

1) Sorokin Y, et al : Am J Obstet Gynecol 143 : 952-957, 1982.

2) 岡村州博, 他. 日本産科婦人科学会周産期委員会：日本新生児学会雑誌 39(4)：584-595, 2003.

3) Parer JT : Handbook of Fetal Heart Rate Monitoring. W. B. Saunders, 1983.

4) Hon EH : Am J Obstet Gynecol 78 : 47, 1957.

5) Martin CB : Künzel W (ed) : Fetal Heart Rate Monitoring. Springer-Verlag, 1985.

6) Lee CY, et al : Obstet Gynecol 45 : 142, 1975.

7) 周産期委員会提案：日産婦誌 54(4)：23-27, 2002.

8) ACOG Technical Bulletin. No 207, 1995.

9) 佐藤　章, 他：産婦人科の実際　52(4)：416, 2003.

10) Freeman RK et al : Fetal heart rate monitoring. 2nd ed. pp. 193-202, Williams & Wilkins, 1991.

11) 馬場一憲：周産期医学　37(3)：290-299, 2007.

12) 岡井　崇, 他：周産期委員会, 委員会提案. 日産婦誌　62：2068-2078（Guideline）, 2010.

13) 鮫島　浩：臨婦産　65：16, 2011.

14) 岡井　崇, 他：臨婦産　65：36, 2011.

15) 山田　俊, 他：周産期診療指針 2010. pp. 333, 東京医学社, 2010.

16) 西尾美穂, 他：産婦人科治療　103：246-252, 2011.

7. NST, VAS test と CST

a ノン・ストレステスト
non-stress test（NST）

陣痛のない時に行う胎児心拍数モニタリング．胎児・胎盤系に子宮収縮による負荷をかけないで，胎児の状態が良好であることを確認する（reassuring）方法．最も簡便で禁忌もない．

1 適 応

ハイリスク妊娠（過期妊娠，妊娠高血圧症候群，胎児発育不全，羊水過少，合併症妊娠など）は全例．非侵襲的検査であり，禁忌例はない．実施開始は胎児の子宮外生存が可能になる妊娠22週以降．

2 方 法

① 仰臥位低血圧をさけるため，セミ・ファーラー位でhipを少し外側にずらした姿勢で行う．血圧・脈拍数を定期的に10〜15分毎に測定する．
② 外測用分娩監視装置を装着し，胎児心拍数，子宮収縮曲線，胎動を（胎動計の機能のない場合は妊婦に胎動自覚マーカーを押させる）記録する．
③ 記録紙のスピードは3 cm/分で20〜40分間記録する．reactiveの場合は20分間で判定可能である．20分間でnon-reactiveの場合，胎児の睡眠状態（特にnon-REM睡眠）のこともあるので，腹部に触れて刺激とか振動音響刺激（VAS）するとか，あるいは80分以上観察する．80〜90分non-reactiveが持続する場合は，true non-reactiveであり周産期予後は悪い．
④ 検査中に明らかに胎児に危険の迫っている所見（☞ p. 31 **2**）の有る時は直ちに検査を中止し適切な臨床対応を行う．

3 判 定

胎動に関連した**一過性頻脈の有無**で胎児の健康状態を判定する[1]（表 I.7-1）．一過性頻脈を認めない non-reactive NST では胎児の低酸素が進みアシドーシスとなっていることが疑われる他，母体薬剤投与や低血糖，児の中枢神経系の未熟性，胎児睡眠（non-REM睡眠）によることもあるのでCSTやbiophysical profile score（BPS），胎児血流速度波形計測などの back up test による確認が必要となる．日本産科婦人科学会[8]では，NSTにおいて①正常心拍数基線　②心拍数基線細変動正常　③一過性頻脈の存在　④一過性徐脈がない　のすべてが合致した場合，胎児の酸素化は正常であり，胎児状態は良好（reassuring fetal

表 I.7-1　ノン・ストレステストの判定基準

判 定	判 定 基 準	管 理
reactive	20分間観察で2回以上の胎児一過性頻脈（振幅15 bpm以上かつ持続15秒以上）のみられるもの	胎児は元気．通常の健診
non-reactive	40分程度の記録で上記所見のない場合	潜在胎児機能不全が示唆されるBPSなどバックアップテストを行う

7．NST，VAS testとCST　　35

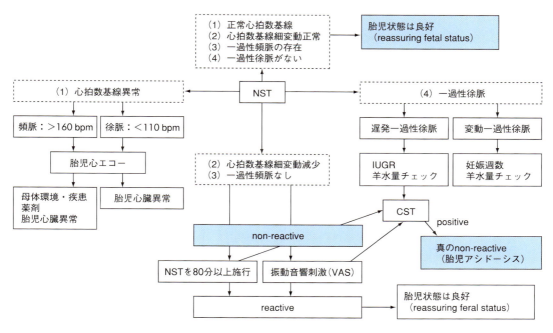

図 I.7-1　NSTの異常パターンとその対応（文献9より）

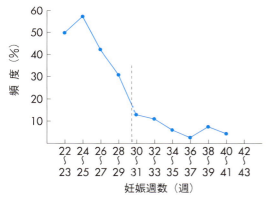

図 I.7-2　妊娠週数によるnon-reactiveとなる頻度
（Bishop EH, et al[3]）

status）であると判断するとしている．

4　判定にあたっての注意

① 妊娠28週以前で胎児中枢神経系の発達が未熟なため，判定が困難な場合があり，図 I.7-2は妊娠週数と正常胎児におけるnon-reactiveになる割合を示したものである[3]．そこで妊娠32週未満は一過性頻脈の基準を持続が10秒以上，増加が10 bpm以上として判定する[2]．

② 母体へのブドウ糖投与により胎動は増加し，トランキライザー・β受容体遮断薬（プロプラノロールなど）の投与で胎児の基準心拍数は減少し，一過性頻脈の頻度も減少する．

b｜VAS test　fetal vibroacoustic stimulation test　振動聴覚刺激法

妊婦腹部の児頭に相当する部分に音源（コロメトリックス146では75 Hz，75 dB）をあて，3秒間胎児を刺激し，その反応をみる方法．NSTのnon-reactiveが，胎児のsleep cycleによるものか，低酸素血症によるものかを鑑別することができる．検査時間は10分間と短い．一過性頻脈が起これば元気な胎児．妊娠27〜30週で86％の胎児が反応し，妊娠31週以降では96％の胎児が反応する[4]．

判定：表 I.7-2

表 I.7-2　VAS test の判定基準

判　定	判　定　基　準
reactive	刺激から 10 分以内に 2 回以上の胎児一過性頻脈 （振幅 15 bpm 以上かつ持続 15 秒以上）のみられるもの
non-reactive	刺激から 10 分以内に上記の基準を満たさない場合

(Smith CVS[5])

表 I.7-3　CST の禁忌

（オキシトシン投与による子宮収縮で早産，
子宮破裂，子宮出血を起こしやすい妊婦）

- ・前置胎盤
- ・常位胎盤早期剝離
- ・古典的帝王切開の既往
- ・前期破水（分娩になると困る時期）
- 絶対的禁忌
- ・切迫早産
- ・頸管無力症
- ・多胎妊娠・羊水過多症
- ・NST で胎児機能不全を疑う場合
- 比較的禁忌

C | CST　contraction stress test

人工的子宮収縮を誘発し，子宮胎盤血流量を低下させる負荷を加え，胎児徐脈出現の有無をみて，胎児胎盤機能不全，胎児予備能を評価する方法．潜在的胎児機能不全の診断に信頼できる方法であるが，NST に比べ繁雑で禁忌（表I.7-3）もあるため，過期妊娠を除きあまり利用されなくなっている．しかし，自然陣痛によるものは重要である．

1　病態生理

子宮内圧が 30 mmHg を超える子宮収縮では，胎盤循環（絨毛間腔）への血流が遮断され，胎児への酸素供給が減少する．正常に酸素化されている元気な胎児では耐えうるが，胎児胎盤機能が低下して，既に低酸素状態にある胎児では，P_{O_2}は心拍数に影響を与えるレベル（critical level, 17〜18 mmHg 程度）よりも低下し，まず遅発性

徐脈が出現し，ついで acceleration が消失する．

2　適　応

過期妊娠，non-reactive NST 例，妊娠高血圧症候群，FGR，糖尿病合併妊娠．

3　方　法

① NST のときと同様の体位・手順で，10 分間ベースラインの胎児心拍図を得る．

② 自発子宮収縮があればそのまま，なければ下記の方法で10 分間に 3 回の子宮収縮（40〜60 秒持続）を発来させる．

(a) オキシトシン点滴静注　oxytocin challenge test

乳酸リンゲル液 500 ml にオキシトシン 5 IU を混注し，輸液ポンプを用いて 0.5 mIU/分（3 ml/時）より開始，40 秒以上持続する子宮収縮が 10 分間に 3 回認められるようになるまで 15 分毎に注入量を増加させる．最初のうちは倍増させるが，子宮収縮がみられる様になったら穏やかに増加させる．最高用量は 20 mIU/分までとする．必要な記録が得られたら投与を中止し，子宮収縮がおさまるまでモニタリングを続けて終了する．

(b) 乳頭刺激　nipple stimulation test

妊婦自身が着衣の上から乳頭を指の腹または手のひらで刺激する．一方の乳頭刺激を 2 分間行い，2 分間休み，これを 4 回反復．ついで他方を同様に 4 回行う．十分な収縮が得られなければ一側を 10 分間持続的に，それでも不成功のときは両側を同時に 10 分間刺激する．本法を好まない妊婦も少なくないので同意を得て施行する．

4　判　定

10 分間に 3 回の子宮収縮があるときの遅発一過性徐脈の出現の有無で判定する（表 I.7-4）[7]．

5　管　理 （図 I.7-3）[6]

CST 陰性では検査後 1 週間以内の胎児死亡はなく[6]，陽性では胎児機能不全が疑われる．しか

表 I.7-4　CSTの判定基準[7]

1．陰性 negative	10分間に3回の子宮収縮があるも，遅発一過性徐脈または変動一過性徐脈を全く認めない
2．陽性 positive	遅発一過性徐脈が50％以上の子宮収縮に出現する．または10分間に2回の子宮収縮しか認めなくても，2回とも出現する場合
3．equivocal　i）疑陽性 suspicious	遅発一過性徐脈が散発的（子宮収縮の50％未満）に出現するもの
ii）過剰刺激 hyperstimuration	子宮収縮が10分間に5回以上または持続時間が90秒以上ある場合．この場合に遅発一過性徐脈が発生しても，テストは判定不能で過剰刺激と分類される．ただし遅発一過性徐脈が出現しなければ陰性とする
4．不成功 unsatisfactory	有効な子宮収縮が発来しない場合

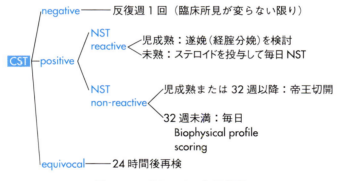

図 I.7-3　CSTによる妊娠管理

し偽陽性率も約30％と高いので，NST non-reactive CST positive の場合に帝切による急速遂娩を行う．Equivocal-suspicious の場合は24時間以内に再検とする．

【文献】
1）Lee CY et al : Obstet. Gynecol, 45 : 142, 1975.
2）National Institute of Child Health and Human Development Research Planning Workshop Electronic fetal heart rate monitoring : Am. J. Obstet, Gynecol, 177 : 1385-1390, 1997.
3）Bishop EH, et al : Am J Obstet Gynecol 141 : 905, 1981.
4）Crade M, Lovett S : J Ultrasound Med 7 : 499, 1988.
5）Smith CVS : Am J Obstet Gynecol 155 : 131, 1986.
6）Freeman RK, et al : Am J Obstet Gynecol 143 : 778-781, 1982.
7）ACOG practice bulletin. Antepartum fetal surveillance. Number 9, October, 1999.
8）日本産科婦人科学会周産期委員会：日産婦誌 55：1205-1216，2003
9）藤森敬也，他：周産期医学　37(3)：341-344，2007

8. Biophysical profile score（BPS）

BPS は超音波断層法による胎児呼吸様運動，大きい胎動，筋緊張，羊水量の観察に，NST を加えた 5 項目の指標から胎児の well-being を評価する方法である．

非侵襲性で，NST・CST に比べ偽陰性率と偽陽性率が著明に低く，胎児の well-being を評価する際に最も信頼できる方法である．測定結果を点数化して総得点で判定し，点数の低い症例ほど胎児ジストレスの発生率・周産期死亡率が高くなる．

Manning[1]は表 I.8-2 のように解釈し，産科管理を行えば過剰の介入を減少でき，周産期死亡・脳性麻痺発生頻度を減少させることができたと報告している．

[判定にあたっての留意点]

① 胎児心拍数変動（NST），呼吸様運動，胎動，筋緊張は胎児ストレスに対する急性変化を表し，胎児中枢神経機能について観察し，羊水量は胎児ストレスに対する慢性変化を表し，循環と腎機能をあわせて間接的に観察しているといえる．各項目における機能の発現時期をみると，筋緊張は妊娠 7.5～8 週，胎動は 9 週頃，呼吸様運動が 20～21 週，そして胎児心拍数変動は妊娠 28～30 週である．早期に機能し始めるものほど，低酸素症に対する抵抗は強いので，胎児低酸素症となって最初に障害されるのは胎児心拍数変動と胎児呼吸様運動であり，ついで胎動・筋緊張の順

表 I.8-1 biophysical profile score（Manning's BPS）

項　　目	正常（スコア＝2点）	異常（スコア＝0点）
胎児呼吸様運動 fetal breathing movements（FBM）	30 分間の観察下で 30 秒以上続く FBM を 1 回以上認める	30 分間の観察下で 30 秒続く FBM を認めない
大きい胎動 gross body movements	30 分間に 3 回以上の軀幹/四肢の運動を認める（ただし連続するものは 1 回とみなす）	30 分間の観察下で軀幹/四肢の粗大運動が 2 回以下
胎児筋緊張 fetal tone	少なくとも 1 回は軀幹あるいは四肢が屈位から伸長し，すぐに再び屈位になる運動が認められるか手掌の開閉運動が少なくとも 1 回ある	四肢は中等度以上の伸展位で，屈位に回復しない．胎動消失．手掌が一部開いたまま
ノン・ストレステスト reactive fetal heart rate	20 分間に胎動に伴う一過性頻脈（15 bpm 以上，15 秒以上）が 2 回以上ある	20 分間で acceleration が 2 回未満もしくは＜15 bpm の acceleration の時
羊水量 quolitative amniotic fluid volume	垂直断面像で 2 cm 以上の羊水ポケットが認められる	羊水ポケットがないか 2 cm 未満

(Manning FA[1])

8. Biophysical profile score (BPS)

表 I.8-2　fetal biophysical profile score に基づく胎児管理

BPS 点数	解釈	仮死のリスク $\begin{pmatrix}臍帯静脈血\\pH<7.25\end{pmatrix}$(%)	放置した場合の1週間以内の胎児死亡率(/1000)	管理方法
10/10 点 8/10（羊水量正常） 8/8（NSTを行わず）	non asphyxiated	0	0.565	通常（特別の処置なし）
8/10（羊水過少症）	chronic compensated asphyxia	5〜10（?）	20−30	37週以降で遂娩 未成熟児：BPS（週2回）
6/10（羊水量正常）	acute asphyxia possible	10	50	37週以降で遂娩 未成熟児：24時間以内に再検し再び6点以下なら遂娩
6/10（羊水過少症）	chronic asphyxia with possible acute asphyxia	>10（?）	>50	32週以降ならば遂娩 32週以前では毎日BPS
4/10（羊水量正常）	acute asphyxia likely	36	115	32週以降ならば遂娩 32週以前では毎日BPS
4/10（羊水過少症）	chronic asphyxia, acute asphyxia likely	>36	>115	≧妊娠26週：遂娩
2/10（羊水量正常）	acute asphyxia nearly certain	73	220	≧妊娠26週：遂娩
2/10（羊水過少症）	chronic asphyxia superimposed acute asphyxia	>73	>220	
0/10	gross severe asphyxia	100	550	

(Manning FA[1])

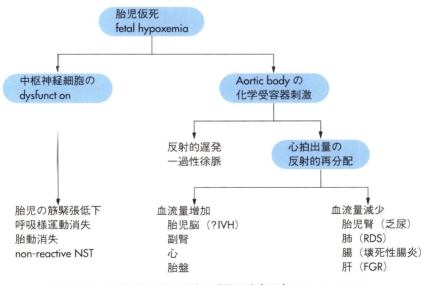

図 I.8-1　胎児低酸素症に対する臓器の適応反応 (Manning FA[1])

である（Vintzileos ら）．そして低酸素症が長くなると胎児尿量の減少により羊水過少症が現れる．したがって，判定にあたっては胎児心拍数変動と羊水過少症の意義が大きい．

図 I.8-1 は胎児低酸素症に対する適応反応を示したものである．

②biophysical の活動性は睡眠，覚醒のサイクルで変化するので頻回の観察が必要である．

［**modified BPS**］[2),3)]

NST と羊水量測定（AFI）の 2 項目を組合せた方法で，平均 20 分間で検査が終了し，簡単で胎児の well-being の評価にすぐれた方法である．したがって一般診療では，まず modified BPS を行い，異常がある場合，すなわち NST が non-reactive，variable deceleration あるいは late deceleration の場合，または AFI が 5 cm 以下の場合に限って contraction stress test もしくは BPS を検討するのが簡便で効率的である．

【文献】

1）Manning FA : In Fetal Medicine : Principles and Practice, pp. 221-304, Appleton & Lange, 1995.

2）Nageotte MP et al : Am J Obstet Gynecol 170 : 1672, 1994.

3）Eden RD et al : Am J Obstet Gynecol 144 : 683, 1982.

9. 胎児血流モニタリング

　胎児血流動態を計測して胎児の状態を評価するもの．ハイリスク妊婦（FGR合併，妊娠高血圧症候群，既感作血液型不適合妊娠など）を対象に経時的に計測すれば，胎児機能不全等をNST異常出現の約2週間前に予知できる[1]とされる．

　血流量は血管断面積（πr^2）×時間平均流速で算出されるが，血管直径（r）計測とビーム入射角測定が難しいため，現時点では両者が関与しないPI（pulsatility index），RI（resistance index）などの指標（図I.9-1）が用いられる．対象血管として胎児中大脳動脈（MCA），臍帯動脈（UmA），静脈系では臍帯静脈，下大静脈を用いるのが効率的である．胎児末梢血管のPIの妊娠週数別の正常値は表I.9-1の如くである[11]．

［測定時の注意］
① 子宮収縮，胎動および胎児呼吸様運動が認められない時期に行う．
② 血流波形を5個程度連続して記録し，その波形から計算する．
③ ドプラービームの血管への入射角度を小さくする（60°以内にする）．

a 中大脳動脈　MCA

　胎児低酸素症の診断に高いsensitivityを有し，信頼性が高い[2]．PI（RI）値の異常低下は心拍数パターン上の胎児ジストレスの2週間前に出現する[3]とされ，佐藤ら[4]は新生児アシドーシスが予測される症例では，経時的に心拍数記録と平行して行うことを勧めている．また胎児貧血の時もPI（RI）値の低下することが報告されている．

1 測定位置

　BPD測定断面より少し脳底部側を走査すると，Willis動脈輪から両側に伸びている中大脳動脈が観察される．Willis動脈輪より分枝した直後で計測する．

2 正常妊娠の場合

　PI（RI）値は妊娠28週以降低下する（☞p. 108，図III.6-18，表I.9-1）

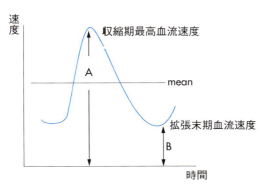

図I.9-1　血流速度波形評価のための臨床指標値の計算法

pulsatility index = $\dfrac{A-B}{mean}$ (Gosling, 1976)

resistance index = $\dfrac{A-B}{A}$ (Pourcelot, 1974)

systolic/diastolic ratio = $\dfrac{A}{B}$ (Stuart & Drumn, 1980)

表 I.9-1 胎児中大脳動脈 RI 値・PI 値の妊娠週数毎の基準値

gestational weeks	N	MCA-RI 5% ile	10% ile	50% ile	90% ile	95% ile	MCA-PI 5% ile	10% ile	50% ile	90% ile	95% ile
20	13	0.746	0.750	0.790	0.882	0.926	1.43	1.43	1.55	2.19	2.32
21	11	0.712	0.730	0.790	0.850	0.869	1.25	1.29	1.58	1.88	1.99
22	21	0.720	0.720	0.790	0.840	0.870	1.22	1.29	1.58	1.93	2.11
23	12	0.713	0.742	0.805	0.866	0.883	1.34	1.39	1.65	2.07	2.15
24	24	0.740	0.743	0.807	0.857	0.860	1.38	1.45	1.63	2.02	2.23
25	23	0.752	0.772	0.836	0.929	0.949	1.38	1.46	1.88	2.23	2.25
26	19	0.700	0.736	0.781	0.864	0.922	1.24	1.34	1.64	2.12	2.37
27	37	0.790	0.800	0.860	0.895	0.910	1.52	1.67	2.10	2.34	2.48
28	48	0.765	0.775	0.842	0.910	0.920	1.50	1.53	1.94	2.39	2.49
29	52	0.770	0.800	0.870	0.910	0.929	1.58	1.64	2.06	2.41	2.61
30	60	0.779	0.799	0.869	0.926	0.941	1.51	1.60	2.13	2.69	2.72
31	53	0.776	0.791	0.852	0.984	1.000	1.51	1.56	2.00	2.66	2.81
32	56	0.738	0.770	0.843	0.900	0.913	1.42	1.48	1.91	2.36	2.41
33	38	0.733	0.757	0.840	0.883	0.892	1.35	1.44	1.94	2.24	2.31
34	51	0.700	0.770	0.832	0.891	0.905	1.24	1.52	1.84	2.27	2.31
35	56	0.720	0.730	0.843	0.912	0.923	1.26	1.35	1.92	2.35	2.47
36	79	0.679	0.718	0.800	0.900	0.922	1.19	1.33	1.70	2.22	2.41
37	57	0.640	0.692	0.760	0.850	0.860	1.08	1.17	1.54	1.95	1.99
38	64	0.652	0.670	0.777	0.857	0.869	1.04	1.09	1.55	1.97	2.09
39	52	0.600	0.664	0.790	0.820	0.841	1.01	1.17	1.56	1.81	1.92
40	25	0.652	0.660	0.710	0.800	0.837	1.07	1.07	1.28	1.74	1.85
41	23	0.592	0.615	0.742	0.837	0.849	0.925	0.994	1.55	1.88	1.92
	874										

胎児中大脳動脈 RI は，妊娠 27 週から 32 週ごろをピークに，その後は妊娠週数の進行とともに低下する．

(日本超音波医学会，2003[11])

3　低酸素症

脳血管が極度に拡張し，血管抵抗が減少して脳血流が増加する（血流再分配 brain sparing effect）ため，RI（PI）値は減少し，異常低値を示し，臍帯動脈 RI（PI）は異常高値となるため（図 I.10-2）臍帯動脈 RI（PI）/中大脳動脈 RI（PI）比が上昇する．新生児アシドーシス予知の MCA RI のカットオフ値は，平均値－2 SD で，感度 87.5 %，特異度 94.6 %[4]．胎児仮死発生予知の UmA/MCA（RI）のカットオフ値は 1.1[6]（感度 82 %，特異度 90 %）である．

佐藤ら[4]は RI の異常低下が心拍数パターン上の胎児機能不全出現と同時に，あるいは先行して認められることが多いとし，長田ら[6]は UmA/

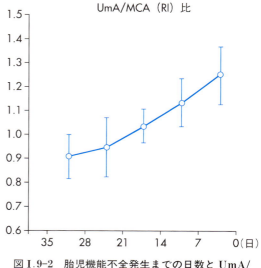

図 I.9-2　胎児機能不全発生までの日数と UmA/MCA（RI）比　　（長田直樹，他[6]）

MCA（RI）比と胎児機能不全発生までの日数の関係を（図 I.9-2）のように示している．

4 高度の低酸素症

高度の低酸素症でアシドーシスが進行すると，もはや脳の血流が保てなくなり MCA RI 値はそれ以上低下せず再上昇する．これは脳浮腫による頭蓋内圧亢進の影響と推察される．UmA に拡張期の途絶・逆流波が出現し，羊水過少が必発する．胎児心拍数図では細変動が消失し，遅発一過性徐脈，徐脈が頻発してくる．この状態を放置すると子宮内胎児死亡を生じる．

表 I.9-2　中大脳動脈の Peak Systolic Velocity（PSV）

1.5 MoM：中等度貧血の Cutoff 値
1.55 MoM：高度貧血の Cutoff 値
(cm/sec)

Weeks	Mean	1.5 MoM	1.55 MoM
18	23.2	34.8	36.0
19	24.3	36.5	37.7
20	25.5	38.2	39.5
21	26.7	40.0	41.3
22	27.9	41.9	43.3
23	29.3	43.9	45.4
24	30.7	46.0	47.5
25	32.1	48.2	49.8
26	33.6	50.4	52.1
27	35.2	52.8	54.6
28	36.9	55.4	57.2
29	38.7	58.0	59.9
30	40.5	60.7	62.8
31	42.4	63.6	65.7
32	44.4	66.6	68.9
33	46.5	69.8	72.1
34	48.7	73.1	75.6
35	51.1	76.6	79.1
36	53.5	80.2	82.9
37	56.0	84.0	86.8
38	58.7	88.0	91.0
39	61.5	92.2	95.3
40	64.4	96.6	99.8

MoM＝multiples of the median.（中央値からの倍数）
（文献 5 より引用）

5 胎児貧血

血液型不適合妊娠やパルボ B 19 ウイルス感染など輸血が必要なほど進行する胎児貧血では，中大脳動脈の収縮期最高血流速度（MCA-PSV）が異常高値となることが明らかとなり，MCA-PSV（表 I.9-2）を用いて中等度から高度の貧血を感度 100 ％，偽陽性率 12 ％で無侵襲的に診断できると報告されている[5]．

b｜臍帯動脈　UmA

血流計測はハイリスク妊娠において新生児アシドーシス発症のスクリーニングに有用である[4]．

1 測定位置

羊水中の臍帯ができるだけ真っ直ぐのびている所で計測する．屈曲している所は避ける．

2 正常妊娠の場合

妊娠週数に伴い拡張期血流速度が相対的に増加し，PI（RI）値は低下する（☞ p.108，図 III.6-18，表 I.9-3）．

3 PI（RI）値の上昇

胎盤の循環抵抗の増加を反映したもので，下記の場合に上昇する．

● FGR 高値，胎児機能不全 高値

● 妊娠高血圧症候群 高値，双胎（小さい児）高値

4 予後不良の予測

児の予後不良を予測できるのは，拡張期血流の途絶ないし逆流（absent or reversed end-diastolic velocity：AEV, REV）だけである（図 I.9-3）．AEV/REV は胎盤血管抵抗が高度に上昇し，胎児への経胎盤性酸素供給の減少した状態である．

AEV/REV を認めた症例の予後については，Zelop ら[7]は周産期死亡率 42.7 ％，金岡ら[8]は新

生児死亡 14.3％，神経学的後遺症 18％，身体発達遅延 25％で，特に極・超低出生体重児に発生が多いと報告している．佐藤ら[4]は新生児アシドーシスを発症した 16 例中 62.5％（10 例）に RI 値上昇（平均＋2 SD 以上）があり，うち 6 例に RI 値 1.0 以上と AEV/REV を認めている．

5 胎児管理

AEV/REV それ自体は機能不全を示唆する徴候ではないので，これのみの出現では急速遂娩の適応にならず[8]，胎児を厳重に観察しながら待機的に経過をみ，ついで胎児心機能が左心優位から右心優位に変化したとき，下大静脈に逆流波が出現したとき[8]，あるいは胎児心拍数パターン上に胎児ジストレスが出現したときに急速遂娩を行うべきとされる．

c 臍帯静脈

血流波形は通常定常流であるが，心房収縮時の逆流量が増加し，下大静脈内と認められるようになると，臍帯静脈に心拍に一致した脈波"ゆらぎ"が認められるようになる．妊娠後期にこの"ゆらぎ"が認められる場合，重篤の心機能低下（静脈系のうっ血）を意味し，下大静脈逆流量の増加を意味する．従ってこの"ゆらぎ"は胎児の心不全の徴候として重要である．

Indick ら[9]は FGR でこの"ゆらぎ"が認められると，周産期死亡率は 5 倍増加すると報告している．

d 下大静脈

血流波形より胎児心の前負荷状態が評価され，循環不全・胎児の acidosis 診断[2]に関してよい指標をなす．指標には PLI（Preload Index）を用いる（☞ p. 103，図 III.6-10）．PLI の高値は心房への圧負荷が大きいことを表し，正常では 0.4

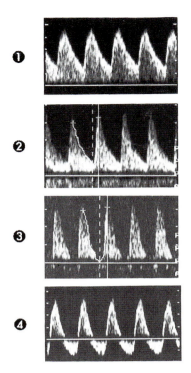

図 I.9-3　臍帯動脈における拡張期血流の変化
　① 正常　② 低下　③ 途絶　④ 逆流

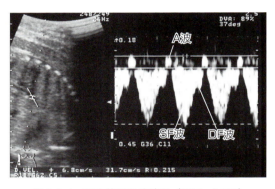

図 I.9-4　下大静脈血流波形（PLI　0.215）

以下となる．重症胎児機能不全 PLI＞0.5．なお，FGR での高値はアシデミアあるいは低酸素の心筋への直接作用により心機能が低下した結果であり，新生児の予後は極めて悪い[10]．

e 静脈管

静脈管は胎児循環を維持するために必須の血管である．臍静脈から門脈・肝臓を介さずに直接下

表 I.9-3 臍帯動脈 RI 値・PI 値の妊娠週数毎の基準値

gestational weeks	N	UmA-RI 5%ile	10%ile	50%ile	90%ile	95%ile	UmA-PI 5%ile	10%ile	50%ile	90%ile	95%ile
20	30	0.699	0.716	0.780	0.830	0.832	1.13	1.14	1.42	1.59	1.63
21	23	0.684	0.710	0.760	0.808	0.819	1.06	1.10	1.30	1.49	1.52
22	39	0.652	0.669	0.733	0.812	0.860	0.965	1.04	1.25	1.52	1.56
23	21	0.660	0.660	0.713	0.780	0.781	1.05	1.05	1.23	1.54	1.62
24	37	0.656	0.661	0.750	0.790	0.810	1.00	1.01	1.26	1.48	1.59
25	32	0.597	0.630	0.710	0.759	0.781	0.883	0.895	1.16	1.37	1.49
26	33	0.620	0.642	0.717	0.770	0.807	0.868	0.941	1.18	1.46	1.59
27	49	0.554	0.590	0.680	0.767	0.780	0.780	0.838	1.06	1.32	1.38
28	61	0.600	0.623	0.690	0.765	0.786	0.880	0.930	1.09	1.29	1.38
29	65	0.572	0.596	0.680	0.750	0.768	0.830	0.867	1.05	1.26	1.30
30	83	0.551	0.574	0.653	0.748	0.769	0.771	0.810	1.01	1.25	1.32
31	72	0.550	0.561	0.630	0.708	0.735	0.740	0.782	0.940	1.11	1.20
32	70	0.518	0.550	0.639	0.710	0.736	0.695	0.748	0.970	1.14	1.19
33	50	0.515	0.539	0.619	0.711	0.732	0.688	0.739	0.940	1.15	1.19
34	70	0.495	0.519	0.610	0.680	0.695	0.677	0.730	0.911	1.10	1.14
35	72	0.524	0.541	0.610	0.702	0.710	0.710	0.781	0.920	1.11	1.20
36	98	0.499	0.520	0.598	0.668	0.690	0.687	0.719	0.900	1.08	1.14
37	71	0.510	0.520	0.580	0.660	0.684	0.710	0.730	0.880	1.06	1.09
38	94	0.487	0.503	0.590	0.670	0.680	0.657	0.700	0.894	1.06	1.17
39	66	0.498	0.530	0.616	0.673	0.695	0.711	0.750	0.900	1.09	1.14
40	44	0.477	0.491	0.598	0.670	0.690	0.649	0.703	0.900	1.12	1.15
41	36	0.447	0.469	0.583	0.659	0.690	0.590	0.609	0.885	1.12	1.15
	1216										

臍帯動脈 RI は，妊娠週数の進行に伴いほぼ直線的に低下する． (日本超音波医学会，2003[11])

大静脈に流入し，胎盤から供給された酸素化血液を全身に供給する役割を持っている．また，その血液量は多く，右心系に負担をかけないように括約筋による圧調節能を有している．計測は胎動や呼吸様運動の少ない時に行い，肝動脈・下大静脈波形の混入を避ける．腹部横断面が一般的であるが，矢状断面の方がきれいな波形を得やすい．この部位は血流速度が早いためカラーをのせると色が変化するため区別が容易になる．静脈管血流波形に影響を与える因子として低酸素，胎児心機能低下，胎盤血流量などがある．また，first trimester での胎児 well-being 評価[12]や trisomy などの染色体異常に対するスクリーニング[13]にも用いられる．

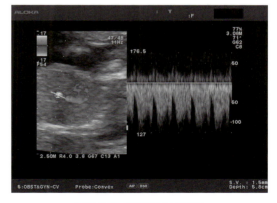

図 I.9-5 静脈管血流波形

【文献】

1) Harrington K, et al : Harrington K, Campbell S (ed) : A Colour Atlas of Doppler Ultrasonography in Obstetrics. p. 90, Arnold, 1995.

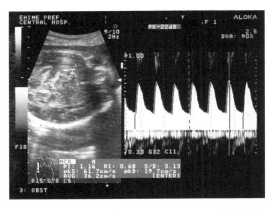

a. 中大脳動脈波形（PI：1.16，RI：0.68 と低下）

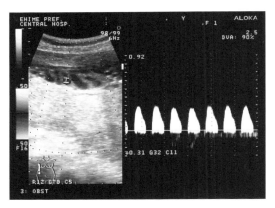

b. 臍帯動脈波形（拡張期血流に途絶を認める）

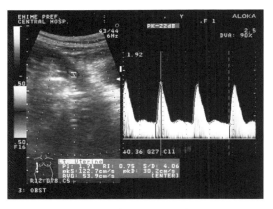

c. 左子宮動脈血流（PI：1.71 と高く notch が認められる．

図 I.9-6　胎児低酸素症をきたした胎児発育不全（胎盤機能不全型）例

妊娠31週5日，胎児循環に血流再分配（brain sparing effect）が認められ，胎児心拍数図に変動一過性徐脈を認めたため帝切を行い961gの女児が出生した．

2) Rizzo G, et al : Ultrasound Obstet Gynecol 7 : 401-410, 1996.
3) Arduini D, et al : Obstet Gynecol 79 : 605-610, 1992.
4) 佐藤昌司，他：日本新生児学会誌　33(1)：25-28，1997．
5) Mari G, et al : N. Engl, J. Med 6(342) : 9-14, 2000.
6) 長田直樹，他：周産期医学　27(11)：1467，1997．
7) Zelop C, et al : Obstet Gynecol 87 : 434, 1996.
8) 金岡　毅，雪竹　浩：日本新生児学会誌　32：392-399，1996．
9) Indick JH, et al : Obstet Gynecol 77 : 551-557, 1991.
10) 神崎　徹：新生児誌　32(4)：587，1996．
11) 日本超音波医学会公示：J. Med. Ultrasonics. 30 (3) : 440, 2003.
12) Teixeira LS, et. al : Ultrasound Obstet Gynecol 31 : 261-265, 2008.
13) Maiz N, et. al : Ultrasound Obstet Gynecol 33 : 512-517, 2009.

II

特殊な胎児異常・遺伝性疾患

1. 染色体異常症

染色体として，顕微鏡下に観察可能な大きさの遺伝子群の増減により生じる先天異常である．

染色体の異常には数の異常と構造異常があり，共通した特徴として中等度〜重度の精神発達遅滞，さまざまな内臓奇形，発育障害があげられる．

数の異常（トリソミー・45,X・三倍体など）は，主として卵または精子の形成過程で突然変異により引き起こされるので，例外的な場合を除き，両親の染色体検査は必要ないが，構造異常の多くは両親に由来する遺伝性のものであるので，両親の染色体検査は必須である．

構造異常の中では均衡型転座の頻度がもっとも高く，この転座保因者から染色体異常児の出生する頻度は一般化しにくいが，相互転座の場合，母親が保因者であれば生産児の10〜20％，父親の場合が5〜10％であり，ロバートソン転座の場合は，母親が保因者ならば15〜20％，父親が保因者なら1％とする報告がある．逆位では母親が保因者なら7.5％，父親が保因者なら4％とされる．

a 染色体異常症のリスク因子

染色体異常症のリスク因子（出生前診断の対象）および異常と診断される頻度は表II.1-1の通りである．

b 出生前診断方法

母体血清マーカー試験，胎児の超音波断層検査でスクリーニングを行い，診断は絨毛採取，羊水穿刺，胎児血液採取で行われる．

表II.1-1 染色体異常症のリスク因子

母体年齢（≧35歳）	2％
染色体異常児出産の既往	1〜2％
夫婦のいずれかに染色体異常あり	
ロバートソン転座	5.5％
相互	11.6％
逆位	5.9％
妊婦が脆弱X症候群の保因者	25％
母体血清マーカー値異常	
超音波断層法異常例	（表II.1-3参照）

(Nyberg DA, Mahony BS, Pretorius DH (ed): Diagnostic Ultrasound of Fetal Anomalies. pp. 674-724, Yearbook Medical, 1990 より一部改変)

c 主な染色体異常症候群

代表的な先天異常は表II.1-2の通りである．

1　21トリソミー（Down症候群）

〔代表的核型 47, XX (XY), +21〕

出生600人に1人．発生頻度は妊婦年齢に依存し，45歳以上では1/50位となる．出生前診断は高齢妊婦，妊婦が転座型保因者，ダウン症候群分娩の既往者について考慮される．

(a) 胎内診断

　i) 超音波断層法（表II.1-3）
　① 後頸部の液体貯留 nuchal translucency（妊娠9〜14週で3 mm以上）
　② 後頸部の肥厚（妊娠15〜20週で6 mm以上；約40％）
　③ 大腿骨長の短縮（実測値/BPDよりの期待値≦0.91）

がスクリーニングに有用．特に①，②があれば羊水検査を行うべきとされる[1-3]．その他，

1. 染色体異常症 ── ● 49

表 II.1-2　主な染色体異常症候群

<table>
<tr><th colspan="2"></th><th>症　候　群</th><th>主　な　症　候</th></tr>
<tr><td rowspan="7">常染色体異常</td><td rowspan="3">数的異常</td><td>21 トリソミー（Down 症候群）</td><td>短頭，発育発達遅延，両眼開離</td></tr>
<tr><td>18 トリソミー（Edwards 症候群）</td><td>発育不全，小顎症，心奇形</td></tr>
<tr><td>13 トリソミー（Patau 症候群）</td><td>小頭症，小（無）眼球，心奇形</td></tr>
<tr><td rowspan="4">構造異常</td><td>4 p⁻　　　（Wolf–Hirschhorn 症候群）</td><td>短頭，正中部頭皮欠損，口蓋裂</td></tr>
<tr><td>5 p⁻　　　（猫鳴き症候群）</td><td>仔ネコ様泣き声，知能障害，小頭</td></tr>
<tr><td>18 p⁻</td><td></td></tr>
<tr><td>18 q⁻</td><td></td></tr>
<tr><td rowspan="4">性染色体異常</td><td></td><td>XO　　　　（Turner 症候群）</td><td>低身長，性腺発育不全，無月経</td></tr>
<tr><td></td><td>XXX 女性</td><td>正常（知能障害・月経不順をみることがある）</td></tr>
<tr><td></td><td>XXY　　　（Klinefelter 症候群）</td><td>長身，女性様乳房，無精子症</td></tr>
<tr><td></td><td>XYY</td><td>長身，クモ状指</td></tr>
</table>

II

表 II.1-3　染色体異常胎児によくみられる超音波所見（下線は頻度の高いもの）

<table>
<tr><th>染色体異常症候群</th><th>特徴的な超音波所見</th></tr>
<tr><td>21 トリソミー</td><td>短頭
項部浮腫（nuchal fold thickening 3 mm 以上）
心奇形（心中隔欠損など）
軽度水腎症（≧ 4 mm）
十二指腸閉鎖，高輝度腸管像
大腿骨短縮（FL/BPD の低下など）</td></tr>
<tr><td>18 トリソミー</td><td>重症 FGR
イチゴ型頭蓋，脈絡叢嚢胞
小脳低形成，大脳槽拡大
小顎症
心奇形（VSD など），食道閉鎖（羊水過多，胃泡像欠如）
横隔膜ヘルニア，腎奇形
手足の異常（手関節の屈曲，overlapping fingers，揺り椅子状足底など）</td></tr>
<tr><td>13 トリソミー</td><td>FGR
全前脳胞症，小頭症，項部浮腫
顔面異常（単眼，無鼻，顔面裂，口唇口蓋裂）
心奇形，腎奇形，臍帯ヘルニア
手足の異常（多指症，overlapping fingers）</td></tr>
<tr><td>X モノソミー
（Turner 症候群）</td><td>嚢胞性頸部リンパ管腫，胎児水腫，心奇形</td></tr>
<tr><td>5 P⁻
（猫鳴き症候群）</td><td>小頭症，眼球開離，小顎症</td></tr>
</table>

④ 上腕骨長の短縮

⑤ 軽度の腎盂拡張（前後径4 mm以上）（約17.4％）

⑥ 高輝度腸管エコー像（16％）

⑦ 第5指中節骨の低形成（第5指/第4指<0.70；約60％）

のみられることがあり，さらに合併奇形（十二指腸閉鎖，脳室拡大，心内膜床欠損など）に一致した異常（33％）が認められる．

Benacerrafら[4]はこれらの所見を組み合わせてスコアリングし（表II.1-4），2点以上を陽性とするとダウン症の73％が検出され，偽陽性は4％であったと報告している．参考までに18トリソミー，13トリソミーでは85％が検出されている．

ii）母体血清マーカーテスト

胎児がダウン症である確率を算出する．陽性の場合，確認診断のため羊水検査を行う．本検査が普及すると，ダウン症の60～85％が胎児期に検出可能であるとされる．

iii）羊水検査（☞ p.14）

(b) 染色体所見

ダウン症候群の原因は21 q 22（21番染色体長腕22領域）の過剰によるとされる．核型の95％は21番染色体が三つ存在する標準型であるが，4％は転座型46，XX（XY），+t（Dq 21 q）またはt（Gq 21 q），1％はモザイク型46/47，+21

である．

次子がダウン症候群になる危険率は，標準型21トリソミーの場合，発生が散発性のため1％と低く，モザイク型もきわめて低い．しかし，D/G転座型やG/G転座型で，しかも両親のいずれかが転座型の保因者であると，次子の危険率は高い（母親がD/21均衡転座の場合，次子の危険率は約10％）．したがって，転座型のダウン症児の場合は，両親の染色体分析は不可欠である．

(c) 出生後の症状

筋緊張が低下し，短頭，特有の顔貌（眼裂がつり上がり，幅広く扁平な鼻根部，耳介の変形など）を呈する．手は小さく，指は短い．心奇形（中隔欠損など）を40～60％に，消化管奇形を10％前後に合併するが，重症の内臓合併症がなければ，平均余命は50歳を超える．症例により言語機能発達遅延を主とする中等度～重度の知能障害がある．

② 18トリソミー（Edwards症候群）
〔核型47，XX（XY），+18〕

出生頻度は4000～5000に1回．高齢妊婦に多い．児の性比は女4：男1．予後はきわめて不良で，平均生存期間は2～3カ月であるが，生後数時間～数日で死亡することが多い．1年以内に70％，そして10歳までに99％の児が死亡する．

1歳まで生存した児では重症の知能発達遅延が

表II.1-4　トリソミーのリスクを予測するスコアリングシステム

超音波所見	点数
胎児形態異常（中枢神経系・心奇形など）	2
項部浮腫（≧6 mm）	2
大腿骨短縮（測定値/期待値≦0.91）	1
上腕骨短縮（測定値/BPDよりの期待値≦0.90）	1
腎盂拡張（≧4 mm）	1
脈絡叢嚢胞	1
高輝度腸管像	1
計	9

(Benacerrafらより)

認められ，独座は 39 カ月．胎内死亡も多く，予後不良であるが，近年，希望により帝王切開術による分娩や児の積極的な治療が選択されることもある．

(a) 胎内診断

超音波断層法で 83 ％が，特に妊娠 24 週以降はほぼ 100 ％診断可能とされる[4,5]．主な超音波所見は，

① 胎児発育不全（symmetrical type．妊娠中期 28 ％，後期 87 ％），しばしば羊水過多（妊娠後期 29〜62 ％）を伴う．
② 筋緊張亢進による手足の異常：こぶしを握った指（手指の屈曲拘縮），finger overlapping（第 2，5 指を第 3，4 指に重ねている），内反足，胎動低下．
③ 頭部顔面異常：イチゴ型頭（短頭で前頭が狭い．脳の発育障害によるもの），小脳形成不全があれば cisterna magna も拡張（図 II.1-1），脈絡叢嚢胞（約 50 ％，40 歳以上で増加），小下顎（50 ％），小さな口．
④ 心奇形（99 ％，相当大きい VSD・AV canal）．
⑤ 単一臍帯動脈（約 30 ％）であり，また食道閉鎖，横隔膜ヘルニア，臍帯ヘルニアの頻度も高い．

(b) 染色体所見

核型の 80〜85 ％は 18 番染色体が三つある標準型，10 ％は 47，XX（XY），+18/46，XX（XY）のモザイク型，そして 5 ％が転座に伴う部分トリソミーか長腕同腕染色体，残り約 5 ％は重複トリソミーである[6]．18 番染色体の過剰染色体は母親由来とされ，典型的症状の主要部位は q 11 → q ter とされる．

トリソミーの再発危険率は約 1 ％と指定されるが，転座トリソミーでは羊水穿刺を含む遺伝相談を行う．

3　13 トリソミー　(Patau 症候群)

〔代表的核型 47，XX（XY），+13〕

出生頻度は 5000〜7000 に 1 回．高齢妊婦に多い．胎内死亡例もあるが，出生後の予後はきわめて悪く，平均生存日数は 130 日である．

生後 1 カ月以内に 44 ％が，4 カ月までに 73 ％が，1 年以内に 86 ％が，そして 3 歳までに 95 ％が死亡する．

(a) 胎内診断

超音波断層像では，

① 重症の頭部・顔面異常：全前脳胞症（約 50 ％），正中顔面裂（約 40 ％），小（無）眼球症が特徴的
② 多指趾症（80 ％）
③ 心奇形（90 ％，主に VSD）

のほか，多嚢胞腎（31 ％），臍帯ヘルニアもみられ，13 トリソミーの胎内診断は比較的容易とされる．

なお，全前脳胞症は妊娠 12 週頃より診断される．

(b) 染色体所見

核型の 80 ％は標準型〔47，XY（XX），+13〕，20 ％が転座型（大部分 13/14 転座）で，そのうち 60 ％は孤発性で，残り 40 ％（母由来 25 ％，父由来 15 ％）に遺伝性がある[6]．症状の主要部位は 13 q 22-q 3 とされる．

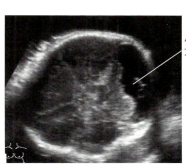

図 II.1-1　大槽の拡張(18 トリソミー，妊娠 32 週 0 日)
（小脳低形成 大槽拡張）

52 ●———— II. 特殊な胎児異常・遺伝性疾患

4 5p⁻ （猫鳴き症候群）

出生頻度は5000〜10,000に1回．女児に多い．出生時から仔猫のような声でミャーン，ミャーンと細く泣くが，特有の泣き声は2歳までにほとんど消失する．小頭・小顎で，両眼離開した特有の顔貌を呈す，発達障害も重度でIQはほとんど30以下．

染色体所見

5番目染色体の短腕欠失により起こる．欠失の切断点はp13からp15の範囲にあり，症状の発現に5p15.2→p15.3バンドが重要とされる．大部分は散発型であるが，10％は両親の一方が均衡型転座保因者の遺伝型とされる[7]．

5 Turner 症候群 〔代表的核型45，XO〕

新生児女児2000〜3000人に1人．

胎内診断は頸部嚢胞性ヒグローム（88％）で疑われる．胎児期に95％以上が全身水腫を伴い流産するが，生産児には胎児水腫，FGR，心奇形，大腿骨短縮が高率に認められる．核型は多種類あり，症状にも差異がある．

症状：新生児期は四肢のリンパ性浮腫が認められる．性腺発育不全（卵巣は痕跡的）は必発であり，幼児期以降は低身長，翼状頸，外反肘などがみられる．

2. 単一遺伝子病（メンデル遺伝病）

単一遺伝子病は一つの遺伝子に異常があるため，その遺伝子支配の機能が障害され，疾病が発症するもので，原則としてメンデルの法則に従い受け継がれる．現在6700種類以上報告されている．

a 常染色体優性遺伝病
autosomal dominant（AD）

常染色体上の一対のアレル（対立遺伝子）のうち，一方が変異アレルで，すなわちヘテロ接合体であるときに病的形質が発現するもの．

① 子供の再発危険率は男女差なく50％（図II.2-1）．（実際は浸透率，表現度，多面発現，表現型模写，生殖適応度などで分離比が乱される）．
② 疾患約3800のうち，主なものは表II.2-1の通りである．臨床的には骨系統疾患，筋・神経疾患が多い．
③ 出生前診断は超音波検査により骨形成不全，軟骨無形成症の診断がなされ，遺伝子解析による診断は筋緊張性ジストロフィーのほか，表II.2-2のような3塩基反復伸長型疾患[8]についてラボ検査が可能である．

④ 筋緊張性ジストロフィー（☞ p.266）．

責任遺伝子座位は19q13.3で，本遺伝子3′非翻訳領域にCTGの反復配列があり，本患者では反復配列回数が増加（正常回数6～25，患者回数＞50）している．このCTGリピート数の増加の有無はサザンブロットハイブリダイゼーションで容易に解析される．

b 常染色体劣性遺伝病
autosomal recessive（AR）

病的遺伝子がホモ接合であるときにのみ病的形質が現れる疾患．ヘテロ接合（保因者）である両親は表現型正常である．

① 両親が共に保因者の場合，子供が発病するのは1/4，保因者になるのは1/2である（図II.2-2）．
② 先天代謝異常症の多くがこの遺伝形式をとる．
③ わが国で出生前診断されている疾患は，1993年の集計では表II.2-3のように生化学的診断で23疾患，DNA診断で5疾患である[9]．

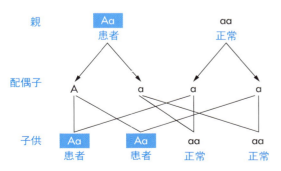

図II.2-1　常染色体優性遺伝

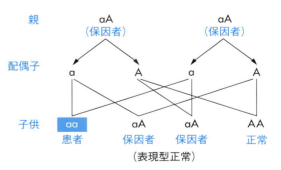

A 正常遺伝子　a 劣性変異アレル

図II.2-2　常染色体劣性遺伝

II. 特殊な胎児異常・遺伝性疾患

表 II.2-1 代表的な常染色体優性遺伝病

骨形成不全症	遺伝性楕円赤血球症
軟骨無形成症	フォン・ウイルブランド病
Apert 症候群（短頭合指症）	結節性硬化症
鎖骨・頭蓋骨形成異常症	Von Recklinghausen 病
クルゾン頭蓋顔面骨化骨異常	Waardenburg 病
Treacher-Collins 症候群	尋常性魚鱗癬
（下顎骨・顔面形成不全）	Osler 病
多発性外骨腫症	無虹彩症
裂手・裂足	網膜芽細胞腫
Marfan 症候群	先天性白内障
筋緊張性ジストロフィー	網膜無形成症
ハンチントン病	網膜色素変性症
	先天性難聴
	多発性大腸ポリープ症

表 II.2-2 常染色体優性の 3 塩基反復配列病

	遺伝子位置	反復配列	正常回数	患者回数	mRNAkb	親	検査例
筋緊張性ジストロフィー　　　　DM	DM 19 q 13.3	CTG	5～27	＞50	3.0～3.3	両親	サザンブロット
ハンチントン舞踏病　　　　HD	HD 4 q 16.3	CAG	11～34	37-86	10	父親	
脊髄小脳失調症 1 型　　　　SCA 1	SCA 1 6 p 22-23	CAG	19～36	43-81	10～11	父親	PCR
歯状核赤核淡蒼球ルイ体萎縮症　　DRPLA	DRPLA 12 p 12-ter	CAG	7～23	49-75	4.5	父親	PCR
マカド・ジョセフ病　　　　MJD	MJD 14 q 24-32	CAG	13～36	68-79	1.8		PCR

[21 水酸化酵素欠損症　21-hydroxylase deficiency（21 HD）]

先天性副腎過形成の90％を占める．出生10,000～15,000 に 1 人．21 水酸化酵素遺伝子の遺伝子座は第 6 染色体短腕 p 21.3．機能を有する遺伝子（YP 21 B）は 10 個のエキソンと 9 個のイントロンよりなる約 3.3 kb の遺伝子．

胎生期より副腎性アンドロゲンの過剰分泌が生じるため，男性では早期の陰茎肥大，女性では外性器の男性化がみられ，男女児とも骨端線の早期閉鎖により低身長．

胎内治療として経母体的ステロイド療法が示されている[11]．すなわち，本症患者を出産するリスクのある妊婦に妊娠 5 週（遅くとも 7 週まで）より多量のデキサメサゾン（20 μg/kg/日経口）投与し，絨毛診断で患児でないと診断がついたら，投与中止する方法である．その際，胎児副腎皮質抑制効果のモニターのため，母体血中コーチゾール，エストリオールを経時的に測定する．母体への副作用の点より高血圧，高血糖の既往妊婦は適応でないとされる．

表 II.2-3　常染色体劣性遺伝病のうちわが国で出生前診断されている疾患

生化学的に診断されている疾患		DNA 診断されている疾患
21 水酸化酵素欠損症	ホモシスチン尿症	21 水酸化酵素欠損症
Tay-Sachs 病	アルギニノコハク酸尿症	骨形成不全症
メチルマロン酸尿症	GM 1-ガングリオシドーシス	ミトコンドリア脳筋症
シトルリン酸尿症	低フォスファターゼ血症	フェニールケトン尿症
グルタル酸尿症	非ケトン性高グリシン血症	低フォスファターゼ血症
Pompe 病	ファンコニー貧血	
異染性ロイコジストロフィー	I-cell 病	
ピルビン酸脱水素酵素欠損症	Hurler-Scheie 症候群	
プロピオン酸血症	Zellweger 症候群	
オロット酸尿症		
Gaucher 病		
福山型筋ジストロフィー		
アデノシンデアミネース欠損症		
先天性魚鱗癬		

(藤本征一郎，他[10])

c｜X 連鎖遺伝病

変異アレル⊗が X 染色体上にあるもの．⊗の形質が発現するためには，女性では二つの X 染色体を保有する必要があるが，男性では 1 個の X 染色体上に⊗があればよいので，したがって，男性の発生率が圧倒的に高い．遺伝子⊗は保因者である女性を通じて受け継がれる．実際には保因者の女性はX染色体の不活化などの影響で表現型は様々である（図II.2-3）．

X連鎖遺伝病約410種類のうち，わが国で出生前診断されている疾患は表II.2-4の通りである[10]．

1　Duchenne 型筋ジストロフィー（DMD）

X 連鎖劣性遺伝．出生男子 4000 人に 1 人．原因遺伝子は Xp 21 に座位し，ジストロフィンと呼ばれる筋細胞の構造維持に関与する蛋白質をコードする 230 万塩基対以上の巨大遺伝子．出生前診断の手順は図 II.2-4 の通りである．

新谷ら[13]は小児科医と合同のカウンセリングを行った後，絨毛採取・羊水穿刺・臍帯穿刺より得た細胞から DNA を抽出し，PCR 法で性別判断，DNA 欠失領域同定を行い，女児あるいは健常男児であれば妊娠を継続し，男児でかつ罹患児の同胞に遺伝子欠失を認めない症例については RELPs，CA リピートを用いて多型性解析を行っている．女性 DMD 患者の発症年齢と重症度はX染色体不活化の偏りの頻度に依存する．

DMD は 1〜3 歳頃より発症し，進行性の運動障害を呈し，多くは 20 歳代に呼吸不全，心不全で死亡する致死性筋萎縮症であり，治療法は確立されていない疾患である．

2　血友病

X 連鎖劣性遺伝．血友病は凝固因子の量的・質的合成障害症であり，第 VIII 因子遺伝子の異常による血友病 A と第 IX 因子遺伝子の異常による血友病 B がある．第 VIII 因子遺伝子は Xq 28 に座位し，全長 186 kb で 26 個のエキソンと 25 個のイントロンからなり，第IX因子遺伝子はXq 27.1 に存在し，全長 34 kb で 8 個のエキソンよりなる．出生前診断では絨毛採取により DNA を抽出し，まず性別診断を行い，女児であればそのまま妊娠を継続し，男児であれば同時にまたは続いて第 VIII，IX 因子遺伝子の RFLP を分析し診断する[14]．

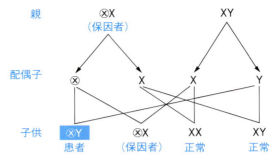

図 II.2-3　X 連鎖遺伝病

表 II.2-4　X 連鎖遺伝病のうち，わが国で出生前診断されている疾患

生化学的に診断されている疾患	DNA 診断されている疾患
血友病 A Hunter 症候群 Menkes 症候群 脆弱 X 症候群 副腎白質ジストロフィー	Duchenne 型筋ジストロフィー 血友病 A オルニチントランスカルバミレース欠損症 血友病 B 脆弱 X 症候群 Lesch–Nyhan 症候群

(藤本征一郎，他[10])

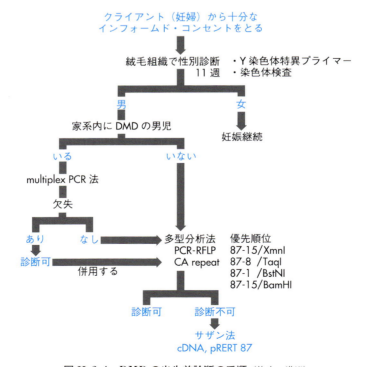

図 II.2-4　DMD の出生前診断の手順（片山　進[12]）

3 脆弱 X 症候群

fragile X syndrome（FRAXA）

X 連鎖劣性遺伝．出生男児 1 万人に 1 人程度．責任遺伝子（FRAXA）座は Xq 27.3 で，本遺伝子の 5′ 側にある CGG 反復配列の増加（正常回数 6〜54，患者回数＞130）の有無はサザンブロット法で解析される．男性において精神発達遅滞をきたし，細長い顔，前額部・下顎部の突出，大耳介，巨大睾丸を認めるが，女性保因者の約 1/3 は軽度から中等度の精神発達遅滞と身体症状を伴っている[8]．

d 家系図の書き方

出生前遺伝カウンセリングにはクライアントの詳細な家系図が必要である．家系図の書き方については特定の取り決めがあるわけではないが，次の記号を用いると便利である[15]．

1 家系図の標識

2 家系図の記載例

ローマ字は家系内の世代，アラビア数字は同じ世代内の個人番号

① 常染色体優性遺伝の家系図例

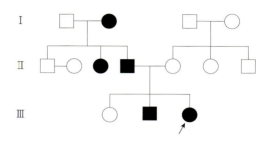

② X 連鎖劣性遺伝の家系図例

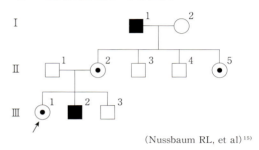

(Nussbaum RL, et al)[15]

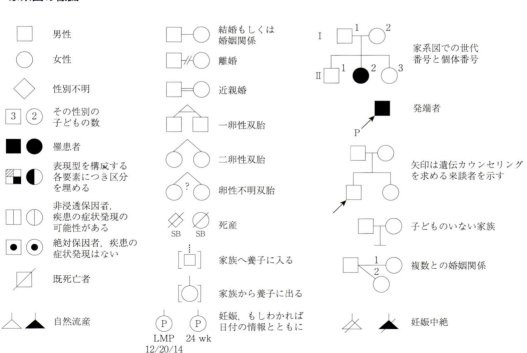

(Nussbaum RL, et al)[15]

【文献】

1）Nicolaides K, et al : Ultrasound Obstet Gynecol 3 : 56-69, 1993.
2）Benacerraf BR, et al : Am J Obstet Gynecol 153 : 49, 1985.
3）Crane JP, Gray DL : Obstet Gynecol 77 : 533, 1991.
4）Benacerraf BR, et al : J Ultrasound Med 11 : 449, 1992.
5）Neuberg DA, et al : J Ultrasound Med 2 : 103, 1993.
6）家島 厚 : 臨床遺伝医学（II）染色体異常症候群. p. 200, 診断と治療社, 1991.
7）田中 洋 : 阿部・藤田編 : 新染色体異常アトラス. p. 170, 南江堂, 1997.
8）鈴森 薫 : 出生前診断. pp. 79-85, 診断と治療社, 1996.
9）奥山和彦, 他 : 産科と婦人科 64(12) : 1689-1694, 1997.
10）藤本征一郎, 他 : 1-1 心身障害の胎児期における診断に関する研究, 平成5年度厚生省心身障害研究「発達障害のケアシステムに関する研究」. pp. 183-189, 1994.
11）Pang S, et al : N Engl J Med 322 : 111-115, 1990.
12）片山 進 : 産婦人科の実際 44(5) : 605-609, 1995.
13）新谷三恵子, 他 : 新生児誌 32(2) : 229-234, 1996.
14）吉岡 章, 他 : 医学のあゆみ 172(6) : 403-406, 1995.
15）Nussbaum RL, et al : トンプソン＆トンプソン遺伝医学第2版 p. 129.

III

胎児異常・奇形
の診断と管理

1. 子宮内胎児発育異常

a 胎児の正常発育

　胎児は児の遺伝的因子と母体からの栄養供給の2大要因に依存して発育する．遺伝的因子としては人種，性，家族的体質などがあり，母体から移行する栄養では3大栄養素（グルコース，脂質：遊離脂肪酸，蛋白質：アミノ酸）のうちグルコースが胎児の主なエネルギー源となる．

　胎児発育に影響する病的因子を胎児因子，胎盤因子，母体因子に分類すると表III.1-1のようになる．

1 胎児発育の評価（☞p.5～8）

①妊娠初期に妊娠週数を超音波断層法で確認する．

②超音波断層法により胎児計測を行って，妊娠週数別の各基準値と比較するか，推定体重を算出し，妊娠週数別の胎児体重基準値と比較して発育や発育異常のタイプを評価する．胎児体重によく相関するのは腹部の発育であり，したがってAC（腹囲）あるいはAPTD（腹部前後径）×TTD（横径）の値は重要である．

2 胎児発育曲線

　胎児発育評価に用いる基準値は表III.1-3，表III.1-4を用いる[10),11)]．この基準値のデータは分布の正規性が確認されているため，1.64 S.Dが95パーセンタイル，1.28 S.Dが90パーセンタイル，−1.28 S.Dが10パーセンタイル，−1.64 S.Dが5パーセンタイルに相当する[14)]．

b 胎児過剰発育（巨大児）

　胎児発育が妊娠週数に比べ著しく過剰である場

表 III.1-1　胎児発育に影響する病的因子

胎児因子	胎盤因子	母体因子
1．多胎 2．染色体異常 　21，18，13トリソミー 　ターナー症候群 　猫鳴き症候群 3．奇形 　種々の奇形，特に多発奇形 　dyschondroplasia，他 4．胎児感染症（子宮内感染） 　風疹，トキソプラズマ， 　サイトメガロウイルス， 　単純ヘルペスウイルス，梅毒	1．臍帯付着異常 　（卵膜付着，辺縁付着） 2．胎盤血管腫 3．胎盤梗塞 4．胎盤機能不全	1．母体低栄養 2．妊娠高血圧症候群 3．糖尿病 4．心血管系疾患 　高血圧 　心疾患（チアノーゼ型） 5．腎疾患 6．膠原病 7．呼吸器系疾患 　喘息 　cystic fibrosis 8．薬剤，アルコール，タバコ 9．重症貧血

合（胎児発育基準値の90パーセンタイル以上）を heavy for dates とよび，妊娠週数と関係なく出生体重が4000 g以上4500 g未満を巨大児，そして4500 g以上は超巨大児と定義される[4]．巨大児の頻度は2～4％であり，発生学的なリスク因子は表III.1-2に示される．

胎児発育が妊娠週数と比べ過剰である場合は，できるだけ75 gブドウ糖負荷試験を行い，異常であれば食事療法やインスリン投与を開始する．そして胎児発育評価を2週間毎に行い，胎児のwell-being評価も頻回に行う．

巨大児の問題点は分娩時にある．児が大きすぎ，頭も固いため遷延分娩が生じやすく，帝王切開の頻度も増加する．特に糖尿病母体よりの巨大児では頭部に比べ肩・腹部が不均衡に大きいため，肩甲難産を生じやすく，胎児・新生児機能不全，分娩時外傷（頭蓋内出血，上腕骨・鎖骨骨折，腕神経叢麻痺など）が増加する．

表III.1-2　巨大児妊娠のリスク因子

| 1. 母体の糖尿病 |
| 2. 肥満女性の妊娠 |
| 3. 妊娠中の過度の体重増加 |
| 4. 過期産 |
| 5. 巨大児分娩既往 |
| 6. 片親または両親ともに大きい |
| 7. 頻産婦 |

（日本母性保護産婦人科医会[3]）

c ｜ 胎児発育不全
Fetal growth restriction（FGR）

何らかの原因で子宮内の発育が遅延し，あるいは停止したため，在胎週数と相当した児の発育がみられない状態をいう．FGRの診断基準としては胎児体重基準値の−1.5 SDを当面の目安とし，他の所見（羊水過少の有無，腹囲の測定値など）や経時的変化の検討から臨床診断する[14]．

1 FGRの問題点

胎児機能不全に陥りやすく，先天奇形・周産期死亡率が高い．出生後は低血糖，多血症，腎不全，壊死性腸炎の頻度も高い．長期予後でFGR児は学習障害・多動，注意欠陥障害などが高率にみられ，特に頭部発育の障害された児は神経学的異常を示すことが多い[5]とされる．

2 FGRの病因と分類

病因は内的因子（胎児自身の異常）と外的因子（胎盤での物質交換障害など）に2大別される．前者は身体的特徴として symmetrical type（fetal hypoplasia）を，後者は asymmetrical type（fetal malnutrition）の型をとることが多いが，その中間の combined type もある．

(a) **symmetrical FGR**（均衡型または発育不全型，type I）[2]

全FGRの20～30％．妊娠前半から発症し，頭部も躯幹も同程度に抑制されて，均整のとれた小さい体型を示す．胎児自身の発育能力が低下している（fetal hypoplasia）型で，遺伝的あるいは染色体異常や，子宮内感染を合併したときなどに生じ，有効な治療法はない．一般に予後はきわめて不良であり，生存する場合も精神神経障害など重篤な後障害を残すことが多い．

(b) **asymmetrical type**（不均衡型または栄養失調型，type II）

FGRの70％を占める．一般に28週以降で胎児への酸素・栄養供給が慢性に障害されて生じ，身長・頭部発育は正常域であるが，皮下脂肪の少ないやせた状態（腹囲が小さい）を呈する．fetal malnutrition ともよばれる．妊娠高血圧症候群などによる胎児胎盤循環不全が主原因であり，胎盤は一般に小さい．早期に診断し，環境因子改善の対策を行えば，予後は比較的良好である．

(c) **combined type**（混合型）

FGRの5～10％，前二者の混在しているタイプ．妊娠20～28週頃に発生する．慢性高血圧，早期発症型妊娠高血圧症候群，ループス腎炎，そ

のほか母体に血管疾患のあるときに発症し，治療の対象となる．発育抑制の程度により，予後は必ずしも楽観できない．

胎児の細胞レベルの発育をみると（図III.1-1），妊娠28週を境にして増殖→肥大へと変化する．妊娠早期の細胞増殖期に障害がある（type I）と，細胞数は少なく，臓器の発育障害は高度で，脳発達も遅延し，頭部は小さく，機能的成熟も障害される．細胞の肥大期に障害がある（type II）と，やせ型のFGRとなる．

3 診　断

妊娠20週と30週に胎児発育を超音波断層法で評価し診断する（☞ p. 9）

(a) 妊娠週数の再確認と修正

妊娠初期の超音波像から行う．

(b) 胎児計測

超音波検査で，

① BPD（大横径）
② 腹部径（APTD, TTD, AC）
③ FL（大腿骨長）

を測定し，それぞれの値を標準発育曲線と比較して発育を評価する．胎児腹囲の計測は重要であり，数式より推定体重を算出して胎児発育曲線の－1.5 SD以下のFGRを診断の目安とし，その他胎児腹囲などの所見，再検による経時的変化の検討から，総合的に臨床診断を行う．ついで頭囲と腹囲比よりFGRのタイプを診断する（図III.1-2）．診断後は発育状態，羊水量などを1～2週間間隔で観察する．

(c) 病因検索

リスク因子（表III.1-1）に対する再確認を行う．

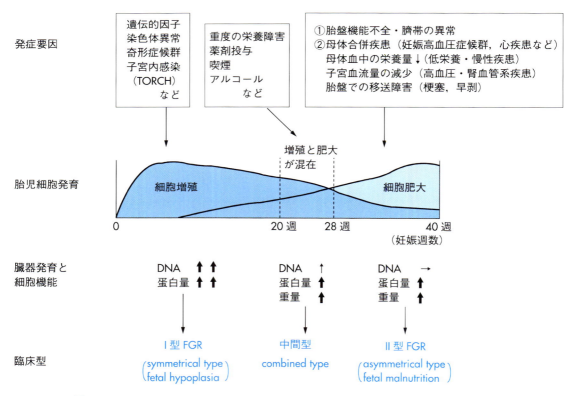

図III.1-1　**FGRの発症要因およびその作用時期と臨床型**

(Reece EA, Hagay Z: Medicine of the Fetus and Mother. p. 673, J. B. Lippincott, 1992 より改変)

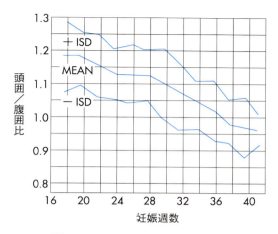

図III.1-2 胎児頭囲/腹囲比の推移
(Campbell, et al : Br J Obstet Gynecol 84 : 165, 1977)
正常の場合，妊娠36週の時点で頭囲（HC）に腹囲が迫りつき，その後はACの方がHCより大きくなる．つまりHC/AC比は妊娠35週以前は＞1, 36週以後は≦1である．

胎児奇形の有無（大奇形は妊娠22週未満で発見されることが多い），母体合併症の有無，喫煙・薬物摂取の習慣も確認し，喫煙の様に除去可能なものは除去する様指導する．染色体異常・胎児感染の疑われるときに羊水穿刺・臍帯穿刺を行う．

4 妊娠中の胎児管理

原則的に入院管理を行う．

(a) 胎児発育の評価
推定体重の計測を週1〜2回行う．

(b) 胎児奇形・胎児感染症の除外（超音波検査，胎児採血による染色体検査など）

(c) 胎児 well-being の評価
FGRでは胎児低酸素症のことが多く，進行するとそれに適応して vital organ（脳，心，副腎）への血流増加と，その他の臓器（腎，筋，骨，消化管など）への血流減少が生じる（血流再分配，Brain sparing effect）．さらに重度になると，心不全などの代償不全に陥るので，これを予防のため頻回（1〜2日ごと）の経時的評価を行う．

i) ノン・ストレステスト（NST）とコントラクション・ストレステスト（CST）

NSTは朝夕，毎日行う．慢性低酸素症の評価に有用であるが，FGRでは予備能の減少していることが多いので，NSTでreactiveであっても安心できず，NSTに先行して変化する胎児血流の計測も必要である（☞表I.9-1）．NSTに変動一過性徐脈などの変化を認めたときは，細変動の減少に注意して，迅速に反応することが大切．

ii) biophysical profile scoring（BPS）
週1回行い，6点以下の場合，36週以降は分娩とする．羊水量の減少を認める場合（羊水減少←尿産生低下←腎血流量減少）は，臍帯圧迫による影響をうけやすく，胎児はさらに低酸素症が進むことになるので注意する．

iii) パルスドプラー法による胎児血行動態の評価

末梢血管（臍帯動脈，下行大動脈）と中大脳動脈，子宮動脈などのPI, RIおよび下大静脈のPreload Indexを調べる．

① 子宮動脈血流の減少（PI↑）は胎児への酸素，グルコース，栄養供給の減少につながる．
② 中大脳動脈のPI値の低下あるいは臍帯動脈PI/中大脳動脈PI比の上昇は胎児低酸素症を推測させる．
③ 臍帯動脈の拡張期末期血流の途絶，逆転は胎児仮死の進行を示す早期の徴候．
④ FGRの胎児機能不全が進行すると下大静脈のPreload Indexが上昇する．これは心室負荷の上昇によるものであり，胎児のacidemiaやNST異常を予測する．このときには臍帯血の心房性ナトリウム利尿ペプチドにも上昇がみられる[6]．

iv) 胎児採血　cordocentesis
① 血液ガス分析（P_{O_2}↓，pH↓，P_{CO_2}↑，乳酸↑ chronic intrauterine hypoxia）

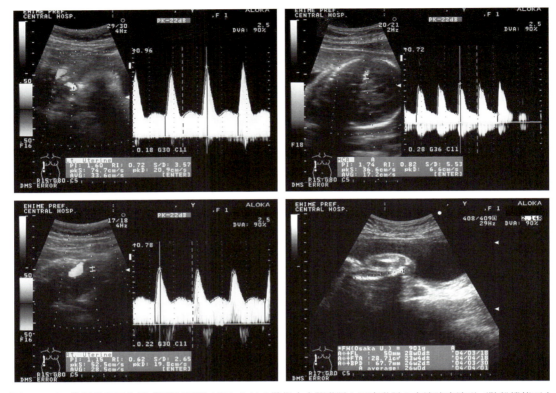

図 III.1-3　胎児発育不全例〔妊娠 27 週 4 日における胎児中大脳動脈と子宮動脈の血流速度波形（胎盤機能不全型）〕

② 血糖値測定↓
③ 胎児感染の有無
④ 染色体異常の有無

5　治　療

asymmetrical FGR は治療の対象となるが，symmetrical FGR は治療の対象にならない．治療を行っても胎児発育に増加のない場合は，胎児の well-being を注意深く評価して分娩時期を決定する．

(a)　原因の除去，母体合併症の治療

酒・タバコ・薬物の中止，妊娠高血圧症候群，高血圧，腎疾患，心疾患などの治療．

(b)　子宮胎盤血流の改善

① 安静臥床，特に左側臥位を励行．子宮血流量に 10 % 以上の改善が期待される．
② 子宮収縮抑制につとめる（リトドリン投与）

③ 血液凝固能改善

[low-dose aspirin 療法]

臍帯・胎盤血管の thromboxane 産生を減少させる．50～100 mg/日 経口（小児用バファリン®　1 T/日）毎日．妊娠 15～18 週頃より開始（妊娠 34 週には終了．FGR の予防），またはヘパリン療法．5000 単位～15000 単位/日，持続静注．

（参考）Di Renzo ら（1995）[7]は NO（一酸化窒素）テストの陽性例（glyceryl trinitrate 0.3 mg を舌下投与後，胎盤側子宮動脈の血流波形で RI 値が 20 % 以上減少または notch の消失例）では NO 供与剤の経口（ニトログリセリン舌下錠）または経皮的（1 枚半日間貼布）投与が子宮胎盤血流改善に有効と報告している．

(c)　胎盤における物質移行量の改善

① 糖質の経母体投与：10 % マルトース 500 ml の点滴静注．5 日間 1 クール．

1. 子宮内胎児発育異常

表 III.1-3　胎児体重の妊娠週毎の基準値[10)11)]

	−2.0SD	−1.5SD	平均値	+1.5SD	+2.0SD
18週0日	126	141	187	232	247
19週0日	166	186	247	308	328
20週0日	210	236	313	390	416
21週0日	262	293	387	481	512
22週0日	320	357	469	581	618
23週0日	387	430	560	690	733
24週0日	461	511	660	809	859
25週0日	546	602	771	940	996
26週0日	639	702	892	1,081	1,145
27週0日	742	812	1,023	1,234	1,304
28週0日	853	930	1,163	1,396	1,473
29週0日	972	1,057	1,313	1,568	1,654
30週0日	1,098	1,191	1,470	1,749	1,842
31週0日	1,231	1,332	1,635	1,938	2,039
32週0日	1,368	1,477	1,805	2,133	2,242
33週0日	1,509	1,626	1,980	2,334	2,451
34週0日	1,649	1,776	2,156	2,536	2,663
35週0日	1,790	1,926	2,333	2,740	2,876
36週0日	1,927	2,072	2,507	2,942	3,087
37週0日	2,058	2,213	2,676	3,139	3,294
38週0日	2,181	2,345	2,838	3,330	3,495
39週0日	2,293	2,466	2,989	3,511	3,685
40週0日	2,388	2,572	3,125	3,678	3,862
41週0日	2,465	2,660	3,244	3,828	4,023

表 III.1-4　胎児腹囲の妊娠週数毎の基準値[10)11)]

	AC（cm）				
	−2.0SD	−1.5SD	平均値	+1.5SD	+2.0SD
16週0日	8.5	9.0	10.4	11.8	12.3
17週0日	9.4	9.9	11.4	12.9	13.4
18週0日	10.4	10.9	12.5	14.0	14.6
19週0日	11.3	11.8	13.5	15.1	15.7
20週0日	12.2	12.8	14.5	16.2	16.8
21週0日	13.2	13.7	15.5	17.3	17.9
22週0日	14.1	14.7	16.5	18.4	19.0
23週0日	15.0	15.6	17.5	19.5	20.1
24週0日	15.9	16.5	18.5	20.5	21.2
25週0日	16.8	17.4	19.5	21.6	22.3
26週0日	17.6	18.3	20.5	22.6	23.3
27週0日	18.5	19.2	21.4	23.6	24.4
28週0日	19.3	20.1	22.4	24.7	25.4
29週0日	20.2	20.9	23.3	25.6	26.4
30週0日	21.0	21.8	24.2	26.6	27.4
31週0日	21.8	22.6	25.1	27.6	28.4
32週0日	22.5	23.4	25.9	28.5	29.4
33週0日	23.3	24.2	26.8	29.4	30.3
34週0日	24.0	24.9	27.6	30.3	31.2
35週0日	24.7	25.6	28.4	31.2	32.1
36週0日	25.4	26.3	29.2	32.0	33.0
37週0日	26.0	27.0	29.9	32.8	33.8
38週0日	26.6	27.6	30.6	33.6	34.6
39週0日	27.2	28.2	31.3	34.3	35.4
40週0日	27.7	28.8	31.9	35.1	36.1
41週0日	28.2	29.3	32.5	35.7	36.8
42週0日	28.7	29.8	33.1	36.4	37.5

②アミノ酸の経母体投与：アミノ酸製剤500
ml/日の点滴静注．

(d)　人工羊水注入療法

　26週未満の羊水過少を伴う所見に人工羊水注入，子宮収縮抑制剤投与が有効であるとの報告がある[15)]．

6　分娩時期の決定

　児に不可逆的な障害を残す前の娩出が大切である．胎児環境悪化による発育障害では，児推定体重または頭囲の発育が2週間以上停止すれば，神経学的予後を考慮して妊娠を中断し，子宮外治療を考慮する．肺成熟度は促進されていることが多い．ノン・ストレステスト，biophysical profile，超音波パルスドプラー法による臍帯動脈血流測定を行い，non-reassuring fetal status[9)]（反復する変動一過性徐脈，胎児徐脈，基線細変動の減少・消失，biophysical profile score 4点未満）あるいは臍帯動脈血流の拡張期途絶，逆流のあるときは急速分娩を行う．これに加え，末原ら[12)]は，胎児の娩出を考慮すべき因子として①妊娠27週以降で胎児の体重が600g以上で胎児適応がある場合，②極度のFGR（−3.5〜−4.0S・D），③母体合併症の悪化などをあげている．胎児は軽度〜中等度の低酸素状態に陥っている可能性が高いので分娩中は，連続的胎児心拍数モニタリングを行う．

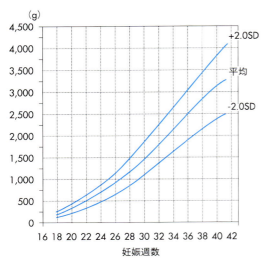

図 III.1-4　胎児発育基準値

【文献】
1) 日本産科婦人科学会編：産科婦人科用語解説集（2版）．p.196, 金原出版, 1997.
2) Miller HC, Merrilt TA: Fetal Growth in Humans. Year Book. pp. 31-57, 127-141, 1979.
3) 日本母性保護産婦人科医会：研修ノート55　巨大児と肩甲難産．p.5, 1996.
4) 日産婦教育用語委員会報告：日産婦誌　46：1185-1188, 1994.
5) 山口規容子：小川雄之亮, 他編：新生児学．p.783, メディカ出版, 1995.
6) Capponi A, et al: Obstetrics & Gynecology 89 (2): 242-247, 1997.
7) Di Renzo, et al: Ultrasound Obstet Gynecol 6 (suppl 2): 29, 1995.
8) Battaglia C, et al: Am J Obstet Gynecol 167: 430, 1993.
9) ACOG Committee Opinion No. 197, 1998.
10) 日本産科婦人科学会周産期委員会提案：日産婦誌　57：92-117, 2005（consensus）．
11) 日本超音波医学会：超音波医学　30：J415-J440, 2003.
12) 末原則幸：日産婦誌　52：N365-9, 2002.
13) Chang TC et al: obstet gynecol 80: 1030-1038, 1992.
14) 篠塚憲男：周産期診療指針2010．pp.31-34, 東京医学社, 2010.
15) 高橋雄一郎, 他：周産期医学　40：191-193, 2010.

2. 多胎妊娠

多胎妊娠では子宮内発育障害児や早産児の出生が増加し，周産期死亡率は単胎に比べ5～7倍と高い．さらに，脳障害，特に脳室周囲白質軟化症の発生頻度も高い．したがって単胎に比べ，頻回の妊婦健診（約2倍の頻度）が必要であり，毎回超音波検査で胎児評価をすることが望まれる．

a 診断

1 超音波断層診断

(a) 妊娠初期

① 胎児の数，妊娠週数の確認（妊娠12週以前では頭殿長を計測）．

② 膜性診断（一絨毛膜・二絨毛膜性，一羊膜・二羊膜性）：胎嚢の数，隔壁の有無・厚さ，羊膜腔の数を指標に妊娠14週までに判別する．二絨毛膜性では隔壁の羊膜は胎盤表面より円錐形に起始し（twin peak sign）（図III.2-1）[1]，隔壁の厚さは≧2 mmのことが多い．なお，卵性診断は必ずしも容易でなく，双児の性が異なるときは2卵性であるが，同一のときの卵性は出生後まで不明．

(b) 妊娠中・末期

① 胎児異常・発育の診断：妊娠18～20週で胎児形態異常をチェックする．ついで双児の発育差discordanceを評価し，頭囲/腹囲，大

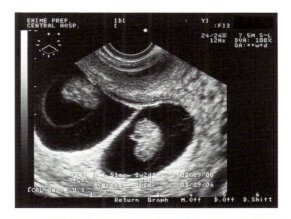

a. 二絨毛膜二羊膜双胎（妊娠8週3日）の超音波断層像

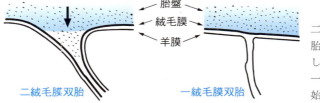

二絨毛膜性では隔壁内に胎盤組織が円錐状に突出し（↑印），隔壁は厚い．一絨毛膜性では隔膜の起始部は平たい．

b 二絨毛膜双胎の隔壁における'twin peak sign'の模式図

図III.2-1 双胎の膜性診断

腿長/腹囲　より発育異常の原因を推測する．
胎児水腫の発症の有無も観察．
② 羊水量の測定：羊水過多・羊水過少，stuck twin 現象に注意する．
③ 胎位を観察し，分娩様式を決定する．

2　パルスドプラ法，カラードプラ法

パルスドプラ法による臍帯動脈の S/D 比は双胎間輸血症候群，IUGR の評価に有用（表 III.2-1）．

b　双胎妊娠の種類

2個の受精卵による2卵性双胎と1個の受精卵の多胚化による1卵性双胎がある．

1　2卵性双胎

2個の胎盤を有し，常に二絨毛膜二羊膜をもつ．双児は同性のことも異性のこともある．

2　1卵性双胎（図 III.2-2）

表 III.2-1　双胎妊娠における臍帯動脈血流波形の検討

1児の S/D 比値異常	双胎の80％に不均衡発育（Giles ら 1985）
両児の S/D 比差 0.4	70％に350gの体重差（Farmakides ら 1985）
両児の S/D 比差 0.4	双胎間輸血症候群の可能性あり（Pretorius ら 1988）
S/D 比差なし	双胎間輸血症候群の11例で認める（Giles ら 1990）

S/D：収縮期最高血流速度/拡張期最高血流速度（臍帯動脈）
（Mc Gahan, et al：Diagnostic Obstetrical Ultrasound. p. 302, J. B. Lippincott, 1994 より改変）

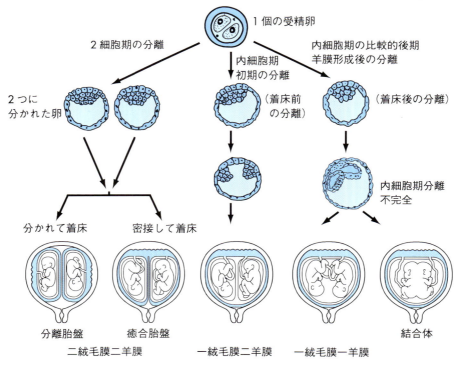

図 III.2-2　1卵性双胎の分類〔進，荒木，他：ペリネイタルケア　11(6)：1992 より改変〕

双児は遺伝的に全く同一であり，同性である．1卵性双胎の発生過程において，卵が受精後直ちに（3日以内）分かれると各児は独立の絨毛と羊膜を有し，**二絨毛膜二羊膜**となる．頻度は約25％．

受精後4～8日，内細胞期初期に分離すると，**一絨毛膜二羊膜**の双胎となる．これは1卵性双胎の60～80％を占める．

第8日以降で羊膜形成後に分離すると，**一絨毛膜一羊膜性**となり，両児は同一腔内に存在するが，この頻度は非常に少ない（0.5～3.5％），さらに胚板形成以降の分離では結合双胎が生じうる．

C 双胎妊娠と胎児異常（図III.2-3）

1 胎児発育不全（FGR）

胎児発育不全は双胎の15～30％に合併し，頻度は単胎（約4％）に比し5～7倍高い．なお，双胎固有の発育曲線を用いると発症率は8.5％程度とされる[2]．

FGRのほとんどは胎盤機能不全による栄養障害型であるが，双児に同程度というより1児により強く発症する．

予測には胎児腹囲（AC）の測定が最も敏感である．管理は単胎のFGRと同様で臥床安静をすすめ，週2回程度のbiophysical scoring（BPS），胎児血流波形計測で胎児のwell-beingを頻回に評価し，妊娠28週未満では慎重に待機するが，肺成熟後あるいは妊娠34週以降ではBPSの異常値，羊水過少を認めるときは分娩を考慮すべきとされる．

2 discordant twin（胎児不均衡発育）

双胎間で体重差が15～25％ある場合をいい，体重差15～25％をgrade I，25％以上をgrade IIと分類する．胎盤の大きさに差のあるとき（23～24週以降に発症），先天異常（中枢神経管欠損，心奇形，染色体異常など．16～20週頃発症），双胎間輸血症候群で生じる．

小さい方の児に周産期合併症（神経学的発達異常，周産期死亡など）が高率にみられるとの報告がある．胎児仮死をきたしやすく，帝王切開になる可能性が高い．特に一絨毛膜性のdiscordant twinはリスクが高いので膜性診断した管理の個別化が勧められる．

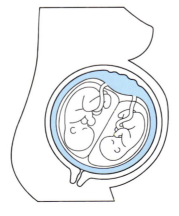

胎児発育不全
1. 妊娠30週以降発育の遅延することが多い．
2. 双児不均衡発育
   胎児間のBPDに5mm以上，腹囲に20mm以上の差を生じるときは要注意→人工早産も必要．
   両児のBPD差7mm以上では児の死亡率は2.7％から20％と上昇する．

胎児異常
1. 先天異常（中枢神経系欠損，無心体）などは単胎より2～3倍高い．
2. 脳障害（特に脳室周囲白質軟化症）．

子宮内1児死亡

羊水過多症
1. 発症時期は平均22.3週，双胎間輸血症候群が主な原因→前期破水，早産の危険性．
2. 治療的羊水穿刺（抜水）．

流・早産
双胎の30～50％は早産
- 平均妊娠持続期間は双胎で35.2±0.4週，三胎で34.2±1.2週，四胎で31.2±1.2週．（武田ら，1992）．したがって双胎では妊娠30～32週頃より全例入院・安静療法を行う施設もある．

妊娠高血圧症候群
1. 15～20％の頻度に発生し重症化しやすい．
2. 比較的減塩食による発症防止，早期発見，悪化の防止が必要．

貧血
1. 鉄剤，ビタミンB_{12}，葉酸などの予防的投与を行う．

図III.2-3 多胎妊娠の合併症

3 stuck twin[3]

二羊膜双胎で羊水量の著明な差が比較的急速に生じると，羊水過少側のFGR児は子宮壁あるいは胎盤壁に押しつけられ（stuck）て，胎動も制限され，これが長期に続くと肺低形成，顔面変形，整形外科的変形を生じる．多くの例で2児間に体重差がある．胎児圧迫や子宮過伸展の除去処置をとらない場合は，双児ともに生存する可能性は20％未満である．一絨毛膜二羊膜双胎の約35％に生じるが，二絨毛膜双胎にも生じる．

原因として双胎間輸血症候群のほか，子宮胎盤機能不全，子宮内感染，先天異常などがある．妊娠24週以降に出現した場合，治療的羊水除去が有効である．

4 双胎間輸血症候群 twin to twin transfusion syndrome（TTS, TTTS）

一絨毛膜双胎の10〜20％に生じ，28週未満で発症した場合，未処置であると周産期死亡率は供血児で96％，受血児で88％とされる．井上ら[4]は34週未満で出生した児に脳室内出血，脳室周囲白質軟化症の頻度が高いと報告している．

(a) 機　序

一絨毛膜双胎の胎盤では，ほとんど全例に表在性血管の吻合（動脈－動脈，静脈－静脈）がみられ，そこでは血流は双方向に向かって流れて2児間の血液のバランスが保たれている．一つのcotyledonに両方の胎児由来の動脈および静脈が還流していると，一方の胎児の動脈からcotyledonを介してもう一つの胎児の静脈に慢性に血液が流入（動脈－静脈吻合）する[21]．胎盤表面の血管吻合がきわめて少ないときなどでは双児間の血液のバランスが崩れ，双胎間輸血症候群が生じる（図III.2-4）．最近は両児の臍帯が非常に近い所に付着している臍帯付着部の異常（non-coiled vessels）の関与も指摘されている[14]．TTTSは早ければ妊娠16週頃より発症することがある．軽症では双児間に羊水量の差，軽度のヘマトクリット値差を生じるが，重症では受血児に「多血症，高血圧，多尿，羊水過多，発育の亢進，うっ血性心不全，胎児水腫」を認め，供血児は「貧血，低血圧，乏尿，羊水過少，心筋肥大，発育遅延」とな

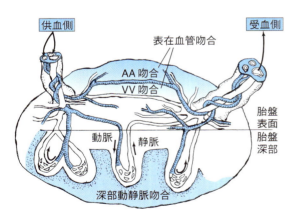

a. 一絨毛膜双胎における胎盤血管吻合模式図
動脈－動脈（AA）吻合と静脈－静脈吻合は胎盤表面で直接吻合しているが，動脈－静脈（AV）吻合は一方の胎児から出た動脈（feeding antery）がcotyledonを介して他の胎児の静脈（Drainage vein）につながる．従ってAV吻合は解剖学的に血管同志の直接吻合ではないとされる（文献21より）．

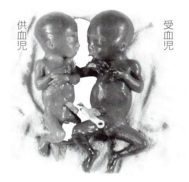

b. 妊娠21週流産例
供血児は皮膚は白く，腹部は陥凹．受血児は皮膚は暗赤色で腹部は膨隆し体重差は25％以上．

図III.2-4　双胎間輸血症候群

表 III.2-2　TTTS の重症度分類[20]

| Stage Ⅰ：羊水過多・過少を認める
　　　　最大羊水深度：8 cm 以上/2 cm 未満 |
| Stage Ⅱ：供血児の膀胱がみえない |
| Stage Ⅲ：ドプラー血流波形異常をいずれかの児
　　　　に認める.
　　　　①臍帯動脈拡張期途絶・逆流,
　　　　②静脈管逆流, ③臍帯静脈の波動 |
| Stage Ⅳ：胎児水腫を認める |
| Stage Ⅴ：1 児死亡 |

表 III.2-3　TTTS に対する胎児鏡下胎盤吻合血管
　　　　　　レーザー凝固術（FLP）の適応と要約

適応
1．TTTS である（MD 双胎, 羊水過多＞8 cm, 　　羊水過少＜2 cm）
2．妊娠 16 週以上, 26 週未満である. ただし, 　　26 週以上 28 週未満で, 受血児の羊水過多が 　　MVP≧10 cm の場合は含む
3．Quintero 分類. Stage Ⅰ〜Ⅳである

要約
1．未破水である
2．羊膜穿破・羊膜剥離がない
3．明らかな切迫流早産兆候がない（頸管長 20 　　mm 以上を原則とし, 10 mm 以下禁忌）
4．重篤な胎児奇形がない
5．母体が手術に耐えられる（重篤な合併症がな 　　い）
6．母体感染症がない（HIV は禁忌）
7．研究的治療であることを納得し同意している

（日本胎児治療グループ[22]）

り，両児ともに最終像に胎児死亡である．

（b）　診断基準

出生前の診断基準に，双方の羊水量不均衡が注目され，一絨毛膜二羊膜双胎で，羊水過多（膀胱が大きく，羊水深度＞8 cm）と羊水過少（羊水深度＜2 cm）を同時に満たすものを TTTS として定義し診断している[20]．MD 双胎においては，羊水過多（羊水深度＞3 cm）があり，一児の多尿（膀胱が大きい）ともう一児の乏尿（膀胱が小さいか見えない）の所見があれば TTTS と診断してよいとされる[22]．重症度分類として Quintero 分類が有用とされる（表 III.2-2）．

（c）　治療法

**ⅰ）胎児鏡下胎盤吻合血管レーザー凝固術
　　（FLP）**

FLP は TTTS の第一選択治療法である．

麻酔下に，超音波ガイド下で母体腹壁を通して子宮内に胎児鏡を挿入し，Nd：YAG レーザーにより胎盤表面のすべての吻合血管（AV 吻合だけでなく，AA 吻合，VV 吻合などすべて）を凝固焼灼し，両児の循環を完全に独立させる．手術が成功すると，術後 1〜2 週間でTTTS は改善していく．この方法で生存率 80％前後，神経学的後遺症 4〜5％，流産率 4〜5％と羊水除去にまさる成績が報告されている[16),17),22)]．

2012 年より胎児鏡下胎盤吻合血管レーザー凝固術は保険が適用されるようになった

（40,000 点）．

現在，施行が可能な施設の情報は日本胎児治療グループ：https://fetusjapan.jp/ で確認できる．

ⅱ）反復羊水除去

受血側は最初は循環血液量の増加により多尿→羊水量増加をきたすが，羊水増加による羊水圧の上昇は，さらに多尿を促進する悪循環を生じる．そこで羊水過多側より連続的に羊水除去（1 回量 1500 m*l* まで，週 2 回程度，最大羊水深度が 5〜6 cm 程度まで）を行うことで stuck 状態も改善され，胎児間輸血の劇的な改善・停止をみることがある．Van Gemert ら（2001）の review によると 1253 例の TTTS で児の生存率は平均 60％，生存児の神経学的後遺症は 5〜58％であったという．

（d）　管　理

児の未熟性と TTTS の重症度をみながら児娩出の時期を決めることが重要である．bio-physical scoring，双児の BPD・体重の増加状態，

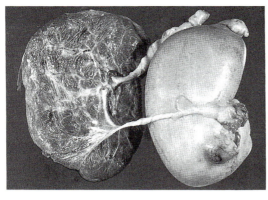 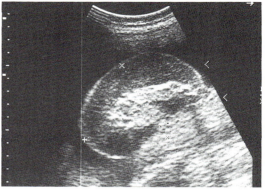

a．無心体　　　　　　　　　　　　　　b．超音波像

図 III.2-5　無心体双胎の無心体（妊娠 23 週 0 日）

胎児循環動態の把握が必要である．

付記
1 児の胎児発育不全（Selective IUGR）
1 児の胎児発育不全を伴う一絨毛膜双胎のなかでも，小さい胎児に臍帯動脈血流異常や羊水過少がある場合には予後不良と言われている．その病態は TTTS の発生と同様と考えられており，TTTS 関連疾患とも言われる．日本胎児治療グループは 2014 年 9 月 1 日より Selective IUGR にも胎児鏡下レーザー治療を実施している．適応基準は「小さい胎児の推定体重が－1.5 SD 以下」あるいは「両児間の推定体重差が 25% 以上」の一絨毛膜双胎で，小さい胎児が臍帯動脈血流異常（途絶・逆流）と羊水過少（羊水深度 2 cm 以下）の両方を伴うもの，妊娠 16 週から妊娠 26 週未満の場合としている[22]．

5　無心体双胎　acardiac twin[6〜8]

頻度は 35000 分娩に 1 例と稀な奇形である．
（a）病態
一絨毛膜双胎で 2 児間に大きい動脈－動脈，静脈－静脈吻合がある場合に生じる．健常児 pump twin を循環した血液は臍帯動脈より胎盤内に入るが，胎盤内の動脈－動脈吻合を経て臍帯動脈から逆方向に無心体に移行し無心体を循環した後，臍帯静脈を逆方向に胎盤に戻る．

無心体を循環する血液は健常児を循環した後の血液であるため低酸素であり，無心体はそれでも下半身は発達するが，酸素がほとんどなくなった血液の循環する上肢や頭部は，発達が不完全であったり欠如する（図 III.2-5）．

健常児は自分と無心体の両児に血液を供給するため常に高心拍出量の状態にあり，腎血流量も増加するため，尿産生が増し，羊水過多をきたして早産になりやすい．健常児の心負荷は増大し，心不全・胎児水腫をきたす危険がある．この早産と心不全により健常児の周産期死亡率は 55% とされる（Moor ら 1990）．

（b）胎内診断
無心体の超音波所見は次の通りである．
① 心臓の構造が認められない．② 皮下浮腫を認める．③ 上肢・頭は欠如または不完全．④ 臍帯血管は通常 2 本であり，パルスドプラ法では臍帯動脈の血流波形は逆流波である．

（c）管理
ⅰ）早産防止
子宮収縮抑制剤投与と必要に応じて羊水排除．
ⅱ）健児の心機能の頻回の経時的評価が大切．
ⅲ）治療
無心体との吻合を遮断する子宮内手術方法が試みられており，26 週未満で健児に心不全傾向が認められれば積極的に考慮すべきとされる[18]．

無心体の臍帯血流遮断術として，①胎児鏡下でレーザーや②超音波下でバイポーラ電気メスを用いて無心体の臍帯を凝固するなどあるが左合ら[24]は超音波ガイド下ラジオ波凝固術で良好な成績を示している．

無心体体内血管血流遮断術．超音波ガイド下に穿刺針を無心体児に刺入し，ラジオ波で無心体を温熱凝固し，臍帯血流を遮断する[19]．健児の生存率は80〜90％と良好である．

6　双胎1児胎内死亡例

双胎の1児死亡は2〜6％の頻度に生じる（Enbom，1985）．二絨毛膜双胎の場合，生存児に直接の影響はなく，したがって急速遂娩の必要はなく待機的管理でよいが，一絨毛膜双胎においては妊娠20週以降に1児が死亡すると血管吻合（特に静脈−静脈吻合の予後が悪い）を有する胎盤をもつ双胎では，生存児の血液が血圧の低下した死亡児に流入し（feto-fetal hemorrhage），生存児は急性貧血→ショック，脳虚血，腎虚血を生じ[9]，重症であると9〜43％は胎内死亡し，胎内死亡はまぬがれても，21〜36％は出生後に死亡し，神経学的後遺症も10〜32％に認められるとされる．

荒木ら[10]はこの事態を予防するためには双児の胎児管理を十分に行い，1児死亡前に両児を娩出することが大切と述べている．またTTTSの場合，適切な時期に胎児鏡下胎盤吻合血管レーザー凝固術を行えば，双児1児死亡を未然に防ぎ死亡率，神経学的後遺症の発生率を改善させうるとされる[25]．

また，妊娠22〜24週で1児死亡後も超音波検査で生存児の胎動，Tonusが良好である時は予後良好であり，児の貧血，well beingに注意しながら37週まで保存的管理を行って差し支えなく，胎動，Tonusが低下する時は予後不良（神経学的）との報告がある[13]．なお胎児貧血のモニターには胎児中大脳動脈の最大血流速度測定（MCA-

表 III.2-4　減胎手術適応基準 (1993．5改)

1．3胎以上に対して：
母子双方の危険性を考え，減胎手術を希望した場合は無条件．
2．2胎に対して：
母体にとって医学的に2胎の妊娠・分娩・育児が不可能に近い場合．
1）既往子宮手術（筋腫核手術，帝王切開など）創が，双胎妊娠に堪える可能性が少ない場合．
2）極端に小柄な体型，極端な肥満．
3）心疾患など，双胎の妊娠・分娩・育児に関し，母体に過度の負担が加わるような疾患がある場合．
〈注〉2胎児以上にも通ずることであるが，一卵性双胎が含まれる場合も考えられるので，GSが異なることを必ず確認のこと．
3．基本的には2胎は残すこと．
4．医学的適応が優先すること．経済的適応のみは基本として認めず．
5．男女の選択をしてはならない．あくまでも，手術操作がしやすく安全である位置の児に対して行う．
6．染色体異常児，奇形児に対しては原則として行わない．今後，明確に決められなければならない中絶に関する胎児側適応の基準の下に，将来はケースバイケースで対応して行くこと．

（根津八紘：産婦人科の世界　47：47，1995）[12]

PSV）（45頁参照）が有用である．数週間を経ても生存児に悪影響（超音波診断上）の認められないときは，37週まで保存的管理を行って差し支えないとの報告もある[11]．

なお，生存児は出生後，脳，腎，肝梗塞について超音波検査を行い，痙攣などの神経学的障害についてモニターしなければならない．

d　管理法

1　減胎手術

多胎妊娠は母子障害の危険性の大きいことより，十分なインフォームド・コンセント下に減胎を行うことが試みられている．

手術方法は妊娠10〜12週頃に全身麻酔下に超音波穿刺用プローブを用いて，母体腹壁より22

74 ●———— III. 胎児異常・奇形の診断と管理

表III.2-5 多胎妊娠における切迫早産の
発症頻度と発症時期

	発症頻度（％）	発症時期 （M±SEM, week）
双胎 （n＝89）	62.9	29.7±0.5
三胎 （n＝5）	100	23.6±0.9
四胎 （n＝6）	100	20.2±1.0

（高木，他：周産期医学 23：196，1993）

gauge，9 cm長の針を胎児胸腔に刺入し，胎児の心嚢あるいは心筋内に食塩水あるいはKCl（2 mEq/ml）0.2〜0.4 mlを注入し，数分して心停止確認後抜針する．必要があればこの手技を他の胎児にも行う．母体にはセファロスポリン系抗生物質を1回予防投与する．

表III.2-4は根津[12]の適応基準である．しかし法的，倫理的，安全性に複雑な問題が多く，現在，日本では公認されていない．

2 妊娠中の管理

① 妊娠初期に超音波断層法で**膜性診断**を必ず行い，妊娠18〜20週で**胎児奇形**（心奇形を含めて）をスクリーニングする．特に一絨毛膜双胎では，胎児不均衡発育，双胎間輸血症候群や1児胎内死亡，脳室周囲白質軟化症（PVL），さらに一羊膜双胎では臍帯の相互巻絡など問題が多いので，これらの防止を念頭においた厳重な管理が重要である．

② **切迫早産**はもっとも頻度の高い合併症で，その発症週数は表III.2-5の通りである．早産予防のため健診回数を増し，双胎では妊娠20週以降2週に1度の通院が望ましく，その都度，**子宮口開大**，頸管炎の有無をチェックする．25週以降は1日2回，各2時間程度の臥床安静を指導し，子宮収縮を認めるものには収縮抑制薬の予防投与を行う．早産治療時は収縮抑制薬による肺水腫に注意する．3胎では予防的頸管縫縮術を行う．

③ 貧血予防のため鉄剤，葉酸，ビタミンB12な

どを投与する．

④ 妊娠の中・後期には健診の都度，超音波断層法で**胎児発育差**や**羊水量**を評価する．妊娠30週からはbiophysical profile scoring，パルスドプラー法による臍帯動静脈の血流波形観察が望ましい．

3 分娩の管理

いつでも帝王切開ができるよう準備をしておき，分娩には熟練した産科医，新生児専門医，さらに麻酔医の立会いが望ましい．次の場合，原則として**帝王切開**を行う．

① 3胎以上の多胎

② 双胎

● 一羊膜双胎

● 第1児が骨盤位

● 第2児が骨盤位の場合は，妊娠34週未満あるいは推定体重1500 g未満

第2児が骨盤位でも妊娠35週以降の場合，最近は超音波ガイド下に外回転を行い，頭位にして分娩させ，外回転不成功のときは骨盤位経腟分娩が行われている（Chervenakら，1985）．

4 双胎分娩後の胎盤所見

一絨毛膜双胎では，ほとんど全例に両胎盤間に血管吻合（動脈−動脈，動脈−静脈，静脈−静脈）が認められる．多いのは動脈−動脈吻合であるが，胎盤表面での動脈と静脈の見分け方[13]は，血管の交差する部分では必ず**上側が動脈**（動脈が静脈をまたぐ形）であり，下を走る血管が静脈である．また動脈は暗赤色で，静脈は明るい赤色である．

牛乳注入により吻合の確認は容易となる．

【文献】

1）Finberg HJ：J Ultrasound Med 11：571, 1992.

2）鈴木俊治，他：新生児誌 30：468, 1994.

3）Revens ME, et al：Multiple gestation, in Avery GB, et al（ed）：Neonatology（4th ed）. J. B. Lippincott, 1994.

4）井上奈々子，他：第33回日本新生児学会学術集会抄録集．p. 250, 1997.

5）Rausen AR, et al：J Pediatrics 66：613 1965.

6）McGaham JP, et al：Diagnostic Obstetric Ultrasound. p. 441, J. B. Lippincott, 1994.

7）Callen：Ultrasonography in Obstetrics and Gynecology（3rd ed）. p. 118, W. B. Saunders, 1994.

8）荒木　勤，他：双胎．p. 123，金原出版，1993.

9）Okamura, et al：Obstet Gynecol 83：975, 1994.

10）荒木　勤，他：双胎．p. 180，金原出版，1993.

11）James DK, et al（ed）：High Risk Pregnancy. p. 1007, W. B. Saunders, 1994.

12）根津八紘：産婦人科の世界　47：47，1995.

13）竹内　徹監修：周産期医療の理論と実践．p. 135，メディカ出版，1992.

14）Strong TH：Obstet Gynecol 89：812-813, 1997.

15）Quintero RA：Monteagudo A, I. E. Timor-Tritsch（ed）：Ultrasound and Multifetal Pregnancy. p. 173, The Parthenon Publishing Group, 1998.

16）Quintero RA et al：Obstet Gynecol. surw 53：597-5103, 1998.

17）Hecher K et al：Am J Obstet Gynecol 180：717-724, 1999.

18）鴨下詠美，他：日産婦誌　54(11)：1519-1523，2002.

19）Tsao, K et al：Am. J. Obstet Gynecol 187：635-640, 2002.

20）Qnintero RA et al：J. Perinatol 19：550-5, 1999.

21）村越　毅：日産婦誌，55(9)：N-217，2003.

22）日本胎児治療グループ：https：//fetusjapan.jp/

23）水上尚典：周産期医学　35：978-981，2005.

24）左合治彦，他：日産婦誌　60：N 458-468，2008.

25）大口昭英：周産期診療指針2010　40増刊号：181-183，2010.

3. 胎児機能不全　non-reassuring fetal status

2007年，日本産科婦人科学会[1]は「胎児ジストレス」「胎児仮死」（胎児が子宮内において呼吸ならびに循環機能が障害された状態）という用語を「胎児機能不全」に変更した．また概念も non-reassuring fetal status（NRFS：安心でない胎児の状態）[1]に相当させ，従来より幅広く，「妊娠中あるいは分娩中に胎児の状態を評価する臨床検査において"正常ではない所見"が存在し，胎児の健康に問題がある，あるいは将来問題が生じるかもしれないと判断された場合をいう」と定義された．従って急速遂娩が必要と考えられる胎児の状態を特定したものでなく，胎児機能不全と胎内で診断されても，出生後の児の状態や予後が良好である場合も包括する概念であると考えられている．この non-reassuring fetal status の状態は日常臨床では胎児心拍数陣痛図（CTG）パターンで判断されることが多い．

a｜妊娠中期の胎児機能不全

慢性（潜在性）の経過をたどり，胎児低栄養・低酸素により胎児発育不全（FGR）を伴うことが多いので，FGR の早期発見が NRFS 診断上重要となる．病因としては胎児・胎盤系の機能不全（早発型妊娠高血圧症候群など）と胎内感染症があげられる[2]．慢性低酸素症の診断は直接的には臍帯穿刺による血液ガス測定（PO_2 20 mmHg, pH<7.2）でなされるが実際的ではなく，パルスドプラー法による血流計測，羊水量測定でも推定されるほか，胎児心拍数モニタリング，各種負荷試験（オキシトシン投与など）で顕性となる．最近，不顕性の状態で脳障害が生じうるとされるので，胎児頭部の発育停止，特に2週間以上の発育停止は NRFS の存在を強く示唆し，長期予後を考慮して急速遂娩とする．

パルスドプラー法による血流波形（図 III.3-1）で，臍帯動脈の拡張期血流途絶，中大脳動脈のPI の低下は低酸素血症に対する脳血流増加を示すもので，厳重な周産期管理が必要であり，さらに下大静脈波形からの右心機能低下（右心不全徴候）は急速遂娩の適応となる．

また，羊水量測定では FGR に羊水量減少（血流再分配で腎血流量減少→尿量減少による）が認められると NRFS が推定される．

b｜分娩時の胎児機能不全

顕性の胎児機能不全は急性低酸素症にたいする

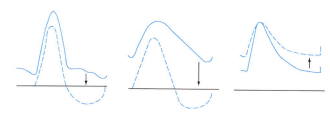

図 III.3-1　低酸素症にみられる異常ドプラー動脈血流波形の模式図（前田一雄[3]）　胎児大動脈（左）と，臍帯動脈（中）の拡張末期振幅は低下，途絶し，あるいは逆流が生じ，胎児大脳動脈（右）の拡張末期振幅は増大して，血流再配分の状態が現れる．

胎児循環系の反応から診断する．胎児心拍数解析とbiophysical profile scoreによる診断が信頼性が高い．

1 胎児心拍数波形の解析

一般に，一過性頻脈（acceleration）があればまだ経腟分娩を続けてよく，また基線細変動が保たれている間は，胎児が酸血症に陥っている可能性は低く急速遂娩が必要になるとは限らない．2010年日本産婦人科学会は胎児心拍数波形の新しい判定基準を推奨しており，そのレベル3〜5を胎児機能不全と診断している（p.32, 表I.6-6）．

2 biophysical profile score（BPS）

胎児は，低酸素に陥ると呼吸様運動や胎動を止める．これによって約20％のエネルギーが節約されるという[14]．また低酸素で運動時の心拍数反応も消失する．従ってこれらを総合して評価するので，心拍数解析のみからの診断による偽陰性率や偽陽性率を減少させることができる．

急速遂娩の基準はp.39参照．BPSにて胎児に高度低酸素症があると判定された場合，妊娠26週以降で遂娩とすると，脳性麻痺児の発症・周産期死亡率は減少する[5]．

C 胎児機能不全に対する対応

分娩時の対応

素早く内診して臍帯脱出の有無を確かめ（脱出があれば，内診指で児頭を押し上げ，骨盤高位として臍帯への圧迫を防ぎ，すぐ帝王切開を行う[7]．オキシトシンあるいはプロスタグランジン投与中であれば直ちに中止し，子宮内胎児蘇生法を試みる．まず最初に①体位変換，②母体酸素投与を行い，臍帯圧迫，低酸素に対処する．ついで③輸液を行い，臍帯圧迫解除のため，④人工羊水注入法，⑤アシドーシスへの対応，そして⑥子宮収縮抑制を試みる．これらが有効であれば経腟

分娩も可能であるが，改善がみられなかったり，再発するときは帝王切開など急速遂娩を行う．

① 体位変換

左側臥位・セミファーラー位，すでに側臥位のときは反対側の側臥位とか骨盤高位として臍帯圧迫除去，母体の静脈還流改善を行う．

② 母体への酸素投与

マスク法で100％酸素を10〜15 l/分で吸入する．長期になるときは30分毎に5〜10分間中断して，絨毛血管の攣縮を防ぐか，母体PaO_2を200 mmHg程度に保つ．

③ 輸液（母体循環血液量の確保）

下肢挙上，急速の静脈内輸液（500〜1000 ml/20分程度）で子宮胎盤血流量を一時的に増す．仰臥位低血圧，伝達麻酔時など母体低血圧時に有効．

④ 人工羊水注入法　amnioinfusion

高度変動一過性徐脈・遷延徐脈が羊水減少による臍帯圧迫・胎盤圧迫によると考えられる場合に行う．人工破膜を行い，内側用オープンエンド・カテーテルを経腟的に挿入し，加温（37℃）した生理食塩水200〜500 mlを30分かけて注入する．250 mlの注入でAFIは4〜5 cm増加し約2/3の症例で所見の改善が期待できる．その後はAFIを8〜10 cmに維持するが子宮内圧を測定しつつ行い，内圧の上昇に留意する．500〜800 ml注入後も改善の見られない時，細変動が減少，消失した状態では帝王切開を行う．羊水混濁例にも積極的に行えば混濁羊水が希釈され，胎便吸引症候群（MAS）の予防になる可能性がある．

⑤ アシドーシスへの対応

遅発一過性徐脈が頻発する場合には胎児のhypoxiaやacidemiaが起こっていることが予測される．CTGをチェックしreactivity（基線細変動，一過性頻脈）の残っている場合は，改善のため下記の処置を行う．

母体への糖質（マルトース）投与，そして代謝性アシドーシス補正のため，重炭酸ナトリウム

（メイロン®）投与．7.9％炭酸水素ナトリウム20 ml の投与で15分後胎児血 pH は0.03〜0.06に上昇するとされる[8]．高 Na 血症に注意しながら，45〜60分間隔で．

⑥ 子宮収縮抑制薬（β_2受容体刺激薬など）投与

分娩を帝王切開に切り換える間の緊急避難的な治療である．β_2受容体刺激薬を投与すると，児の状態（心拍数パターン，児頭 pH）が改善され，帝王切開までの時間を稼げる．5％ブドウ糖液500 ml＋リトドリン（ウテメリン®）1 A（50 mg）を300 ml/時で投与または硫酸マグネシウム2〜4 g の急速静法．

⑦ 急速遂娩

上述した対応策により改善がみられないものは，急速遂娩を行う．

d 胎児低酸素症と脳性麻痺

分娩中の低酸素症に起因する脳性麻痺の頻度は全脳性麻痺の約10％であり，1万分娩に2〜3人であるとされる[12]．ACOG と AAP[15]は出生児の神経学的後遺症あるいは児死亡が分娩中の低酸素症によって起きたことを強く示唆する条件として，重要な4条件および副次的な5条件を定めている．

重要な4条件 essential criteria：これらすべての条件が満たされること

① 出生児臍帯動脈血中に代謝性アシドーシスの証拠があること（pH＜7.0で塩基欠損＞12 mmol/L）

② 妊娠34週以降の出生児では，中等度—高度の新生児脳症が分娩後の初期に発生すること

③ 脳性麻痺は痙性四肢麻痺あるいは運動異常を伴うタイプ（dyskinetic type）であること

④ 外傷，血液凝固疾患，感染症，遺伝的疾患などその他の原因が除外されること

副次的の5条件

① 陣痛発生の直前や分娩中に，シグナルとなるような低酸素症の出来事があること

② 胎児心拍数モニタリングで突発した，持続性徐脈また継続した遅発一過性徐脈，変動一過性徐脈で基線細変動の減少・消失

③ 5分アプガースコアが3点以下

④ 出生後2時間以内に観察される多臓器障害

⑤ 初期の映像検査で非巣性の大脳異常を認める

【文献】

1）周産期委員会報告：日産婦誌 59(6)，p. 1159，日本産科婦人科学会，2007．

2）武田佳彦：周産期医学 27(10)：1291-1294，1997．

3）前田一雄：産婦人科治療 64：374，1992．

4）日母研修委員会：研修ノート，No.18．日本母性保護医協会，1981．

5）Manning FA：Fetal Medicine：Principles & Practice. p. 221, Appleton & Lange, 1995.

6）太田孝夫：胎児心拍陣痛図演習．p. 60，東京医学社，1994．

7）森 巍：妊産婦の保健・医療ガイド．p. 222，真興交易医書出版部，1995．

8）武田佳彦，中林正雄編：ハイリスク妊婦の周産期管理．p. 145，永井書店，1997．

9）森 晃，岩下光利，武田佳彦：産婦の実際 44：1703-1707，1995．

10）ACOG Committee Opinion Number 326, December, 2005.

11）周産期委員会報告：日産婦誌53(8)：1458，2001．

12）矢沢圭二郎：周産期医学34(2)：254-257，2004．

13）千葉敏雄，他：産科と婦人科 71(3)：343-348，2004．

14）Rurak DW, et al：Am J Obstet Gynecol 145：258-262, 1983.

15）ACOG, AAP：Neonatal Encephalopathy and cerebral palsy：2003.

16）日本産婦人科学会編：産科婦人科用語集・用語解説集，p. 272，金原出版，2004．

17）馬場一憲：周産期医学 37(3)：293-299，2007．

18）日本産科婦人科学会：産婦人科研修の必須知識 2011，pp. 144-145，日本産科婦人科学会，2011．

4. 胎児中枢神経系異常

a 頭部・脊椎の超音波検査

1 頭蓋内構造像

[妊娠初期～妊娠中期（経腟超音波像）]

妊娠7～8週頃より，まず胎児の脳胞が描写されるようになり，この頃，胎芽の背側に神経管も2本の平行線として描写される．

妊娠9～10週には大脳鎌，そして両脳半球が形成され，側脳室およびその内部の脈絡叢を明らかにすることができる．頭蓋骨も石灰化により楕円形のリング像として認められる．

妊娠11～12週には鉄亜鈴型（dumb-bell-shaped）に癒合した小脳が観察可能となり，視床，第四脳室を明らかにできる[1]．

脈絡叢は妊娠15・16週には側脳室内を満たす比較的大きい血管の豊富な構造物であるが，妊娠20週以降は相対的に大きさが減少する．

[妊娠中期以降の超音波像]

子宮内では胎児側頭部が母体の腹壁に平行の位置にあることが最も多い．そこで次の標準的3横断面を観察し評価する[1]（図III.4-1）．

(a) 側脳室通過断面

水頭症など脳室系異常発見の断面である．大脳鎌を正中線として前方に無エコー腔である側脳室前角，後方にatrium（三角部），後角がみえる断面である．側脳室は複雑な立体構造をしているので（図III.4-2），よく理解し確実に描写できることが重要である．

側脳室内部には高輝度エコーの洋梨形の脈絡叢

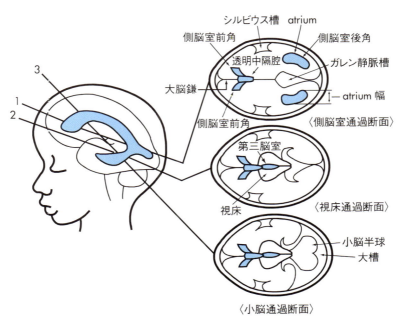

図III.4-1 超音波断層法による頭蓋内描写の標準的3断面の模式図

〔Gabrielle S, Pilu G, Reece, et al（ed）: Medicine of the Fetus and Mother. p. 503, J. B. Lippincott, 1992 より一部改変〕

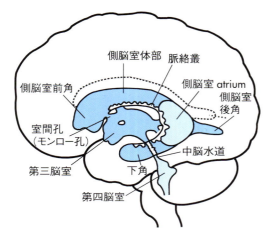

図 III.4-2　側脳室 atrium の位置を示す模式図

がみえるが，妊娠 20 週以降は相対的に大きさが減少する．このころより脳組織の速い成長により側脳室の大脳半球に占める割合も減少する．

　atrium の幅は妊娠期間中（妊娠 15～35 週）7.6±0.6 mm とほぼ一定であり，最大値は 10 mm である．11 mm 以上は脳室拡大とされる[2]．この断面の頭蓋形態ではレモンサイン（☞ p.85）の有無に注意する．

　(b)　視床通過断面

　最も重要な断面で，大横径計測を行い，また頭蓋異常の大部分を評価する断面である．正中線（midline）エコーの両側に，三角形に近い輝度の低い視床が描写され，正中線エコー上視床の前方に長さ・幅とも数 mm の無エコー性の四角な透明中隔腔があり，さらに前方の大脳鎌につながる．透明中隔腔の後尾方で，視床の中央は第三脳室であるが，きわめて狭い腔のため，妊娠 34 週以前は 1 本の線としてみえ，その後方にはガレン静脈槽がみえる．正中線より側方では前方に側脳室前角がみえる．

　短頭型頭蓋や長頭型頭蓋では大横径に加えて，児頭の前後径もこの断面で計測し，頭蓋指数（大横径/前後径：正常域 0.78～0.88）を算出する[3]．0.78 以下は長頭症を，0.88 以上は短頭症を疑う．

　(c)　小脳通過断面

　後頭部の小脳・大槽および後頭蓋窩を通過する断面である．小脳エコーは脳半球よりやや輝度が高く，鉄亜鈴型であり，妊娠週数により最大横径は増加する（表 III.4-1）．

　大槽は小脳後部中央（虫部）と頭蓋骨との間のスペースとしてみられ，その大きさは妊娠 17～33 週で 4～9 mm とされ[4]，最大値は 10 mm である．

　後頭蓋窩の無エコースペースは小脳低形成，Dandy-Walker 奇形などで拡大する．

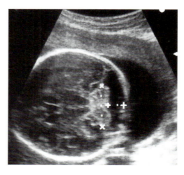

図 III.4-3　小脳低形成と後頭蓋窩の拡大
（18 トリソミー，妊娠 31 週）

2　脊椎超音波像

　脊椎の骨化はまず下部胸椎と上部腰椎にはじまり，頭尾方向に発展するが，妊娠 16 週以降は詳細の評価が可能となるので妊娠 16～18 週でスクリーニングを行う．脊椎異常の検査には全脊椎を横断面，縦断面の 2 方向から系統的に，連続して観察する（図 III.4-4）．

　横断面（図 III.4-5）では椎骨の三つの輝度の高い化骨中心（腹側に一つ：椎体，背側に二つ：横突起）が描写され，配列の乱れがある場合は異常を推測させる．

　縦断面では輝度の高い椎体の背側に低輝度の脊髄と，さらにその背側の高輝度の皮膚面が描写される．棘突起は骨化不十分のため描写されない．

　冠状断面では背側の高輝度の化骨中心が 2 列に

4. 胎児中枢神経系異常

表 III.4-1 小脳横径 (CD) の基準値

Predicted CD values	
Weeks	cm
14	1.3
15	1.4
16	1.7
18	1.8
19	1.9
20	2.1
21	2.2
22	2.3
23	2.5
24	2.6
25	2.7
26	2.9
27	3.0
28	3.2
29	3.3
30	3.5
31	3.7
32	3.8
33	4.0
34	4.2
35	4.4
36	4.6
37	4.7
38	4.9
39	5.1

(Hata T ら:Gynecol Obstet Invest 42:80, 1996)

観察され,その列間隙は頸部から腰部に向かって広くなる.

3 パルスドプラー法・カラードプラー法による脳動脈血流測定

(a) 胎児脳動脈血流の測定手技

カラードプラー法を用いて児頭 BPD 断面よりやや尾側に頭蓋底に向かって走査するとWillis動脈輪の,さらに前・口・後の各大脳動脈の走行が描写される.中大脳動脈は内頸動脈の最大分枝であり,比較的容易に同定でき,安定した測定がえられるため,計測されることが多い(図 III.4-6).

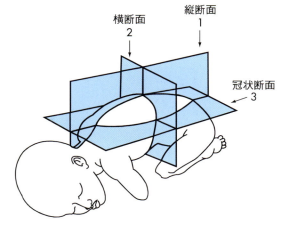

図 III.4-4 胎児脊椎の観察方法

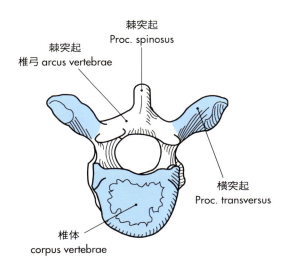

図 III.4-5 胸椎の横断面
色刷の部が高輝度エコーで観察される.

(b) 中大脳動脈 pulsatility index (PI) の変化

① 中大脳動脈の PI 値は正常妊娠で妊娠 28 週頃最大値を示し,その後妊娠経過とともにわずかに低下する(表 I.9-1,図 III.6-18).

② 胎児発育不全児では胎児低酸素状態になると中大脳動脈の PI は減少し,臍帯動脈 PI/中大脳動脈 PI 比が上昇する.これは脳や心臓のような重要臓器への血流供給を優先させる血流再分配(brain sparing effect)のためである.Ardunini ら (1992)[5]は胎児脳動脈のPI値が最低となって2週後には胎児遅発

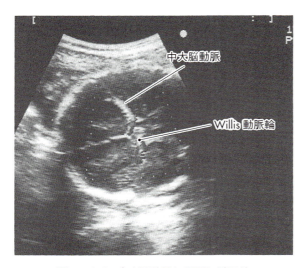

図III.4-6 中大脳動脈とWillis動脈輪

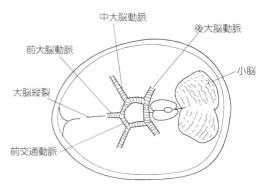

図III.4-7 脳底部断面の模式図
中大脳動脈とWillis動脈輪

性徐脈が発生すると報告しており，したがって，中大脳動脈のPI低値は低酸素状態の強力な指標となる．

③ 羊水過多症では羊水穿刺で抜水すると中大脳動脈のPIは減少する（Mariら，1992）[6]．

b 頭部・脊椎疾患の胎児診断と管理

超音波断層法による中枢神経系異常の診断手順は図III.4-8（Cardozaら，1988）[8]の通りである．

Fillyら（1989）[9]によるとスクリーニングとして透明中隔腔，側脳室のatrium幅（11 mm以上異常），大槽の大きさ（12 mm以上異常）の三つを観察することで，中枢神経系の異常の95％が診断されるという．異常がみつかると，つづいて心・腎・消化管奇形を検索し，さらに胎児染色体検査，羊水中のα-fetoprotein, acetylcholinesteraseの測定を考慮する．

1 神経管形成不全 neural tube defects

妊娠5週1日頃，神経管が形成され，その神経管は妊娠6週末までに閉鎖する．神経管の吻側先端部の閉鎖が完全に障害されると無脳症に，局在

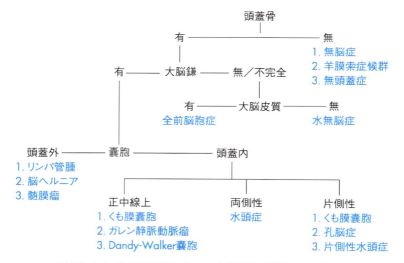

図III.4-8 超音波断層法による中枢神経系異常の診断手順
(Cardoza GD, et al[8]．今井史郎：竹内久彌編：産婦人科超音波診断．p.16, 金原出版，1993)

的な欠損では脳瘤となり，神経管の尾側の閉鎖障害が生じると二分脊椎となる．

[神経管形成不全の予防]

ほとんどの神経管形成不全は葉酸 4.0 mg/日を妊娠前（妊娠1ヵ月以上前）から，妊娠初期（12週頃）まで摂取することで予防できると報告されている[10]．通常の食生活（ホウレン草，豆類あるいは葉酸を加えたオートミール等）から1日0.2 mgは摂取できるので，Low risk群では，加えて0.4 mg/日を栄養補助食品等から毎日摂取する

> 葉酸摂取推進に係る通知
> 妊娠1ヵ月前から妊娠判明後3ヵ月の間，毎日食事で摂取する葉酸（通常，食事でおおむね200 μg を摂取）に加えて葉酸 400 μg を摂取することで，神経管閉鎖障害の発生リスクを低減することが期待できるとの情報を提供すること
> （2000，12，28，厚生省）

よう厚生労働省はすすめている（2001年）．

葉酸は水溶性で，ホウレン草・豆類に多く含まれ，体内蓄積は非常に少なく，過剰分は尿中に排泄される．葉酸補充による母児への悪影響の報告はなく，むしろ口蓋・唇裂の減少[11]，心筋梗塞の予防[12]の報告もある．

(a) **無脳症** anencephaly

頭蓋上部と脳半球が欠損した致死的脳奇形である．妊娠5週3日までに起こるはずの神経管頭方

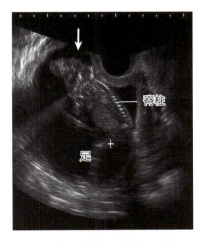

a．超音波断層像（妊娠14週）

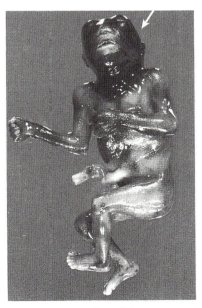

b．妊娠17週

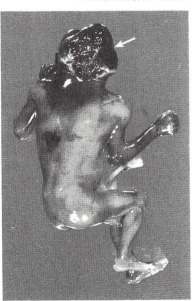

c．妊娠17週

図 III.4-9　無脳児
矢印⇒は頭蓋骨・大脳欠損を示す．

端の閉鎖が起こらない場合に生じる[13]。

超音波像では頭部の円形エコーが欠如し，大横径計測のための典型的断面が得られない．眼窩は突出して描出される（図III.4-9a）が，眼窩より上に脳や骨構造が同定されないのが特徴である．妊娠12週以降比較的容易に診断される．

頭蓋底と顔面骨はある．脳幹は存在するため子宮内生存は可能であり，約35％に妊娠26週以降嚥下運動低下による羊水過多が認められる．男女比は1：4である．約27％に二分脊椎を合併し，無脳児を分娩した妊婦の再発危険率は約5％と高い．

(b) **脳瘤** encephalocele

頻度は妊婦2000人に1人．二分頭蓋であり，頭蓋骨形成不全部より脳組織が脱出し嚢胞を形成する．約75％は後頭部に生じる．再発危険率は2〜5％とされる．超音波像では主に後頭部の嚢胞（脱出した脳組織を含むことあり）として認められる．しばしば水頭症（脳脊髄液の循環障害による），口唇口蓋裂，心奇形を合併する．水頭症合併例でも頭囲は小さい．嚢胞内の脳組織に一致した神経機能障害を認めることがあり，重症例では精神発達遅延を伴う．

(c) **二分脊椎** spina bifida

頻度は妊婦10,000人に3人．椎弓に欠損があり，そのため髄膜瘤が生じるもので，腰仙部に好発する．嚢胞性二分脊椎と潜在二分脊椎とに分かれる．再発危険率は5％とされている．

超音波検査で脊椎の横断像は背側の2個の化骨中心がU字型あるいは外に向って開いてみえ，欠損部の上下の椎骨（円形で閉じている）と比較して幅広く観察される．縦断面では横突起の配列の乱れ，背側の皮膚面の欠損がみられるが，小さい二分脊椎の診断には横断面の細かい観察が有利である．

二分脊椎の90％に随伴するArnold-Chiari奇形（II型）では胎児の頭部に特徴的なレモン徴候とバナナ徴候が現われる．このChiari奇形では

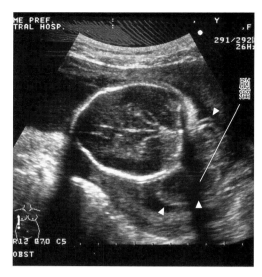

a．超音波断層像（妊娠25週4日）

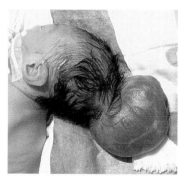

b．妊娠41週に出生後

図III.4-10 脳瘤（後頭部に脱出）

80〜90％に水頭症を併発する．

二分脊椎の予後は髄膜瘤中の神経組織の有無，椎弓欠損部の脊髄レベル，広がりによって異なるが，下肢麻痺，腸管・膀胱麻痺が通常みられ，治療された患者で7歳までの生存率は約40％であり，そのうち重大な合併症のないものは25％に過ぎないとされる．

帝王切開による分娩が有利と思われる（Chervenak, 1984）が，帝王切開が経腟分娩に優る利点はないとの報告もある．

レモン徴候は前頭骨の重積により両側前頭部が陥凹して，頭蓋がレモンのようにみえるもので（図III.4-11），バナナ徴候は小脳半球，第四脳

4. 胎児中枢神経系異常 ● 85

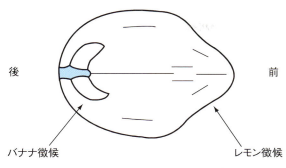

図 III.4-11 Arnold-Chiari 奇形にみられる
レモン徴候とバナナ徴候の模式図
(Nicolaides KH, et al : Lancet 2：72, 1986)

室が頸椎管に偏位するため，後頭蓋窩では大槽が閉鎖して検出されず，小脳半球が脳幹部を包むような形，バナナ状に前方に向かって弯曲しているところから Nicolaides ら（1986）によって命名されたものである．

2 腹側誘導の異常

全前脳胞症 holoprosencephaly

妊娠6～9週頃に起こる前脳における脳半球と側脳室の形成不全である．原因遺伝子としてSHH，ZIC2，SIX3，TGIF などが同定されている．障害の出現する時期に応じて異常の程度が異なり，3型（無分葉型 alobar，半分葉型 semilobar，分葉型 lobar）に分類される．

染色体異常との関連が深く，顔面奇形（顔面正中部の形成不良のため，単眼症，眼球間近接，鼻の欠損・低形成，中心性顔面破裂など）が多発するが頭部以外の奇形（腎嚢胞，臍帯ヘルニア）もある．

i）診 断

超音波所見は重症例では正中線エコー（大脳鎌）がなくて脳室が一つの腔となり（単脳室），左右の視床は癒合し透明中隔を欠く．顔面から突出する fingerlike projection （図 III.4-12,13）などを特徴とする．妊娠10週頃より診断可能例もあるとされる．

最重症の無分葉型は次の二つの基準で診断される（Green ら[14]）．

① 胎児頭部に大量の液体貯留があり，正中線構造がなく，液体の周囲に脳外套があり，左右の視床と線条体は癒合する．
② 顔面奇形がみられ，眼窩異常，中心性顔面破裂，顔面非対称がある．

半分葉型は脳半球に部分的な分離がみられ，左右の視床の不完全癒合がある．完全な大脳鎌を欠如することで水頭症と鑑別される．

軽症の分葉型では，大脳縦裂の一部癒合を認

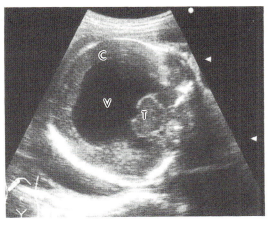

図 III.4-12 全前脳胞症
単脳室（V）と，癒合した視床（T）が認められる．
C：大脳皮質（妊娠28週，染色体正常，口蓋裂合併）

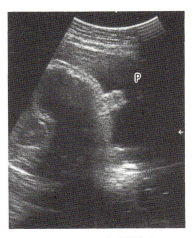

図 III.4-13 全前脳胞症
顔面から突出する fingerlike projection（P）を認める．

める以外，大脳縦裂は形成され脳室は正常に分割するが，透明中隔は欠如する．出生前の正確な診断は困難である．

ⅱ）管　理

本症の疑われる場合，顔面奇形・顔面外奇形を注意深く検索し，胎児染色体分析を行う．家系図の作成も必要である．顔面外奇形をもつ胎児では染色体異常の頻度が高く，また染色体異常児の流産率は高い[15]．

無脳葉型，半脳葉型は致死性で，生後1週間以内に死亡し，脳葉型は正常のライフスパンをもちうるが，強い知的障害がある．

両親と児の予後についてよく相談し，妊娠21週までであれば妊娠中絶も選択される．Chervenakら[16]は妊娠末期で巨大頭蓋があれば，帝切をさけるため穿頭術も考慮すべきとある．経験的再発危険率は，染色体異常（2，3，7，13，18番）のない場合6％，転座があれば12〜30％とされる．

3　水頭症　ventriculomegaly and hydrocephalus

脳室あるいは頭蓋内腔に髄液が異常に貯留し，脳室の拡大した病的状態である．

(a)　機　序

脳脊髄液の循環障害．妊娠9〜10週には，脈絡叢（choroid plexus）は側脳室を充満し髄液分泌を開始する．生成された液は側脳室→第三脳室→第四脳室へと流れ，くも膜下腔に流れ出て，superior sagittal sinusで吸収される（図Ⅲ.4-14）．この循環過程に障害があると，水頭症が生じる．

髄液の産生過剰は側脳室の脈絡叢乳頭腫で発現することがあるが稀であり，最もよくあるのは，閉塞によるもの（非交通性水頭症），特に第三脳室と第四脳室を連絡するSylvius管の閉塞によるもので，約1/3を占める．ついでsuperior sagittal sinusの閉塞などによる髄液吸収障害による

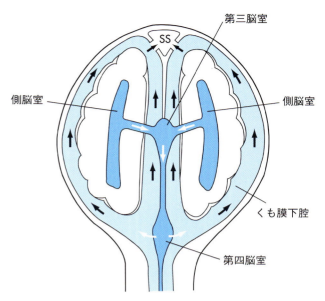

図Ⅲ.4-14　脳脊髄液の循環
(Romero, et al : Prenatal Diagnosis of Congenital Anomalies. p. 22, Appleton & Lange, 1988)

もの（交通性水頭症）が約1/3を占める．

(b)　合併症

水頭症は70〜80％に重症奇形を合併し，水頭症単独は15％にすぎないとされる．25〜30％に二分脊椎を合併するが，他の中枢神経系異常の診断は困難なことが多い．

水頭症の胎児の予後はより早期に発生した症例ほど悪く，死亡率は74％であり，生存した児の50％のみが，正常の知能をもつとされる[17]．大脳皮質の厚さが10mm以上であれば比較的予後は良く，20mm以上であればIQ 75以上の知能が保たれる可能性が高い．

(c)　診　断

水頭症は妊娠早期（最も早くて13週）に発症し，診断される例（非交通性水頭症）と妊娠中期以降に発症するもの（交通性水頭症）がある．したがって，スクリーニングは妊娠18週前後と30週頃の2回行うのが望ましい．

ⅰ）超音波断層法

水頭症のもっとも早期の所見は脈絡叢の相対的な縮小である．さらに進んだ所見として側脳

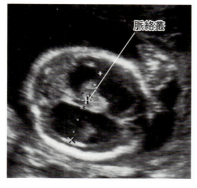

a 側脳室三角部拡大例（妊娠20週）
超音波像 測定値は15 mm, 17 mm

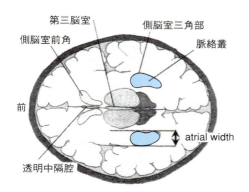

b 模式図

atrial width は妊娠週数によらず10 mm をカットオフ値とする[30]

図 III.4-15 側脳室三角部（atrial width）の測定

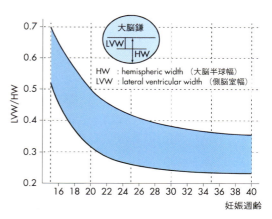

図 III.4-16 妊娠週数に伴う LVW/HW 比の推移
(Johnson, et al より改変)

妊娠18〜20週以降で0.5以上の場合，水頭症の可能性は大．

室の拡大を認める．側脳室拡大の指標は次の二つである．

① 側脳室三角部幅（atrial width）の増大（週数に関係なく10 mm 以上）[30]（図 III.4-15）．
② 側脳室幅（LVW）/大脳半球幅（HW）比の正常上限を超えるもの（妊娠15週で0.7，20週で0.5，40週で0.35）．

この脳室拡大のうち，脳萎縮によるものを除外して水頭症と診断する（図 III.4-15, 16, 17）．そして他の中枢神経系奇形（二分脊椎，二分頭蓋など），腎奇形などの発見につとめる．また頭蓋内圧が上昇すると①くも膜下腔の消失と②

脈絡叢の垂れ下がり現象（dangling sign[18]．脈絡叢が側脳室内で正中線から離れ，垂れさがる），圧縮所見といった頭蓋内圧迫所見が認められる．さらに上矢状静脈洞血流波形の正常波動が消失していく場合に進行性の頭蓋内圧上昇が推察されるとの報告がある[27),28)]．

ⅱ）羊水穿刺
① 胎児染色体検査：羊水穿刺で行うが，結果を急ぐときは胎児採血によって行う．妊娠20週までに異常が診断されたときは，人工中絶を相談し，経腟分娩を行う．
② α-fetoprotein 測定：脊椎破裂を合併すると羊水中の α-fetoprotein は妊娠25〜35週で正常の10〜20倍となる．
③ acetylcholinesterase 測定
④ 遺伝子診断：家族歴から X 連鎖性遺伝性水頭症が疑われる場合は胎児の L1 遺伝子異常の検索が行われる．

ⅲ）管　理
経時的な超音波検査で，脳室拡大の程度を評価する．
単独の脳室拡大症例で頭蓋の拡大を示さない症例では妊娠を継続し可能な限り満期経腟分娩とし[31)]，進行する場合はコルチコイドを投与し

88 ●──── III. 胎児異常・奇形の診断と管理

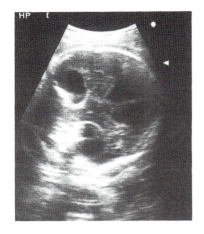

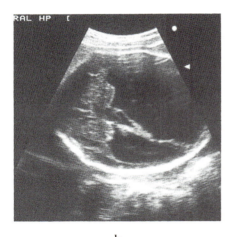

図 III.4-17 水頭症（妊娠32週）
a．脳室，後角の著しい拡大．b．横断像で側脳室の非対称性拡大．

て肺成熟を促進したのち，早産誘発を行う（図III.4-19）．

iv）治療

側副路（shunt）をつくって過剰の髄液を排除し，生理的条件に近い髄液圧を保たせる方法が主となる．胎内での脳室－羊水腔shuntは現在では行われていない．

第1生日に頭皮下にOmmaya's reservoirを留置し，髄液排除を行い，生後3〜4週に脳室・腹腔短絡術（V-P shunt）を施行する方法が行われる（図III.4-18）．

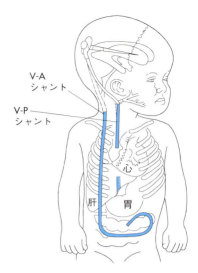

図 III.4-18　V-P短絡，V-A短絡の手術図
（松本　悟，桑原圭一：新小児医学大系 32 H．p.149，中山書店，1982）

4　脈絡叢異常

(a) **脈絡叢乳頭腫**　choroid plexus papilloma

稀である．一側あるいは両側の脈絡叢が肥大したり，あるいは局所的に増殖する（図III.4-20）．neuroectodermal cellsの増殖によるもので，良性であるが，脳脊髄液の産生過剰を生じ，高率に水頭症を合併する．

予後は水頭症の程度によるが死亡率は30％と報告されている[19]．新生児期に手術可能である．

(b) **脈絡叢囊胞**　choroid plexus cyst

全妊婦の0.83％に認められるが，大部分，脈絡叢内に髄液が貯留した状態で臨床的意義はない．超音波断層法の大横径計測レベルで，高輝度の脈絡叢の内部に0.5〜2cm大（通常1.0cm未満）の，円形から楕円形のエコーフリースペースとしてみられる（図III.4-21）．

一側あるいは両側，単一あるいは複数の囊胞としてみられ，妊娠14〜16週に現れ，妊娠24〜26週までに消失することが多いが，一部の症例（7％）は染色体異常（18トリソミー81％，21トリソミー13％）と関連する．

4. 胎児中枢神経系異常　89

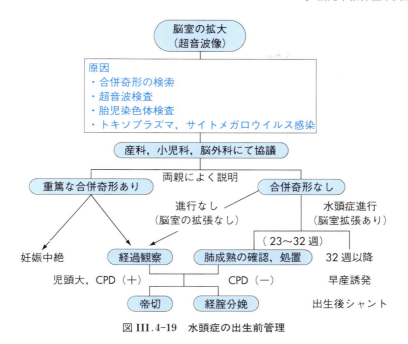

図 III.4-19　水頭症の出生前管理

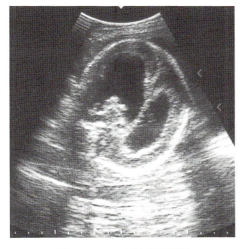

図 III.4-20　脈絡叢乳頭腫

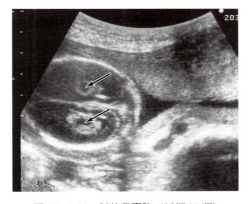

図 III.4-21　脈絡叢嚢胞（妊娠20週）

[管理]

超音波検査で18トリソミーに特徴的な他の奇形（FGR，羊水過多，心奇形，指の overlapping，腎奇形など）を詳細に検索し，合併奇形を認めるか，囊胞の消失しない場合，あるいは高齢妊婦では胎児染色体検査（羊水穿刺，臍帯穿刺）を行う．囊胞が一側で1cm以下の場合，染色体異常の可能性は低い[20]とされる．

5　脳梁欠損　agenesis of corpus callosum

妊娠12週以前に起こる原発性のものと，20週以降の破壊性の変化による続発性のものがある[21]．種々の頭蓋内奇形（全前脳胞症，Dandy-Walker 症候群など）と頭部以外の奇形も合併する．

(a)　診　断

脳梁は妊娠18～20週頃形成されるため，出生前診断は妊娠30週頃なされることが多い．経腟超音波検査も有用であり，視床レベルの超音波像で透明中隔腔の描写がえられないとき本症が疑われる．

脳梁欠損の所見は,
① 第三脳室が拡大し,上方移動している（約50％）
② 側脳室前角が異常に離開し,特徴ある内側への弯曲が欠如する.
③ 側脳室後角が種々の程度に拡大する（colpocephaly）
である.

(b) 管　理

染色体異常（特に 13, 18 トリソミー）も多いので胎児染色体検査を行い[21],超音波検査で他の合併奇形（62〜85％）を検索する.分娩は産科合併症がなければ経腟分娩とする.

出生後は脳 CT, MRI,超音波検査で確定診断されるが,脳梁は生命維持に基本的なものではないので予後は種々であり,合併奇形の程度による.脳梁欠損単独では 70％に知的障害があり,60％に痙攣を認める[22].

6　Dandy-Walker 奇形

種々の原因から起こる一つの結果で,小脳虫部（vermis）欠損（〜低形成）と第四脳室の囊胞状拡大を主徴とする.

(a) 診　断

超音波所見は小脳虫部の完全または不完全な欠損と第四脳室の拡大であり,そのため後頭蓋窩腔（小脳と後頭骨の間）が著しく拡張して,後頭蓋窩囊胞として認められ,小脳半球が分離する（図 III.4-22）.後頭蓋窩囊胞の小さいときは,大脳槽 cysterna magna（妊娠 15 週以降最大値 10 mm）との鑑別が必要となる.拡張した大脳槽には中隔をなす線状エコーがあり,U 型を呈し（Dandy-Walker 奇形は V 型）,60％前後に染色体異常（18 トリソミー等）が報告されている.

水頭症のうち 5〜10％が Dandy-Walker 奇形であり,逆に Dandy-Walker 奇形の 80％に水頭症がある[23].21〜68％に中枢神経系奇形（脳梁欠損が多い）を,19〜60％に中枢神経系外奇形

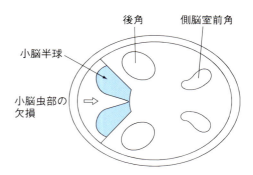

a. 模式図

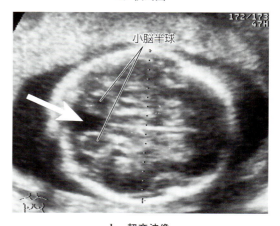

b. 超音波像

図 III.4-22　Dandy-Walker 奇形
妊娠 22 週 4 日,小脳虫部欠損（矢印）がみられる.

（心奇形が多い）を合併し,33％に染色体異常が認められる[23].

(b) 管　理

合併奇形により予後は異なるため,胎内では他の合併奇形,染色体異常を検査する.新生児死亡は 55〜60％であり,治療としては出生後 shunting が試みられている.

7　出生前脳室周囲白質軟化症

periventricular leukomalacia（PVL）

早産児（特に妊娠 27〜31 週）の側脳室周囲の深部白質にみられる虚血性脳病変であり,脳低灌流によって生じる.病変部が錐体路にあたるため,後遺症として脳性麻痺（軽度で痙性対麻痺を,広範囲で四肢麻痺）を生じる.

未熟児の脳性麻痺の70〜80％はPVLが原因と考えられ，したがって，PVL発生予防は重要な課題である．

(a) 発症素因

三つの主要因子がある．早産児，特に32週未満の脳室周囲白質は，①脳の動脈灌流境界領域であり虚血に陥りやすい．②脳血流自動調節能が未熟である．そして③白質が脆弱であり，虚血により細胞障害をうけやすい．

(b) リスク因子

局所の脳血流を減らさせる次の因子があげられるが，PVLは出生前発生が10[24)]〜57[25)]％とされる．

① 出生前因子：高度変動一過性徐脈および持続性徐脈（茨ら）による心拍出量低下，多胎の胎盤血管吻合（双胎間輸血症候群，双胎1児胎内死亡など）．胎盤剥離など分娩前出血，胎児水腫，FGR．
② 出生時因子：新生児機能不全．
③ 出生後の重症無呼吸発作，低CO_2血症（過度の人工換気），敗血症．

(c) 診 断

超音波断層像は，次の二つからなる．

① 脳室周囲高エコー域（periventricular echogenicity：PVE）．側脳室周囲（好発部位は三角部周囲）にみられる，高輝度（脈絡叢の輝度と同程度以上）の部位
② 囊胞性PVL．脳室周囲白質の直径3mm以上の多発性のエコーフリースペースで，多くは両側性

出生前PVLの診断に新生児早期の頭部超音波検査で，出生時または出生後早期に囊胞性病変を認めた場合になされる．

(d) 予 防

多胎妊娠・胎児水腫・FGRでは厳重な胎児管理を行い，慎重に娩出時期を決める．早川ら（1997）[26)]は胎児心拍数基線の最大揺れ幅25bpm以上の大幅の揺れで，基線不明瞭化が続いた早産児には，後にPVL発症例が多いと報告しており参考となる．

分娩周辺期も十分な管理下に行い，特に人工換気の過剰による低炭酸ガス血症の防止が重要である．

8 胎児頭蓋内出血　intracranial hemorrhage

出血の好発部位は脳室内・脳実質内であり，ついで脳室周囲，硬膜下の順である．リスク因子として母体の血小板減少症，血液凝固異常症，ワーファリン使用，膵炎，痙攣そして胎児因子として先天性凝固因子欠損（第V，第X因子）などがある．

(a) 診 断

出血時は胎動減少，胎児心拍数上異常を認める．超音波所見は脳室・脳実質内の高輝度領域である．急性期をすぎると凝固血塊の浮遊する囊胞状無エコー領域となる．凝血塊は側脳室床と連続性，直線性がないことで脈絡叢と鑑別される．出血が側脳室を圧迫し，内腔を閉塞させると，1側あるいは両側性の出血後水頭症を生じる．

(b) 管 理

頻回に超音波検査を行い，出血の進展，水頭症への進行そして胎児貧血による胎児水腫などをチ

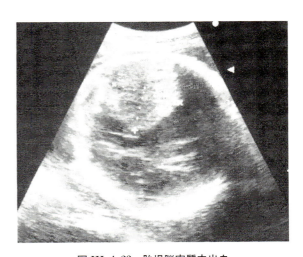

図III.4-23　胎児脳実質内出血
妊娠34週2日，右前頭部に血腫（51×46mm）を認める．

III. 胎児異常・奇形の診断と管理

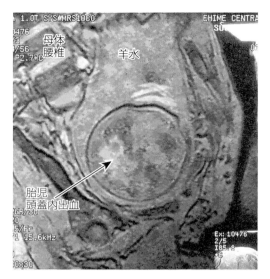

図 III.4-24 胎児頭蓋内出血の胎児 MRI 像
妊娠 35 週 3 日．左側脳室周囲より左側脳室内に広汎な出血と左側脳室拡張を認める．

ェックし，毎日 NST を行う．出血の原因により胎内治療として胎児への血小板輸血，γグロブリン投与を考慮する[29]．児の予後は出血の程度と部位により種々である．grade 1 の出血では予後が良好であるが grade 2，3，では不良である．出生後にけいれんや脳性麻痺，さらに水頭症や神経発達遅延の危険性がある．

(c) 予 防

胎児のビタミン K 不足を悪化させない．抗凝固剤投与を必要とする妊婦はワーファリンをヘパリンに変更し，抗けいれん薬服用者にはビタミン K を内服させる．

【文献】

1) 竹内久彌：佐藤 潔，他編：胎児・新生児の神経学．pp. 164-169，メディカ出版，1993．
2) Cardoza DG, et al：Radiology 169：711, 1988.
3) 竹内久彌：ペリネイタルケア 5：158, 1986．
4) Goldstein RB：Radiology 172：409, 1989.
5) Ardunini D, et al：Obstet Gynecol 79：605, 1992.
6) Mari G, et al：Am J Perinatol 9：381, 1992.
7) Harrington K, et al (ed)：A Color Atlas of Doppler Ultrasonography in Obstetrics. p. 138, Arnold, 1995.
8) Cardoza GD, et al：Radiology 169：711, 1988.
9) Filly RA, et al：Radiology 172：403, 1989.
10) Medical Research Council Vitamin Study Research Group：Lancet 338：131-137, 1991.
11) Shaw GM, et al：Lancet 346：393-396, 1995.
12) Stampfer, et al：Journal American Medical Association 268：877-881, 1992.
13) 竹内久彌：佐藤 潔，他編：胎児・新生児の神経学．p. 175，メディカ出版，1993．
14) Green MF, et al：Am J Obstet Gynecol 156：687, 1987.
15) Berry SM, et al：Fetal Diag Ther 5：92, 1990.
16) James DK, et al (ed)：High Risk Pregnancy. p. 886, W.B. Saunders, 1994.
17) Harrison, et al：The Unborn Patient (2nd ed). p. 441, Saunders, 1990.
18) Cardoza DG, et al：AJR 15：167, 1988.
19) Gradin WC, et al：Neurosurgery 12：217, 1988.
20) Manning FA：Fetal Medicine. p. 479, Appleton & Lange, 1995.
21) Levene MI, et al：Fetal and Neonatal Neurology and Neurosurgery (2nd ed). p. 244, Churchill Livingstone, 1995.
22) Kendall E：Neuroradiology 25：239, 1983.
23) Creasy RK, et al (ed)：Seminars in Perinatology 18(4)：269, 1994.
24) Bejar R：Am J Obstet Gynecol 159：375-363, 1988.
25) 渡辺一功，早川文雄：第 29 回日本新生児学会抄録集，1993．
26) 早川文雄，他：日本新生児学会誌 33(1)：55-56, 1997．
27) Pooh PK, et al：Prenat Neonat Hed. 4：18-38, 1999.
28) Pooh PK, et al：Obstet Gynecol 93：697-701, 1999.
29) Biomchi DW, et al：Fetology：Diagnosis and management of the fetal patient pp. 147-152, Mc Grew-Hill, 2000.
30) 夫 律子：日本周産期・新生児学会雑誌 42(4)：836-845, 2006．
31) 胎児期水頭症ガイドライン編集委員会編：胎児期水頭症診断と治療ガイドライン．金芳堂，2005．

5. 胎児頸部の異常

a 後頸部皮下浮腫
nuchal fold thickening

妊娠15〜20週に小脳が描写されている頭部の横断像で胎児頸部後面の皮膚の厚さを測定し（図 III.5-1），厚さ6 mm以上を頸部皮下浮腫と判定する．

Benacerrafら(1987)[1]は6 mm以上（Nicolaidesら[2]は7 mm以上）の場合に染色体異常（特に21トリソミー）の可能性が強く，患者の同意を得て羊水検査をすべきと述べている．また，染色体正常であっても骨形成異常，心奇形と関連があり，予後は悪いとされる[2]．

b 頸部リンパ腫

胎児のリンパ液は妊娠8〜9週頃頸部の左右両側で頸静脈に流入するが，このリンパ液還流が障害されると，リンパ管が拡張して頸部両側方〜後頸部にリンパ嚢胞を形成する．側副路の発展などでリンパ還流が形成されると，リンパ管拡張は消失する．

超音波検査では妊娠初期に後頸部〜上背部にかけての単純な液体貯留を思わせるもの（nuchal translucency），あるいはリンパ嚢腫が大きくなり，頸部の後方や前方で癒合して隔壁を形成したものとして診断される．

1 nuchal translucency

後頸部の液体貯留部で，超音波断層法でエコーフリー域として妊娠10〜13週頃より検出される（図 III.5-2）．

大きさは妊娠週数の経過とともに増大するので，妊娠週数またはCRLを考慮する必要があり（図 III.5-3），正しい測定は妊娠11w0d〜13w6d（CRL 45〜84 mm，BPD<25 mm）に正確な矢状断面で，胎児上半身が大きく抽出されている状態で測定される事とされている．またキャリパーはNT内の液体面でなく，境界ラインに重なって見えなくなるようにおかなければならないとされる．CRL 57〜75 mmでは正常上限値2.5〜3

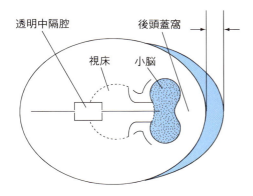

図 III.5-1　胎児後頸部皮膚の厚さの測定
頭蓋骨の外側縁から皮膚の外表面までの厚さを測定する．妊娠14〜18週で5 mm以上，妊娠19〜24週では6 mm以上を異常値，すなわち nuchal fold thickening とする．

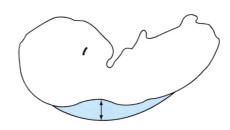

図 III.5-2　nuchal translucency の測定
矢状断で頸部皮膚と脊椎上軟部組織間のエコーフリー域の最大距離を測定する．

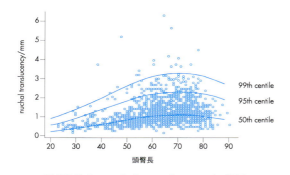

図 III.5-3　nuchal translucency と CRL
（Braithwaite JM, et al：Contemp Rev Obstet Gynecol 8：75，1996）

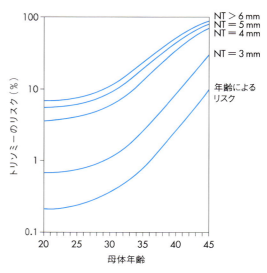

図 III.5-4　母体年齢，NT 値別にみた 21，18 あるいは 13 トリソミーの危険率（妊娠 12 週）
（文献 6 より引用）

mm とされ[3]，それ以上では約 29％に染色体異常（トリソミー 21，18，13）が認められる[4]．また NT 値が 3 mm，4 mm，5 mm および 6 mm 以上の場合トリソミー 21，トリソミー 18，トリソミー 13 の確率はその患者の年齢別確率よりも約 3 倍，18 倍，21 倍そして 36 倍高くなるとの報告があり[6]（図 III.5-4），確定診断のための羊水検査（胎児染色体検査）の適応となる．さらに染色体異常例では高率に心奇形（主に中隔欠損）が報告されている．母体年齢と translucency，母体血清マーカー試験との組み合せは最も sensitive な染色体異常スクリーニング法とされる[3,7]．

2　頸部嚢胞状リンパ腫　cystic hygroma

　胎児頸部の前側方～後頸部（nuchal area）に生じるリンパ腫で，初期の頸静脈―リンパ管閉塞あるいはリンパ管形成異常による．頸部の前側方にあり，単嚢胞で，小さい（平均 5.2 mm）ものは妊娠 13 週頃に検出され，一般に妊娠 16 週以前に消失し，染色体異常は 5.7％，他の合併奇形 15％と低く，比較的予後良好であるが（表 III.5

表 III.5-1　cystic hygroma の隔壁の有無別にみた臨床的・超音波的・形態的特徴と予後

	隔　壁（＋）	隔　壁（－）
頻度	0.3％(25/7582)	1.6％(125/7582)
発見週数	9 週以後	13 週以後
一過性	44％(11/25)	98％(113/115)
染色体異常	72％(18/25)	5.7％(6/106)
胎児水腫	40％(10/25)	1.7％(2/115)
合併奇形	52％(13/25)	15％(17/115)
出産率	12％(3/25)	94％(108/115)
超音波所見	隔壁厚く多房性	エコーフリー
位置	項部，後方中央	頸部，前側方
大きさ	10～50 mm，単発性	3～9 mm，通常は両側性
組織	皮膚，皮下に浮腫	浮腫なし

経腟超音波にて 3 mm 以上の cystic hygroma を対象．
（Bronshtein M, et al：Obstet. Gynecol. 81：683-687，1993[5]）

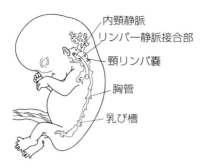
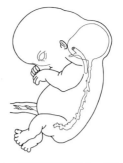

a．正常な頸部リンパ嚢と内頸静脈の接合　　b．頸部嚢胞状リンパ腫

図 III.5-5　頸部嚢胞状リンパ腫の模式図
(Chervenak FA et al. N Eng J Med 309 : 822, 1983)

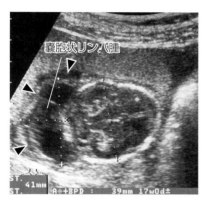

図 III.5-6　頸部嚢胞状リンパ腫（妊娠 17 週）
後頸部の隔壁のある大きい（径 41×21 mm）リンパ腫

-1），後頸部にある隔壁をもつ大きい（10〜50 mm）ものは皮下浮腫を伴い，72％に染色体異常（XO 86％，46 XY 5％，46 XX 4％，その他 21 トリソミー，18 トリソミー），40％に胎児水腫を，52％に他の合併奇形（腎・心）を伴い，予後不良である[5]（図 III.5-5, 5-6）．

特に胎児水腫（胸水・腹水）を伴うとほとんどの例に染色体異常があり，予後不良であるので人工妊娠中絶の考慮されることもある．

本症には羊水穿刺による染色体検査をすべきとされる．

他方，妊娠後半に検出されるものは比較的予後良好である．出生後は嚢胞に OK 432 もしくはブレオマイシンの局注あるいは外科的切除が行われる．手術による完全摘出率は 50〜75％．完全摘出しても再発率 10〜20％とされる．

【文献】
1) Benacerraf BR, Frigoletto FD : Am J Obstet Gynecol 157 : 1146-1149, 1987.
2) Nicolaides KH, et al : Fetal Diag Ther 7 : 123-131, 1992.
3) Sebire NJ, et al : Chervenak A, Kuriak A (ed) : The Fetus as a Patient. pp. 229-239, The Parthenon Publishing Group, 1996.
4) Snijders PJM, et al : Ultrasound Obstet Gynecol 7 : 216, 1996.
5) Bronshtein M, I Bar-Hava, Blumenfeld I, et al : Obstetrics & Gynecology 81(5) : 683-687, 1993.
6) Pandya PP, et al : Utrasound Obstet Gynecol 5 : 15-19, 1995.
7) Nicolaides KH, et al : The 11-14 week scan pp. 3-65, Partheron Publishing, 1999.

6. 胎児循環器・脈管系異常

a 胎児循環の特徴

胎児の循環動態は出生後の循環と相当異なっている．これは胎盤があり，胎盤循環で胎児は酸素供給をうけ，二酸化炭素除去を行っており，肺呼吸をしていないことによる．

胎児循環の血流（図III.6-1）

胎盤でガス交換・物質交換を行った後，臍帯静脈より流入した血液は，一部は肝臓に向かうが，半分以上（約53％）は静脈管を介して直接下大静脈に入り，肝臓を通ってきた血液と再び合流して右心房に入る．右心房では卵円孔近くにある分界稜Eustachi弁（図III.6-2）により方向づけられ，上大静脈からの血液とあまり混合することなく，卵円孔を通って左心房→左室に入り，大動脈へと駆出され，主に脳や上肢に酸素と栄養の供給を行う．

脳を通った後，上大静脈から還流する血液は，

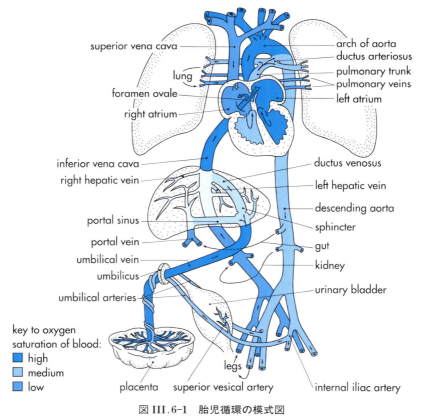

図III.6-1　胎児循環の模式図
〔Moore, Persaud : The Developing Human (5th ed). p. 344, W. B. Saunders, 1993〕

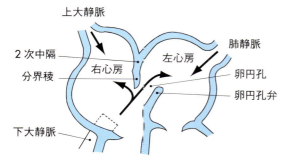

図 III.6-2 　下大静脈血の心房内経路（分界稜による分割）

冠状静脈洞から戻ったわずかな血液と混じって右房→右室に入り，肺動脈に駆出されるが，肺血管が収縮しているため肺に流れる血液はわずか（5〜10％）で，大部分（90％）は動脈管を通り，下行大動脈に流れ（短絡），臍動脈を経て胎盤に至る．

なお，わずかに肺に流れた血液は肺静脈より左房にもどり，卵円孔からの血液と混じる．

b 先天性心疾患のスクリーニング

1 胎児心スクリーニング

先天性心疾患（CHD）の頻度は出生1,000に対し4〜9と他の奇形に比べて高く，出生直後より処置を要する例も少なくないため，CHDの胎内診断は重要である．

心疾患のスクリーニングは，まず妊娠18〜20週頃に行い，ついで羊水量の比較的豊富な妊娠30週頃に行われる．胎児心奇形のハイリスク群

Memo

胎児の心臓

胎児心筋は心筋細胞内の筋原線維が少なく，組織学的にも未熟であるが，体重単位あたりの心拍出量は非常に高くなっている．そのため予備能に乏しく，後負荷の上昇に対して拍出量の増加は少ない．

胎児では右心系が優位である．すなわち，右房圧は左房より少し高く，血流は卵円孔を通して右房→左房へと流れる．また，右室圧は左室圧より高く，右心室径/左心室径の比は1.1±0.09（Allenら）であり，右心壁の厚さは左室より大きい．

動脈管　ductus arteriosus Botalli

直径6〜8 mmで，出生後速やかに収縮し，生後10〜15時間で機能的に閉鎖し，後日内皮組織と線維組織の増殖により組織学的に閉塞する．閉鎖により長さは約30％短縮する．

未熟児や低酸素症の続く乳児では長い間開存していることもあり，これらの児や妊娠末期の母体にインドメサシン（プロスタグランジン合成阻害剤）が投与されると，動脈管の中央部が収縮し，閉鎖することが知られている．

動脈管の収縮期血流速度は胎児心血管系のなかで最も高い．

（表III.6-1）では，さらに経時的な検査が必要である．

スクリーニングにあたっては，心臓四腔断面のみの観察で重症例の約半数はみつかるが[3]，さらに左室流出路断面も観察すると，sensitivityは78％まで上昇するとされる[4]．

表 III.6-1　胎児心奇形のハイリスク群

胎児	子宮内発育障害（21, 18, 13トリソミーなどの染色体異常が疑われる） 心外奇形児（特に腎奇形，食道・十二指腸閉鎖など） 非免疫性胎児水腫 胎児不整脈
母体	母体先天性心疾患 前児先天性心疾患妊婦 母体糖尿病，膠原病 催奇薬剤服用妊婦（抗痙攣薬，アルコールなど）

スクリーニング法としては近年すべての妊婦を対象に行うレベル1の胎児スクリーニングと胎児心スクリーニングされた妊婦を診断確定するために行うレベル2のスクリーニングが提唱されている[5]．

2 胎児心・血管超音波検査の手技と所見

(a) 心臓の位置確認

心臓と腹部の位置関係をみる．腹部断面を抽出し胃泡の位置を確認する．

心，胃とも左にある場合は正位（心奇形合併率＝1％），心，胃とも右は逆位（心奇形合併率＝10〜20％），心は左，胃は右は錯位（心奇形合併率＝100％）といわれ心奇形の可能性が高い．

(b) 胸郭の横断面

腹部横断面から徐々に胎児頭側にプローブを平行移動または傾けていく（図III.6-3）．

i) 四腔断面 4-chamber view（4 CV）

四腔断面は最も重要な基本画面であり（図III.6-3，4，5，6），この断面の観察で先天性心疾患の92％（ハイ・リスク群）[6]，36〜81％（ロー・リスク群）が検出可能とされる（表III.6-2）．しかし，動脈起始の異常など（表III.6-3）は正常所見をしめすため見落とされる．

① 心臓の長軸は左に45°偏位（cardiac axis deviation）している（軸偏位57°以上は異常）[7]．

② 右室は前胸壁の直背後に位置し，房室弁（三尖弁）の低位付着がある．また，心室中隔先端から壁にかけてmoderator band（septoparietal muscle bundle）エコーを認め，内腔は左室より大きい．

③ 左室では乳頭筋付着部がエコー上輝点と

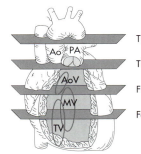

プローブを四腔断面から頭側へ平行移動する方法．
Ao：大動脈，PA：肺動脈，
AoV：大動脈弁，MV：僧帽弁，
TV：三尖弁

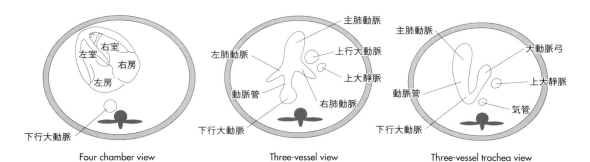

プローブを四腔断面から頭側へ傾ける方法とその際描出される断面．

図III.6-3 胸郭の横断面の模式図

(胎児心エコー検査ガイドライン作成委員会編：胎児心エコー検査ガイドライン．日本小児循環器学会雑誌 22：63, 2006)

6. 胎児循環器・脈管系異常

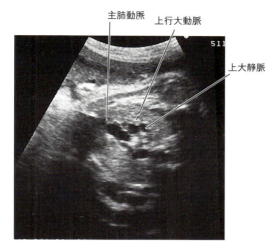

図III.6-4-a　3-vessel view

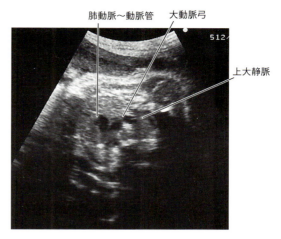

図III.6-4-b　3-vessel and trachea view

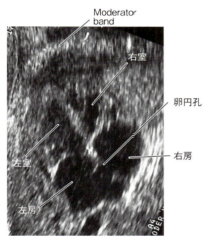

図III.6-5　4-chamber view

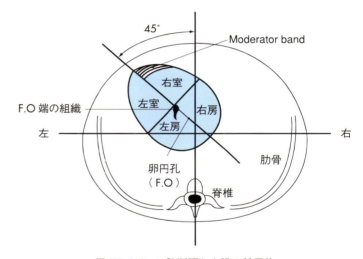

図III.6-6　四腔断面と心臓の軸偏位

脊椎と胸骨を結ぶ前後径と心室中隔の延長線とのなす角度が軸の偏位である．正常軸偏位 45°±10.4°（57°以上は異常として詳細の心エコーを）．

表III.6-2　四腔断面異常を示す心奇形

単心室
左心低形成
右心低形成
心内膜床欠損
大きい心室中隔欠損
大きい心房中隔欠損
房室弁閉鎖/狭窄
エプスタイン奇形
重症大動脈縮窄症
心臓腫瘍

表III.6-3　四腔断面正常を示す心奇形

ファロー四徴症
完全大血管転位
両大動脈右室起始
小さい心室中隔欠損
小さい心房中隔欠損
軽度の半月弁狭窄
軽度の大動脈縮窄症

して認められることがあり，僧帽弁は右室の三尖弁より高位に付着している．

④左房は脊椎に最も近く，下行大動脈の前方に位置する．心房中隔には卵円孔が中央 1/3 を占める．卵円窩の膜様構造物が突出する方が左房．

⑤大動脈と肺動脈にそれぞれ弁があって運動していることも認められる．

この断面から胎児心機能評価のための心胸郭断面積比 CTAR，総心径 TCD，心室拡張終期径 EDD，駆出率 EF，心室収縮率 FS を計測する．

カラードプラー法により中隔欠損，房室弁（特に三尖弁）の逆流の診断が容易となる．三尖弁に逆流のみられる場合は，①肺動脈抵抗増加（肺動脈狭窄，動脈管閉鎖），②三尖弁異常（エプスタイン奇形，三尖弁異形成），③大動脈縮窄症を疑う．

また，四腔断面をだし，カラーをかけて左心房に流入する肺静脈（左右2本づつ存在）をすくなくとも左右それぞれ1本を確認する．これで総肺静脈還流異常は否定される．

ⅱ）**左右流出路の確認** 3-vessel view（3 VV）（図Ⅲ.6-3，4）

4 CV を描出し，そのままエコーを頭方向に平行移動させることで描出できる．主肺動脈，大動脈，上大静脈の順で，左から右，前から後ろに並んでいる．径も主肺動脈＞大動脈＞上大静脈の順に細くなる．正常な像が得られない時には心奇形の可能性が高く，その中には四腔断面が正常となる心奇形も含まれる．

ⅲ）**大動脈弓断面** 3-vessels and trachea view（3 VTV）（図Ⅲ.6-3，4）

3 VV からエコーをわずかに胎児頭側に方向に向けることによりこの断面がえられる．大動脈と動脈管は脊椎の左前方で下行大動脈へとつながり V 字型を呈する．大動脈と動脈管の径はほぼ同じ．カラーをかけて，血流は背側の合

流部にむかうことを確認する．正常に描出できない場合，流出路の狭窄，閉鎖が考えられる．大動脈弓の異常のスクリーニングにも有用である．

（**c**） **胸郭の縦断面**

大動脈弓および動脈管弓の確認を行う．大動脈弓は矢状断面をだし，腕頭動脈，左総頸動脈，左鎖骨下動脈の3本の分枝を確認する．3 VTV と併用すると理解しやすい．

3　胎児循環動態評価

心機能評価には超音波断層法（B モード法，M モード法）およびパルスドプラー法が用いられ，末梢循環の評価にはパルスドプラー法が用いられる．日本超音波医学会 1992 年は，これらの評価法について統一見解を報告している[8]．

（a）**胎児心機能評価**

・**心拡大**

①心胸郭面積比 CTAR（cardio-thoracic area ratio）

②総心径 TCD（total cardiac dimension）

③心室拡張終期径 EDD（end-diastolic dimension）

これらは胎児心拡大あるいは心室腔の拡張を評価するもので，CTAR は心四腔断面より心断面積/胸郭断面積比を求める方法である．全妊娠期間を通じて正常域は 25〜35 ％であり，胎児心不全に高値を示す[9]．

TCD は四腔断面で，拡張末期に房室弁直下の左室壁外側から右室壁外側までの最大径を計測する（図Ⅲ.6-7）．

EDD は四腔断面で，房室弁直下の心室長軸に直交する心室径の M モード記録から算出する（図Ⅲ.6-8）．

・**心収縮能の評価**

④心室短径短縮率 Fs（fractional shortening）

⑤駆出率 EF（ejection fraction）

6．胎児循環器・脈管系異常 ● 101

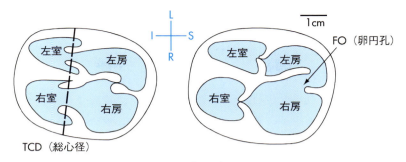

図III.6-7　四腔断面と総心径（TCD）の計測位置（泉　茂樹，他[10]）
卵円孔（FO）の開閉も示す．

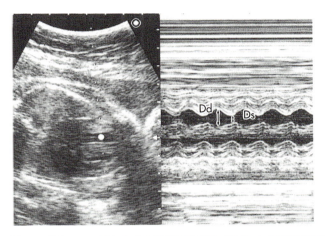

図III.6-8　Mモード心エコー図による左室拡張末期径（Dd）と左室収縮末期径（Ds）

　これらは心収縮能を評価する方法である．四腔断面で，房室弁直下の心室長軸に直交する心室内腔径をMモード法で記録し，EDDおよび心室収縮末期径ESD（end‐systolic dimension）を計測する．この両者の値から，

FS＝（EDD－ESD）/EDD

として簡単に求められる．EFは心室容積を算出する必要があり，

EF＝（EDD^3－ESD^3）/EDD^3

として求められる．
　正常胎児においてFSは20～40％[11]，EFは70±10％とほぼ一定の値を示し[12]，心機能が低下していればFS，EFとも低下を示す．EF 0.5以下のとき低拍出性心不全とする．

・心拍出量の評価

⑥下行大動脈収縮期最高血流速度（maximum velocity in the descending aorta：下行大動脈Vmax）

　パルスドプラー法を用い，胎児下行大動脈が横隔膜と交叉するところで測定した血流波形の収縮期最高血流速度であり，心臓の駆出血流量と相関する．
　Vmaxは妊娠10～16週までは40 cm/秒，妊娠16週頃より増加するが妊娠28週以降はほぼ一定で，妊娠40週頃には約100±20 cm/秒となる．そして80 cm/秒以下を低拍出性心不全とする．

・心室拡張機能[13]の評価

　房室弁口下部にsampling volumeを設定し，経房室弁血流の心室流入血流速パターンを求め，

拡張早期急速流入血流ピーク速度（VE）と心房収縮期流入血流ピーク速度（VA）を測り，VE/VA を拡張機能評価の指標として用いる[6]．

正常胎児では VE/VA は妊娠 12～40 週まで直線的に増加するが，常に＜1 の値を示す．

・心収縮能・心拡張能の総合的評価

⑦ Tei index

心収縮能と拡張能を統合して，総合的に評価する方法である．パルスドプラー法を用い，左室では僧帽弁流入血流波形と左室駆出血流波形から，右室では三尖弁流入血流波形と右室駆出血流波形から，駆出時間（ET），等容収縮時間（ICT）と等容拡張時間（IRT）を計測する[35]（図III.6-9）．収縮能低下，拡張能低下のいずれか，あるいは両者で高値となる．

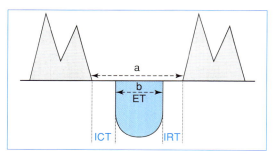

図 III.6-9　**Tei index**（Tei C[34] より引用改変）
Tei index＝（ICT＋IRT）/ET＝（a－b）/b
ICT：等容収縮時間，IRT：等容拡張時間
ET：駆出時間

・静脈還流の評価

⑧下大静脈前負荷指数 PLI（preload index：下大静脈逆流波/収縮期流入波）（図III.6-10，11）

心臓の前負荷を推定する方法であり，パルスドプラー法を用い，下大静脈の右心房への流入部で記録した血流波形の心房収縮期の逆流波（心房から下大静脈に逆流する血流波）高（A）と心室収縮期の流入波高（Sf）の比 A/Sf として算出される．心機能低下は，心拍出量の低下，右心房の収縮に伴う下大静脈への逆流の増大をきたし，その結果 PLI が上昇する．

正常胎児では妊娠 20 週以降 0.5 未満を示し，妊娠 24 週以降で 0.5 以上は循環不全を意味する．

(b) 胎児末梢循環評価

胎児末梢循環の評価には特定血管の血流量測定が望ましい．これは血管の直径を測定し，断面積（πr^2）と時間あたりの平均流速（time averaged velocity）から算出されるが，血管直径の計測が難しく，誤差が大きいため，現時点では，パルスドプラー法により記録された血流波形を解析し，（☞図 I.9-1）の指標で末梢循環動態が評価されている．

測定される部位として臍帯動脈，中大脳動脈，下行大動脈，腎動脈，臍帯静脈，下行大静脈などが用いられる．

［測定時の注意］
① 子宮収縮，胎動および胎児呼吸様運動が認められない時期に行う．
② 血流波形を 5 個程度連続して記録し，その波形から計算する．
③ ドプラービームの血管への入射角度を小さくする（60°以内とする）．

ⅰ）臍帯動脈（☞ p. 43）

臍帯は臍帯中央部あるいは胎盤付着部近くの部分を選ぶ[14]．臍帯動脈における pulsatility index（PI）の正常範囲は（表 I.9-3，図III.6-18）の通りであり，PI 値のそれ以上の上昇は胎児予後の悪化と関連する．

正常妊娠では妊娠 16 週まで急峻に下降し，以後妊娠 40 週まで緩徐な下降をする（この変化は胎盤が発育を続け，末梢絨毛の血管の形成が増進して胎盤の血管抵抗が低下すること，胎児心拍出量の増加することによる）．

臍帯動脈 PI 値の上昇は胎盤循環の悪化を意味し，胎児低酸素症など危険な状態にあることを示唆する．すなわち，24 週以降で PI 値が上

6. 胎児循環器・脈管系異常 103

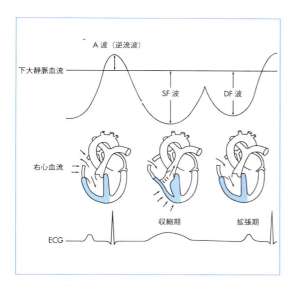

a. 正常洞調律における下大静脈血流波形と心収縮時相の関係（千葉喜英 1990[35]より引用）

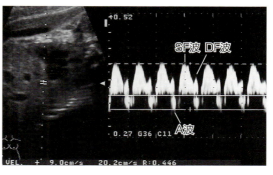

b. 正常胎児の下大静脈血流波形
（PLI 0.446）

図III.6-10　胎児静脈還流の評価

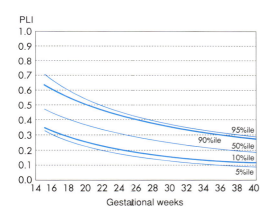

図III.6-11　妊娠週数と Preload index
（宮下 進：周産期医学 36，pp.66，2006増刊号より引用）

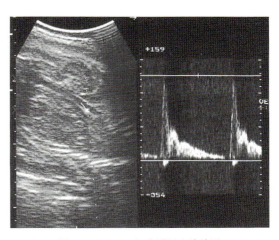

図III.6-12　下行大動脈血流波形

昇する場合（収縮期ピーク血流に対し拡張期血流の減少・途絶または逆流する場合；☞図I.9-3）は，胎盤の血管床が梗塞などで減少していることを示唆し，妊娠高血圧症候群の重症化，FGRの潜在胎児機能不全と関連する．FGR児に拡張期血流の途絶または逆転（absent or reversed end-diastolic velocity）がみられた場合，75％は帝切出産となり，出生後はintensive care を要し，児の死亡率も高い．しかし，一般的にこれは急性胎児機能不全徴候で

はないので，NSTやCSTに胎児機能不全徴候が出るまで妊娠の termination を待ってもよい[15]．

ii）中大脳動脈（☞p.41）
PI値は正常妊娠で妊娠28週頃最高値を示し，その後妊娠経過とともに低下する．このことから心拍出量の相当部分が胎児脳に向かうと推測される．

iii）下行大動脈
横隔膜直下の腹部大動脈で測定する．この部の血流波形（図III.6-12）は胸部下行大動脈のものに比して拡張期血流の比率が増し，PI値は低い．正常妊娠で，PI値は妊娠16週まで急降下し，妊娠20～34週まで，ほぼ一定の値を

とり，その後軽度に上昇する．下行大動脈の
PI 値は胎児の活動時に静止時より顕著に低下
し，心拍出量や胎児臓器の血流動態を反映する
と考えられる．

FGR 児で児の状態が悪化してくると拡張期
血流の途絶・逆流が生じる．

iv）腎動脈

腎動脈は妊娠 17 週頃より，下行大動脈の総
腸骨動脈分岐部が観察される冠状断面で描写さ
れる．下行大動脈から直角に分岐して，腎門部
（胎児横断面で確認する）に斜行し，腎に流入
する直前部を測定する．

腎動脈の血流波形は血管抵抗の高いパターン
で拡張末期血流を欠くことが多い．PI 値は妊
娠 21 週頃より，妊娠週数が進むにつれ，しだ
いに下降する[16]（図 III.6-18）．

FGR 児で低酸素症を伴ってくると高値とな
るが，これは血流再分配機構の作動により胎児
にとって重要臓器でない腎への血流が減少した
ことを示す．カラードプラー法は羊水過少の原
因の識別にも役立ち，腎無形成か無機能腎（高
度の腎萎縮）では腎動脈を検出できない[17]．

v）下大静脈

下大静脈は縦断面か冠状断面で下行大動脈と
ほぼ平行して右前方に描写される．

下大静脈の血流波形は脈動波形であり，3 相
からなる[18]．すなわち，（図 III.6-10）に示さ
れるように，A（逆流波）は心房収縮時に右房
から下大静脈に向う逆流波，sf（systolic for-
ward flow 収縮期流入波）は心室収縮期の三尖
弁下垂により右房内に引き込まれる血流で，
Df（diastolic forward flow 拡張期流入波）は
心室拡張期に三尖弁が開放され，心室に血液が
流れ込むときの右房への流入波という三つの波
形よりなる．この波形成分はそれぞれ心房収縮，
心室収縮・心房拡張期，心室拡張の時期を表す
ことになる[19]．胎児呼吸様運動は血流波形に大
きい影響を与えるため，避けられなければなら

ない．

vi）静脈管

胸部下大静脈では 2 層の血流がある．すなわ
ち，酸素化された臍帯静脈血の約 53 ％は，静
脈管を経て，胸部下大静脈の後方左側に流入し，
卵円孔→左房→左室→上行大動脈に入る．
他方，下半身からの静脈還流は胸部下大静脈の
前方右側に流入し，前者と混じることなく，右
房→三尖弁→右室→肺動脈→動脈管→下行大動
脈に入る[20]．

静脈管は正常では心臓方向に順向性に流れて
いるが，静脈系のうっ血があると途絶または逆
流がみられる．

vii）臍帯静脈

血流波形は通常，定常流であるが，胎児水腫
などの一部では，心周期に一致した周期的な
〝ゆらぎ〟を認めることがある．この〝ゆら
ぎ〟は心臓の前負荷上昇による下大静脈のうっ
血に起因すると推察される．

(c) 胎児心機能不全の評価

胎児心機能不全は心拍出量の低下と静脈系うっ
血の状態であり，その終末像は胎児水腫である．
心機能不全の評価法は（表 III.6-5）の通りであ
り，心機能不全をきたす原因は（表 III.6-4）の
ように考えられる．

表 III.6-4　胎児心機能不全の原因分類

1．胎児心原発性
a．心筋の障害：心内膜線維弾性症，心筋炎
b．心形態異常：房室弁逆流，肺動脈閉鎖， 　　　心内膜床欠損，大動脈弁狭窄
c．不整脈： 　　　　徐脈　房室ブロック 　　　　頻脈　上室性頻拍症，心房粗動
2．続発性
a．心への過負荷：双胎間輸血症候群，高心 　　　拍出性心不全
b．心の圧迫：胸水，横隔膜ヘルニア
c．低酸素による心筋障害
d．免疫性胎児水腫

（神崎　徹：周産期医学　25：252，1995 増刊号）

表 III.6-5　胎児心機能不全の評価法

評価の目的	指標
心拍出量の低下	・駆出率 ejection fraction ・下行大動脈収縮期最高血流速度 Vmax
静脈系うっ血	・下大静脈前負荷指数 preload index ・下大静脈径（正常5〜6 mm） ・静脈管血流の途絶、逆流 ・臍帯静脈血流波形（ゆらぎ）
末梢循環障害	・臍帯動脈血流波形 PI ・中大脳動脈血流波形 PI ・腎動脈血流波形 PI
心拡大	・総心径 total cardiac dimension ・心胸郭面積比
胎児水腫	・心囊液（正常2 mm 以内）、皮下浮腫、胸水、腹水

4　正常心臓・大血管の大きさと径（図 III.6-13〜18）

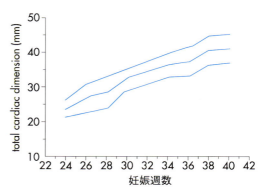

図 III.6-13　正常胎児における総心径（TCD）と妊娠週数との関係（mean±1.5SD）

（泉　茂樹, 他）[10]

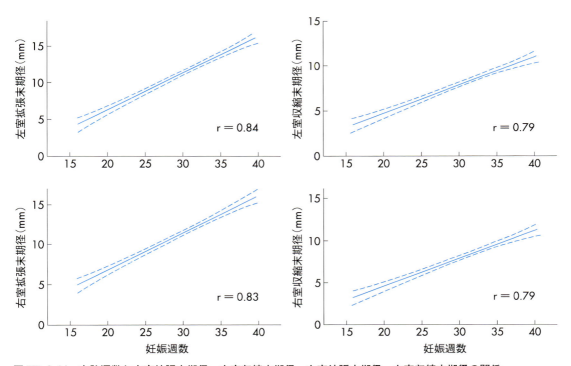

図 III.6-14　在胎週数と左室拡張末期径，左室収縮末期径，右室拡張末期径，右室収縮末期径の関係

（力武典子：日小誌　90：1997, 1986）

対象は在胎16週から40週の正常胎児172名。点線はそれぞれ95パーセンタイルおよび5パーセンタイルを表す。

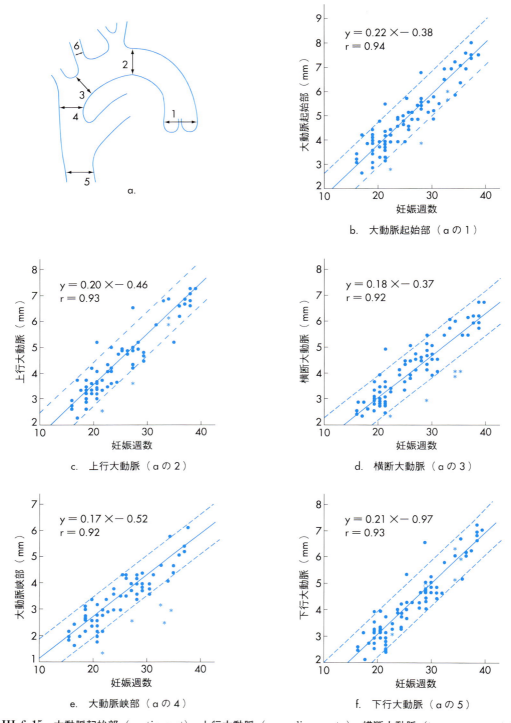

図 III.6-15 大動脈起始部（aortic root），上行大動脈（ascending aorta），横断大動脈（transverse aorta），大動脈峡部（isthmus）および下行大動脈（descending aorta）の在胎週数と正常値
(Hornberger LK, et al : Cerculation 86：741, 1992/中沢　誠編：周生期の心臓病. p.11, 南江堂, 1995)

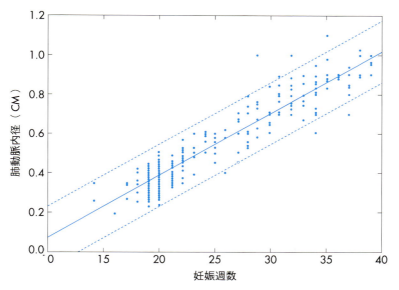

図 III.6-16 胎児肺動脈内径（短軸断面）(mean± 2 SD)
(Comstock CH, et al : Am J Obstet Gynecol 165：1033, 1991)

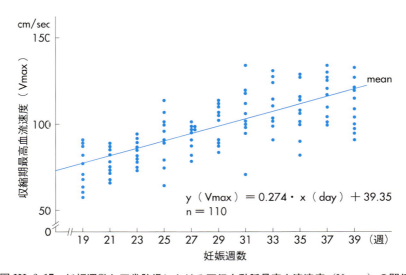

図 III.6-17 妊娠週数と正常胎児における下行大動脈最高血流速度（Vmax）の関係
(川口日出樹，他：ペリネイタルケア，vol 13，夏季増刊．p. 145, 1994)

III. 胎児異常・奇形の診断と管理

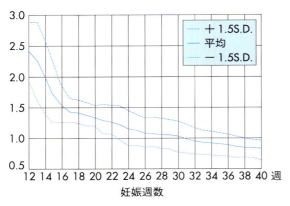

胎児臍帯動脈 PI

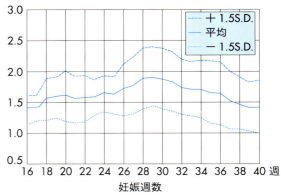

胎児中大脳動脈 PI

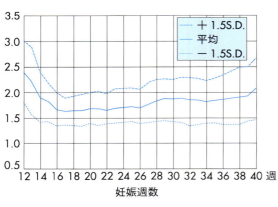

胎児下行大動脈 PI

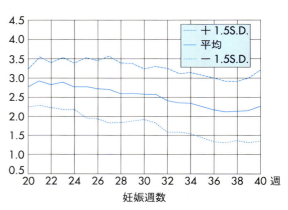

胎児腎動脈 PI

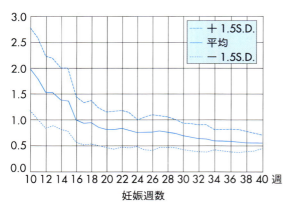

子宮動脈 PI

図 III.6-18　妊娠週数別にみた胎児血管抵抗指標（PI値）の正常範囲

(岩崎卓爾, 他：産婦人科の世界　46：50, 1994)

6. 胎児循環器・脈管系異常 ———— ● 109

表III.6-6 出生前診断可能な心奇形

心室は左右同大か？	房室弁の位置異常は？
左心低形成	エプスタイン奇形
右心低形成	**心筋の異常は？**
大動脈弁閉鎖	心筋腫瘤
大動脈縮窄症	平滑筋腫
卵円孔早期閉鎖	
単心室	診断困難な心奇形
両大血管右室起始	総肺静脈還流異常症
Ebstein 奇形	心房中隔欠損症
中隔欠損はあるか？	修正大血管転位症
心内膜床欠損症	
大きな心室中隔欠損症	
ファロー四徴症	
総動脈幹症	
両大血管右室起始症	
完全大血管転位	

(McGahan JP, Porto M : Diagnostic Obsteitrical Ultrasound. p. 270, J. B. Lippincott, 1994 より改変)

表III.6-7 胎内で循環不全を起こす疾患

・重症三尖弁閉鎖不全を伴ったエプスタイン奇形，同じく三尖弁異形成
・その他の重症房室弁逆流
・重症型大動脈弁狭窄
・極端な徐脈を伴った完全房室ブロック
・持続性頻脈性不整脈（心房細動，心房粗動，心室細動）

表III.6-8 出生後血行動態の変化で悪化する疾患

1．動脈管閉鎖により重症化する疾患
・右心低形成
　肺動脈閉鎖＋心室中隔欠損
　純型肺動脈狭窄（閉鎖）
　三尖弁閉鎖
・左心低形成
　僧帽弁閉鎖，大動脈弁閉鎖
・大動脈縮窄症候群
・大動脈弓離断
2．卵円孔閉鎖により重症化する疾患
・完全大血管転位
・右心低形成
・左心低形成
・総肺静脈還流異常症

C 先天性心疾患と胎児診断

心奇形の診断には四腔断面，両大血管の描出が役立つ．

表III.6-6は胎児診断可能な心奇形である．これら心奇形のなかには，胎内で循環不全を起こすもの（表III.6-7），胎児期は生きのびても子宮外環境で生存できないもの，子宮外環境でも生存可能なものがある（里見ら[21]）．そのため心奇形が診断されると，出生後の血行動態の変化を予想して，生後すぐに処置を要する心疾患については（表III.6-8），あらかじめ産科医・新生児科医・心臓外科医・麻酔医で話し合いを行い，十分の体制を整え，待機分娩にする必要がある．

1 単心室[22] single ventricle

大きい心室に右房と左房がつながる奇形．無脾症候群に高率に合併する．病型は主心室の形により右室性と左室性に分かれる．

心エコーでは大きい一つの心室に右房と左房の弁が開くのが認められ，診断は容易である．房室弁が単一（共通房室弁）のこともある．

循環動態は右房に戻った血液と左房からの血液が一つの心室で混合し，大動脈と肺動脈へ送られる．肺動脈閉鎖を合併する場合は，動脈管拡張のため，出生直後よりプロスタグランジンE_1投与が必要である．

2 左心低形成症候群 hypoplastic left heart syndrome（HLHS）

僧帽弁閉鎖（狭窄），大動脈弁閉鎖（狭窄）などに左室低形成を合併する重症心奇形である．通常，心室中隔は正常である．40％に染色体異常を合併するとされる[23]．

心エコーで左室は小さく，左室壁は薄く，左心室の低形成がある（図III.6-19）．大動脈（上行

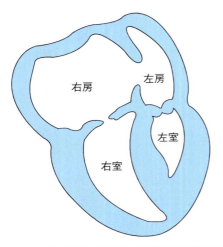

図 III.6-19　左心低形成症候群の1例(僧帽弁閉鎖を合併)

大動脈・大動脈弓）は肺動脈に比して著しく細いことが多い．カラードプラー法で動脈管を通り，大動脈弓への逆流がみられ，卵円孔血流の一部減少を認める．

本症では血液は右室→肺動脈→動脈管を通して全身（上半身，下半身），冠状動脈へ流れるため，出生後は動脈管収縮によりショックに陥り，生存不可能となるので，出生直後よりプロスタグランジン E_1 の投与が必要である．妊娠18週で診断可能の場合もあるとされるが，予後は不良であるが，近年，長期生存例が報告されるようになり，また海外では胎児インターベンションも試みられている．

3　純型肺動脈閉鎖 pure pulmonary atresia（ppA）

肺動脈弁が膜様に閉鎖している場合と肺動脈が低形成の場合とがある[24]．

心エコーでは収縮時に三尖弁から右房への逆流の噴流がみられ，それによる高度の右房拡大が認められる．低形成で小さい場合（約半数）と拡張肥大している場合とがある．肺動脈弁の膜様閉鎖では流出路を確認できるが，肺動脈低形成では肺動脈は細く流出路の同定は困難[3]である．

右室流出路が盲端となっているため，右房に還流した血液は卵円孔から左房に流入し，動脈管を経て肺動脈に供給される．

出生後動脈管の収縮により高度のチアノーゼ，低酸素血症を生じるため，出生直後よりプロスタグランジン E_1 持続投与による動脈管拡張が必要となる．右室と肺動脈の発達が良い場合は肺動脈弁切開術が考慮される．

4　三尖弁閉鎖 tricuspid atresia（TA）

三尖弁は痕跡的に存在するのみであり，右房血は全て左房を介して左室に入る．ほとんど常に心室中隔欠損を合併する．病型は大血管転位の有無（I，II 型）と肺動脈狭窄・閉鎖の有無で区分される．

心エコーは四腔断面で右室は小さく（低形成），三尖弁口が認められず弁の開閉がみられない．左心室は大きい（図 III.6-20）．カラードプラー法では右心室への血液流入が認められない．

右房に戻った血液は卵円孔あるいは心房中隔欠損→左房→左室→大動脈に流れるが，一部は動脈管あるいは心室中隔欠損を経て肺動脈に駆出される．肺動脈閉鎖合併のように動脈管依存性のある

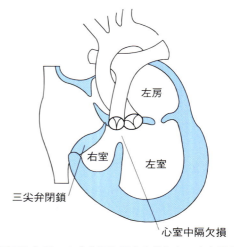

図 III.6-20　心室中隔欠損を合併した三尖弁閉鎖

場合は，出生直後からプロスタグランジンE_1の持続投与が必要である．

5 重症大動脈弁狭窄症 critical aortic valvular stenosis

大動脈弁（弁下部，弁上部）狭窄とは左室と大動脈の間の狭窄である[22]が，弁性狭窄が最も多いとされる．左室は壁が肥厚し，拡大して球状となり，収縮力は減弱する．左室拡張期圧の上昇により，二次的に左房圧は上昇し，カラードプラー法で卵円孔を左→右への短絡が認められる．

予後は極めて悪い．妊娠早期に発見された場合，左室の発育が遅れ，妊娠末期には低形成となる[25]．

6 エプスタイン奇形 Ebstein's anomaly

三尖弁輪が心尖側に偏位する，すなわち三尖弁が房室弁輪を越えて右心室の中にずれて付着している奇形．著明な三尖弁逆流を伴うことが多い．精神科で用いられるリチウムの妊娠初期服用で生じることがある．

心エコーは四腔断面で右房腔の拡大を認めて疑い，長軸断面で詳細にみると，三尖弁の心尖側への偏位を認めて診断する（図III.6-21）．カラードプラー法で三尖弁逆流が検出される．

早期発症例，弁異常の強い例は予後が悪く，重症例は胎児期に心不全→胎児水腫を生じ，また新生児期にチアノーゼが出現し，約50％が心不全で死亡する．

7 房室中隔欠損 atrioventricular septal defect : AVSD

房室中隔欠損（または心内膜症欠損）は房室膜性中隔および房室筋性中隔の組織欠損で，一側または両側の房室弁の異常を伴う．

心内膜床の形成異常により，大きい欠損孔が心房中隔（一次中隔）と心室中隔にまたがって開いているもの．僧帽弁・三尖弁の亀裂・癒合が組み合わさっている．心房中隔欠損はしばしば刺激伝導系の障害を伴い，胎児心不全→胎児水腫を伴うことがある（図III.6-22）．

病型は完全型と不完全型に分類される．不完全型は心房中隔（一次中隔）欠損のみであり，各房室弁口は別々で，房室弁は心室中隔に付着している．完全型は心房中隔と心室中隔上部に欠損がある．共通房室弁は腱索で心室中隔の頂部に挿入する（A型）か，腱索が乳頭筋につながり，心室中隔の頂部には挿入しない（C型）様式をとる．完全型は21トリソミーで高率に認められる．

心エコーでは四腔断面で心房中隔下部から心室

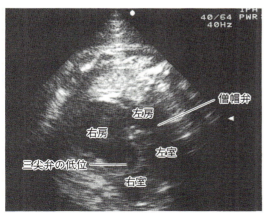

図III.6-21　エプスタイン奇形
四腔断面で三尖弁低位と右房拡張，著しい心拡大を認め，ドプラー法で三尖弁閉鎖不全を認める．

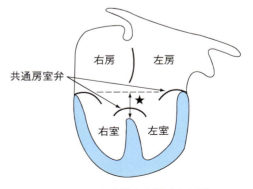

図III.6-22　心内膜床欠損（完全型）
心室中隔の頂部は左右の房室間溝を結ぶ線より★の距離だけ低くなっている（scooping）．

中隔上部にかけて欠損孔が認められ，三尖弁と僧帽弁は心尖部に向かって山型の角度をなす．完全型では収縮期には左室から共通房室弁口を通し，右房への逆流がみられる．完全型では乳児期早期から心不全を呈することが多く，早期手術が必要となる．他方不完全型で胎児期から房室弁逆流を認める症例の予後は不良であるが[33]，高度の僧帽弁逆流を伴わない限り，手術の時期も幼児期以降である．

8 心室中隔欠損 ventricular septal defect（VSD）

先天性心疾患ではよくみられる疾患である．心室中隔に欠損孔が認められる．病型は欠損孔の位置から4型に分類される（図III.6-23）．

心エコーは四腔断面で心室中隔（ほとんどが膜様部）に欠損部が認められ（図III.6-24），カラードプラー法では欠損孔を通る双方向への短絡血流が検出され，欠損孔の位置が確認される．2mm以上の欠損孔は検出可能とされるが，妊娠中期に小さくて見逃された欠損孔も心臓の発育につれ増大するので，妊娠後期での再検が望ましい．大動脈縮窄，大血管転位をよく合併するので肺動脈を同定し，走行，大きさ，大動脈，心室との関係をみることが大切である．

VSDは染色体異常児（特に18トリソミーではほとんど全例）に共通してみられるため，染色体検査を考慮する．本症が単独の場合，胎児期に循環不全を起こすことはなく，出生後中等大までの

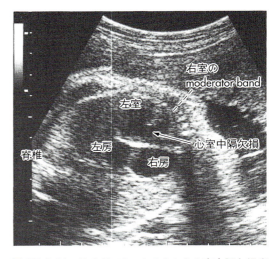

図III.6-24　18トリソミーにみられた心室中隔欠損症

筋性中隔欠損は自然閉鎖していく傾向が高い．

9 完全大血管転位 complete transposition of great arteries（TGA）

大動脈が右室から，肺動脈が左室から起始しているもの．病型は3つの型に分類される．心室中隔欠損がないI型（50％），心室中隔欠損合併のII型（30％），心室中隔欠損＋肺動脈弁狭窄のIII型（15％）に分類される（図III.6-25）．

心エコーは長軸断面で大血管の交叉がみられない．2本（大動脈と肺動脈）は平行に走っており，右室から大動脈→大動脈弓→頸動脈の分枝，左室から肺動脈→肺動脈分岐と辿って診断する．さらに心室中隔欠損，肺動脈狭窄の合併がないか注意深く検索する．なお，典型的な本症の場合，四腔断面は正常である．

出生後，図III.6-25内←印のような心内血流によって右室大動脈血は酸素化されるが，出生時よりチアノーゼが認められ，胸部X線像は肺血管が太く心臓陰影が大きい．

I型は出生直後よりチアノーゼをきたし，緊急でバルーン心房中隔欠損作成術を必要とする．出生前診断が行われないと救命が困難な場合がある．

［修正大血管転位　corrected transposition of

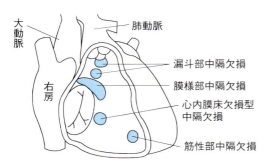

図III.6-23　Kiklin分類による心室中隔欠損症

6. 胎児循環器・脈管系異常 ● 113

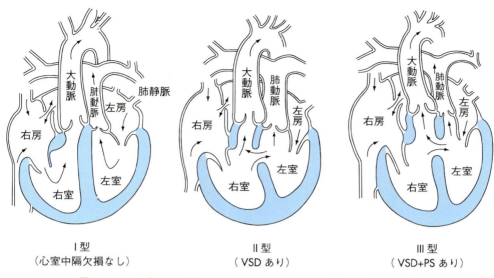

図 III.6-25 完全大血管転位の病型模式図 (細田瑳一,他編[22], p.1103)

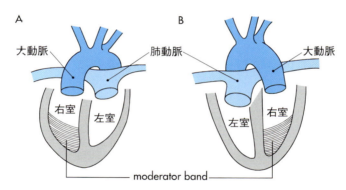

図 III.6-26 完全 (d型) 大血管転位 (A) と修正 (l型) 大血管転位 (B) (Sabbagha RE, ed[26])

great arteries (corrected TGA)〕

右房に左室-肺動脈,左房に右室-大動脈が接続したものである (図III.6-26). 心臓の発生初期に,心室ループが正常 (右) とは逆に左に回転したことによる[22].

心エコーでは前方の左室から肺動脈が,後方の右室から大動脈が起始しているが,大血管の相互関係は大動脈が前方となり,肺動脈は後方となり平行に走る. 他の心内奇形を合併しない場合,血行動態はほぼ正常である.

10 ファロー四徴症 tetralogy of Fallot

心室中隔欠損,肺動脈狭窄 (右室流出路狭窄),大動脈騎乗 (心室中隔に騎乗して起始),右室肥大を特徴とする疾患 (図III.6-27).

心エコーは四腔断面で大きい心室中隔欠損 (膜様部から筋性部に及ぶ) を認め,診断されることが多い. 大切なことは長軸断面で大動脈騎乗をみつけることである. 正常胎児では,肺動脈は大動脈よりやや大きいが,本症では肺動脈は小さい. 胎児期は右室肥大をきたすこともないため,胎児期診断は比較的難しい.

約1/4の症例に染色体異常を認めるため,胎児染色体異常を考慮する[27].

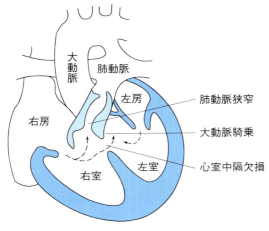

図 III.6-27　ファロー四徴症の模式図

11　両大血管右室起始 double-outlet right ventricle（DORV）

大動脈と肺動脈の両方が右室から起始している奇形で，心室中隔欠損がある．また，しばしば肺動脈狭窄を合併（ファロー四徴症型，大血管転位型）する．

心エコーは四腔断面で軽度の右室拡大と心室中隔欠損が認められる．大動脈は右室で肺動脈の前方から肺動脈に並んで起始し，2本の大血管は交叉せず平行に走るので，長軸断面で大動脈弓は正常より幅広く，前胸壁に近接して描写される．肺動脈に狭窄を合併していると肺動脈は細く，閉鎖しているとカラードプラー法で動脈管に逆流が観察される．

肺静脈血は左房→左室→心室中隔欠損→右室に入ったのち，心室中隔欠損に近い大血管に主に流れる．

12　総肺静脈還流異常症 total anomalous pulmonary vein connection（TAPVC）

4本すべての肺静脈が左房以外に連絡したもので，3型（上心型，心臓型，下心臓型）があり，肺静脈血は右房へ還流する．肺静脈路が長いため，種々の部位で狭窄を生じる．無脾症候群の80％以上に合併する．

無脾症候群などの内臓錯位に合併しない単独の総肺静脈還流異常症が出生前に診断される症例は少ない．

胎児期には影響は少なく，満期まで発育良好であるが，生後酸素化血は体循環静脈血と混和した後，右房へと還流するため，肺静脈の狭窄，あるいは閉塞を伴う場合，救命が困難な場合もある．

d　胎児不整脈

胎児不整脈は胎児の1～2％にみられ，期外収縮・徐脈・頻脈に大別される（表III.6-9）．

最も多くみられるのは，期外収縮（特に心房性期外収縮）である．これは伝導系の機能的異常によるもので，予後良好であり，殆どは生後数日で消失することが多い．妊娠中に問題となるのは頻脈性不整脈（200 bpm以上）と徐脈性不整脈（100 bpm未満）である．

1　胎内診断

(a)　Mモード心エコー図

心四腔断面で心房後壁と心室自由壁を同時に横切るようにカーソルラインをおき，Mモード心

表III.6-9　胎児不整脈の種類

調律異常
上室性期外収縮
心室性期外収縮
ブロックを伴う上室性頻拍
頻脈（＞200 bpm）
洞性頻脈
上室性頻拍
心房粗動/細動
心室性頻拍
徐脈（＜100 bpm）
洞性徐脈
完全房室ブロック
ブロックを伴う上室性期外収縮

（Pinky WW, et al：Clin Obstet Gynecol　34：304，1991）

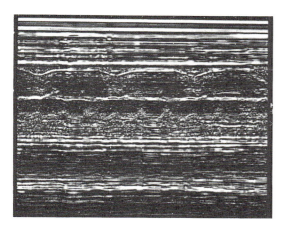

図Ⅲ.6-28　胎児完全房室ブロックのMモード画像

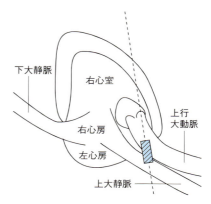

図Ⅲ.6-29　上大静脈と上行大動脈の同時血流波形記録（前野[38]より引用改変）
上大静脈と上行大動脈のまたがる位置にサンプリングを置き，双方の血流を同時に記録する

エコー図を記録し，心房の動きを心電図のP波，心室の動きをQRS波に置き換えて診断する（図Ⅲ.6-28）．

(b) パルスドプラ法

上大静脈と上行大動脈にまたがるようにサンプリングを設定し，血流を同時に描出する．上大静脈血流波形でわずかな逆流が始まるところが心房収縮開始期，上行大動脈血流が始まるところが心室収縮開始とみなす．詳細な房室伝導時間の計測や心房収縮と心室収縮の関連を判定することが可能である（図Ⅲ.6-29）．

(c) 心磁図

一般的に普及しているものではないが，胎児不整脈の診断にはきわめて有用である．P波やT波の同定が可能で，頻拍発作の開始や停止時の波形により詳細な頻脈性不整脈の診断や，QT延長症候群の診断も可能である．

2 胎児期の管理

(a) 頻脈性不整脈

上室性頻拍，心房粗動，心室性頻拍，多源性心房性頻拍に分類される．また，上室性頻拍は心室収縮から心房収縮までの間隔が短いshort VA頻拍とlong VA頻拍に分類される．胎内治療を試みられることが多い．特に早産時期の胎児水腫例では早期分娩により予後を悪くすることがあるた

め注意が必要である．その一方で抗不整脈薬の経母体投与は健康な母体には新たな不整脈を引き起こす可能性がある．母体の心電図モニターなどにより安全に留意を払うことが必要である．

抗不整脈薬の第一選択はジゴキシンである．胎盤移行性が良好で，投与開始後約2〜3日で母体血中濃度の80％程度になるとされている．経口投与から開始するが，緊急の場合は静脈内投与による急速飽和や，胎児筋中などによる直接投与を考慮する[40]．母体の血中濃度を頻回に測定し，0.8〜1 ng/mlが最低必要量であり，目標を1〜2 ng/mlにする．母体のジギタリス中毒に注意する．胎児水腫例やlong VA例には効果が期待できないことが多い．そのような場合にはフレカイニド，ソタロール，アミオダロンなどの投与が有効であるとされている[40]〜[45]（表Ⅲ.6-10）．

2010年に胎児頻脈性不整脈に対する胎内治療が高度医療として認可され，有効性や安全性の評価を行いながら胎内治療が行われている．統一プロトコールにて胎内治療が行われており，胎内治療を行う施設は高度医療を申請・認可を受けるべきであると考えられる[46]．

(b) 徐脈性不整脈

徐脈性不整脈の殆どが房室ブロックであり，その半数に心内構造異常を認めるとされている[47]．

表 III.6-10　胎児不整脈治療に用いられる薬剤

薬品名	投与量 飽和量	投与量 維持量	有効血中濃度	問題点
Digoxin	1.0 mg 2×po（初日）または 0.5 mg iv 8時間後 0.25 mg iv×2（8時間ごと）	0.5～0.75 mg 2×po または 0.25 mg×2～3 iv	1.5～2.0 ng/ml	母体ジギタリス中毒
Procainamide	1,000 mg を 20 mg/分で slow iv	4,000 mg 4×po 2～4 mg/分 div	4～8 μg/ml	
Propranolol		160 mg/day	20～100 μg/ml	低血糖
Flecainide		200～400 mg 2～3×po	300～800 ng/ml	催不整脈（QT延長）胎児死亡の報告例あり
Sotalol		160～320 mg 2×po		催不整脈（QT延長）胎児死亡の報告例あり
Amiodarone	800～2,400 mg 2×po 2～5日間	400～800 mg 2×po	1.0～2.5 μg/ml	甲状腺機能低下（3週間で中止）新生児で肺線維症の報告あり

(胎児心臓病の診断と治療 p.163, 2016 より[41])

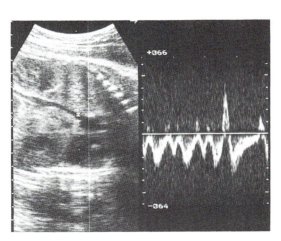

図 III.6-30　心室性期外収縮（妊娠41週）

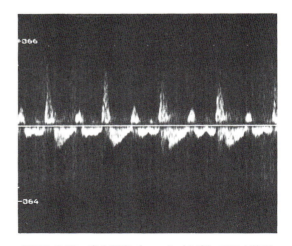

図 III.6-31　完全房室ブロック（2度）の下大静脈血流波形

心内構造異常を認めない場合の多くに母体の抗SS-A抗体が関与している．胎内治療にはβ刺激薬による心室拍数を増加させるものか[48]，母体抗SS-A抗体起因する房室ブロックに対するステロイドを投与するものがある[49]．β刺激薬投与では，胎児心拍数が10～20％程度上昇し心機能改善をみた症例もあり，ステロイド投与例では房室ブロック自体が改善した報告もあれば，早期発見でも治療が困難という報告もある．一方で，ステロイド投与により母体抗SS-A抗体による心筋炎を改善し，出生後の拡張型心筋症や心内膜弾性線維症の予防的効果が期待できるという報告もある．現時点では胎児への影響が不明確であり，インフォームドコンセントの下に行われるべきである．

また，頻度は少ないが，不整脈としての洞性徐

脈および洞機能不全などがある.

【文献】

1）竹内久彌, 千葉喜英：Jpn J Med Ultrasonics 19：244-245, 1992.
2）千葉喜英：新生児誌 26：850, 1990.
3）Harrington K, Canbell S (ed)：A Color Atlas of Doppler Ultrasonography in Obstetrics. p. 97, Arnold, 1995.
4）Kirk JS, et al：Obstet Gynecol 84：427, 1994.
5）日本胎児心臓病学会・学術委員会編：胎児心臓病の診断と治療 p. 148-154, 2016.
6）Copel JA, et al：Amer J Obstet Gynecol 157：648, 1988.
7）Shipp TD, et al：Obstet Gynecol 85：97, 1995.
8）竹内久彌, 他：Jpn J Med Ultrasonics 19：65, 1992.
9）千葉喜英：新生児誌 26：850, 1990.
10）泉 茂樹, 他：周産期医学 25：247, 1995（増刊号）.
11）原 賢治：周産期symposium No. 5. p. 49, メジカルビュー社, 1987.
12）川副泰隆：周産期医学 21：1583, 1991.
13）秋田彰一：産科と婦人科 11：1528, 1994.
14）Harrington K, et al：A Color Atlas of Doppler Ultra Sonography in Obstetrics. p. 61, Edward Arnold, 1995.
15）金岡 毅, 他：産婦人科の実際 41：1790, 1992.
16）Mari G, et al：Obstet Gynecol 81：560, 1993.
17）Sepulveda W, et al：Am J Obstet Gynecol 173：1788, 1995.
18）Kanzaki T, et al：J Matern Fetal Invest 1：35, 1991.
19）神崎 徹：産科と婦人科 11：1535, 1994.
20）文献14）の p. 75.
21）里見元義, 他：New Mook 小児科 8. p. 129, 金原出版, 1995.
22）細田瑳一, 杉本恒明編著：心臓病学. pp. 1099-1113, 南江堂, 1991.
23）Blake DM, et al：Am J Obstet Gynecol 165：529, 1991.
24）伊藤 茂, 他：産科と婦人科 59(10)：1506, 1992.
25）James DK, et al (ed)：High Risk Pregnancy Management Options. p. 950, W. B. Saunders, 1994.
26）Sabbagha RE (ed)：Diagnostic Ultrasound Applied Obstetrics and Gynecology (3rd ed). p. 452, J. B. Lippincott, 1994.
27）Manning FA：Fetal Medicine Principles and Practice. pp. 518-523, Appleton and Lange, 1995.
28）佐藤昌司, 他：周産期医学 21：1593, 1991.
29）Kurjak A, et al：The Fetus as a Patient. p. 520, Parthenon Publishing Group, 1994.
30）Kanzaki T, et al：Fetal Diag Therap 8：37, 1993.
31）Strasburger JF：Fetal arrhythmias, in Garson A, et al (ed)：The Science and Practice of Pediatric Cardiology. pp. 1905-1911, Lea & Febiger, 1990.
32）Kofinas AD, et al：Am J Obstet Gynecol 165：630, 1991.
33）川滝元良：胎児エコー, 診断へのアプローチ. pp. 156, メジカルビュー社, 2004.
34）Tei C：J Cardiol 26：135-136, 1995.
35）Jaeggi E, et al：Heart 79：582-587, 1998.
36）千葉喜英：産婦人科超音波像（2版） 金芳堂, 1990.
37）Strasburger JF, et al：ciriculation 109：375-379, 2004.
38）前野泰樹：産科と婦人科 73(4)：482-490, 2006.
39）Eronen Metal：Pediatrics 106：86-91, 2000.
40）Strasburger JF, et al：Circulation 109：375-379, 2004.
41）日本胎児心臓病学会・学術委員会編：胎児心臓病の診断と治療 p. 163, 2016.
42）前野泰樹：周産期医学 38：1397-1401, 2008.
43）Ebenroth ES, et al：Peditr Cardiol 22：483-487, 2001.
44）Oudijik MA, et al：Circulation 101：2721-2726, 2000.
45）Krapp M, et al：Heart 89：913-917, 2003.

7. 胎児呼吸器系異常

a 胎児肺の発達

　ヒト肺は胎齢4週頃に前腸から肺芽が発生し，分岐を繰り返した結果，気管支は16週までに発達を完了し（偽腺状期5〜17週），ついで細気管支→終末細気管支（管状期17〜24週）へと発達し，さらにⅠ型およびⅡ型肺胞上皮の分化・成熟（終末嚢期〜肺胞期24週以降〜満期）が進む．
　Ⅰ型肺胞上皮は血液空気関門を形成してガス交換に関与し，Ⅱ型肺胞上皮はサーファクタント（肺表面活性物質）を合成・分泌する．サーファクタントの産生は30週頃より著明となり肺は出生後空気呼吸が可能となる．他方，胎児の呼吸様運動は妊娠10週頃より認められ，それにより肺胞液は気管内を内外両方向に移動する．

b 胎児肺成熟評価法

　胎児肺胞腔に分泌されたサーファクタントは羊水に移行するので，羊水中のサーファクタント量を測定し，胎児肺成熟を評価する．サーファクタントは飽和レシチンを主成分とする燐脂質と，少量の蛋白・中性脂質の複合体であるので，これらの成分がマーカーとなる．
　羊水中の燐脂質ではホスファチジルコリン（PC）（レシチン）が最も重要で，ついでホスファチジルイノシトール（PI），ホスファチジルグリセロール（PG）であり（図Ⅲ.7-1），スフィンゴミエリン（S）はサーファクタントと関連がない．サーファクタント特異蛋白であるSP-A，SP-B，C，Dなどのアポ蛋白成分の羊水中濃度

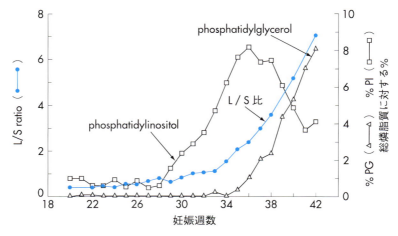

図Ⅲ.7-1　羊水中のレシチン/スフィンゴミエリン比，% phosphatidylinositol（PI）と% phosphatidylglycerol（PG）の妊娠経過に伴う変化
(Jobe AH：Fanaroff AA, Martin RJ (ed)：Neonatal-Perinatal Medicine. Mosby-Year Book, 1992)

も妊娠経過とともに増加する．

1　羊水レシチン/スフィンゴミエリン比

　レシチン（L）濃度は妊娠32週以降急激に増加するが，スフィンゴミエリン濃度は妊娠経過中ほとんど変化なく一定しているので，L/S比を求めて羊水中のレシチン増加程度を推定する．測定は薄層クロマトグラフィの二次元展開を行うので，煩雑で時間がかかり一般的でないが，優れた結果が得られる．L/S比2.3以上で95％にRDSは発生しない．2.0以下は肺成熟が悪くRDSを発症する可能性が高い．5％の偽陽性例は糖尿病母体と重症分娩仮死の場合であり，これは羊水中のPGの有無の測定で除外可能である．

2　肺サーファクタント特異蛋白B，C，D（SP-B，SP-C，SP-D）測定法

　羊水中のSP-DはSandwich ELISA法で測定する．

3　エタノール・シェイクテスト　foam stability test

　レシチンがエタノール中での振盪により，試験管の壁面に安定した泡沫を形成することを利用したもの．実施方法は図III.7-2，表III.7-1に示される．2倍+以上が陽性であり，呼吸窮迫症候群（RDS）は発生しないと判定する．胎便が5％以上混入していると偽陽性となる．

4　マイクロバブルテスト　microbubble stability test

　簡便のため，現在最もよく行われている検査法．羊水または出生時の胃液そのものを用い，ピペットで泡立たせた後，直径15μm以下の安定した小気泡数を対物顕微鏡下に算定する（表III.7-2）．
　羊水ではweak以上，新生児胃内の羊水ではmedium以上でRDSが発生しないと判定する．羊水過多症でweakの場合は判定が困難である．

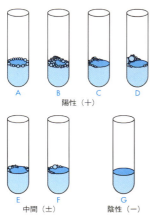

図III.7-2　エタノール・シェイクテスト

(Main DM, Main EK : Obstetrics and Gynecology : A Pocket Reference. Mosby, St Louis, 1984.)

表III.7-1　エタノール・シェイクテストの手順と判定方法

希釈倍数	1倍	1.3倍	2倍	3倍	5倍
羊水（ml）	1.0	0.75	0.5	0.33	0.25
生食水（ml）	0	0.25	0.5	0.66	0.75
95％エタノール（ml）	1.0	1.0	1.0	1.0	1.0

1．羊水，生理食塩水，95％エタノールの順に上記のように混合する
2．試験管に栓をし，15秒間激しく振せんし，垂直に試験管立てにたてる
3．15分間静置後判定する
4．管壁の液面に連続して生じた小泡沫の輪の有無を観察する
5．判定
　小泡沫輪の有無により，原液（-）を陰性，1.3倍（+）を境界，2倍（+）以上を陽性とする

試験管5本は内径14mm，長さ100〜120mmの栓付きで，クロム硫酸で洗浄したものを用いる．

表 III.7-2 マイクロバブルテストと判定方法

1. 羊水または胃液をパスツールピペットで5 cmのところまで吸引し，カバーグラス上に滴下する
2. 内径1 mm，長さ22.5 cmの使いすてパスツールピペットを垂直に保持し，6秒間，20回強く吸引・排出をくり返してカバーグラス上で泡立たせる
3. カバーグラスをホールスライドグラス上に裏返してのせる
4. 4分間静置し，100倍で鏡検し，1視野（1 mm²）中の直径15 μmの安定した泡沫の数を算定する．ただし，気泡として認められないblack dotsや円形でないものは除外する．3回別視野で測定し，その平均値を用いる
5. 判定

小泡の数(mm²)	判定	
0	陰性	} RDSの危険性極めて高い
1	very weak	
2-9	weak	
10-19	medium	
≧20	strong	

(Pattle RE, et al : Br J Obstet Gynecol 86 ; 615-622, 1979 より一部改変)

c 胎児肺成熟促進

1 糖質コルチコイド投与

妊娠24週〜33週の妊婦で，羊水検査などにより胎児肺が未熟と判定され，しかも早産が避けられない場合は，RDS予防のため，ベータメサゾン（リンデロン®）12 mg筋注し，さらに24時間後12 mgと計2回の投与，あるいはデキサメサゾン（デカドロン®）6 mgを6時間毎に4回筋注して胎児肺の表面活性物質を誘導する．

投与開始48時間後に羊水を再採取して効果を判定するが，投与されたcorticosteroid剤の薬理的効果は7日以上持続する．通常1クール施行であり，ウィークリー投与は行わない．

2 TRH

最近ベータメサゾン単独投与よりもthyrotropin-releasing-hormine(TRH)(ヒルトニン®，TRH®)（400 μgを注射用水10 mlに希釈し，12時間毎に4回投与）を併用する方法が，出生後のRDSおよびその後の慢性肺疾患発症をさらに減少させるとの報告がある．

d 胎児呼吸器系疾患

胎児肺の正常な発育には十分な胸腔容積が重要である．胎児胸郭は図III.7-3のように発育し，超音波断層法で胎児肺は均質な充実性で高輝度に描写される．

1 胎児胸水　fetal pleural effusions

胸水は一側性あるいは両側性に生じ，単独（原発性）あるいは胎児水腫，cystic hygromaなど

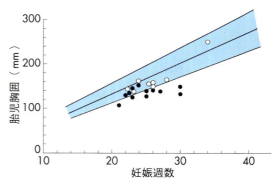

図III.7-3　妊娠週数毎の正常胎児胸囲
（平均値＋95％予測値）の推移
(Roberts AB, et al[8]より一部改変)

に続発して生じる．早ければ妊娠 15 週頃より，平均して妊娠 30 週頃に観察される．

(a) 診　断

① 超音波断層法で胸水は胸郭内，肺周囲の echo free space として観察される（図 III.7-4）．
② ほぼ 50％に合併奇形（横隔膜ヘルニア，肺リンパ管拡張症，縦隔腫瘍，心奇形など），染色体異常（21 トリソミー，XO）があるので，まず心エコーを含めた詳細な超音波検査を行う．ついで胎児染色体検査・胎児貧血検査を行い，母体の血清検査（TORCH）で胎児の先天感染を除外する．
③ 胸腔穿刺により胸水が漿液性（心不全，胎児水腫に合併）か乳糜性を鑑別する．穿刺で吸引される胸水は清澄，黄色であるが，細胞分析によりリンパ球 80％以上[1]であると乳糜胸と診断される．

(b) 予　後

Manning[2]によると胸水をもつ児の周産期生存率は，在胎週数別では妊娠 31 週の出生で 11％，妊娠 32 週以降の出生で 61％となる．胸水単独の場合の生存率は 80％，腹水・皮下浮腫を合併すると 41％である．また胸水が一側性の場合，生存率は 100％であるのに対し，両側性では 52％である．

(c) 管　理

ⅰ）保存的療法

単独の胎児胸水の約 12％は自然吸収されるので，特に一側性，縦隔偏位を伴わない，増量しない胸水では 2 週間毎の超音波検査で経過をみる[1]．縦隔偏位を伴い，肺圧迫の著しい胸水は肺低形成予防のため胎内治療を行う．

ⅱ）胎内治療

治療の対象は[2]，
① 妊娠 32 週以前．
② 両側性に大量の胸水がある．
③ 構造的に正常（染色体異常・胎児水腫のない）な児である．

このほかの児については妊娠中断も論議すべきとされる．さらに妊娠 35 週以降では分娩直前に胸腔穿刺をして，胸水を排除しておくと新生児蘇生に有利である．

治療には反復胸腔穿刺と胸腔-羊水腔シャント造設がある．胸水は穿刺後 10 日以内に，大多数は 24 時間以内に再貯留するのでくり返し胸水除去を行う必要があるが，反復穿刺で胎児の循環血液量の減少，低蛋白血症を招くことがある．

頻回の穿刺を必要とする妊娠早期・中期（32 週未満）の場合は，シャント造設を考慮する．

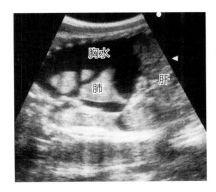
a．縦断面像

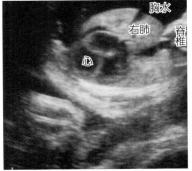
b．横断面像

図 III.7-4　右側の胎児胸水（妊娠 35 週）

縦隔偏位があり，胸腔穿刺により胸水のリンパ球 93％で乳糜胸と診断された．

［胸腔穿刺の手技］

① 母体腹壁に局所麻酔を施し，穿刺には 20〜21 G の PTC 針またはルンバール針を用いる．

② 超音波ガイド下に針先を胎児胸郭側方の肋間腔まで進めた後，勢いをつけて 1 度で胸腔を穿刺する〔できるだけ胎盤をさけ，また中央部穿刺（心損傷）・下方穿刺（肝・脾裂傷）もさける〕．

③ 針先が肺組織を傷つけない深さにあることを確認後，スタイレットをぬき，ゆっくりと胸水（50〜150 ml）をなくなるまで排除する．

④ 胸水は細胞検査，生化学検査に提出する．染色体検査にも役立つ．

⑤ 穿刺針を抜き，別の針で反対側胸腔を穿刺して同様操作を行う．

⑥ 穿刺後は肺の拡張，遺残胸水を観察する．

［胸腔—羊水腔シャント造設手技］

胸腔—羊水腔シャント術は，心臓と肺への圧迫を除き胎児水腫の改善と肺低形成の予防を目的に行われる．胎児胸腔—羊水腔シャント造設術には，専用の胎児胸水排出用シャントの胎児シャント® を用いる．直後には子宮収縮が増強したり，一過性に羊水が増加したりする事がある．またチューブが胎動や胎脂などで閉塞したり，脱落することもある．脱落後，胸水の増加がみられる場合は，再度，シャントチューブの挿入を検討する．出生直後には気胸を防ぐためにシャントチューブを鉗子等でクランプする．

合併症：稀であるが，胎児出血による 3〜5％ の胎児死亡の危険性もあるとされる．

シャント造設後分娩までの期間は 1〜20 週．分娩は原則として経腟分娩で，出生直後に気胸を避けるためカテーテルを結紮し抜去する[1]．

―付記―

2014 年の診療改定で胎児胸腔・羊水腔シャントチューブ留置術が保険収載となった．

2018 年には手術施行の施設基準が設けられた．内容は以下のようである．

胎児手術としての質を維持する必要性から，治療を施行する場合の条件が必要となっている．

株式会社八光が製造販売する販売名称「胎児シャント」（医療機器承認番号：22300 BZX 00465000　以下本製品という）を使用するに際し，下記の実施基準を満たしている必要がある．

確認する実施基準

A．本製品を用いた手技を実施する施設基準

　1．緊急帝王切開に対応できる設備ならびに NICU を有していること．

　2．麻酔科医，新生児医療を専門とする医師および小児外科医の協力が得られる体制を有していること．

　3．胎児治療を審査できる倫理委員会を有しており，倫理委員会で承認されること．

B．本製品を用いた手技を実施する実施医基準

　1．5 例以上の胎児胸水の診療経験を有する日本産科婦人科学会専門医であること（日本周産期・新生児学会専門医または指導医であることが望ましい）．

　2．胎児胸腔・羊水腔シャントチューブ留置術の経験（少なくとも 2 例以上）があること．但し，1.を満たすが，2.を満たさない場合は，胎児胸腔・羊水腔シャントチューブ留置術の

Memo

乳糜胸

　胸管あるいは胸管に流入するリンパ管が，先天異常あるいは何らかの原因で破綻し，リンパ液が胸腔内に貯留した状態．

　一側性で，右側のことが多く，予後良好とされる．出生後，胸水除去と MCT ミルク（主としてリンパ系でなく門脈系から吸収される）で自然消失することが多い．

Adzickら(1985)の分類	macro cystic type		micro cystic type
Stockerら(1977)の分類	第Ⅰ型	第Ⅱ型	第Ⅲ型
cyst 直径	2cm 以上	0.5～1.0cm	0.5cm 以下
cyst 壁上皮	偽重層線毛上皮	立方－円柱線毛上皮	立方線毛上皮
合併奇形	5％	50％	0％

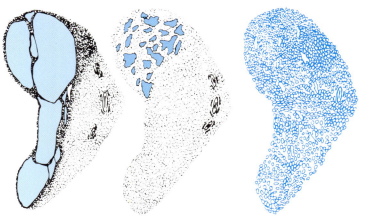

図 III.7-5　CCAM のタイプ別特徴
(Storker, et al : Hum Pathol 8 : 155, 1977)

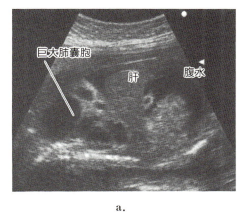

a.　　　　　　　　　　　　b.
　　　　　　　　　　　　　巨大肺嚢胞に心偏位し，胸壁浮腫を認める．
図 III.7-6　先天性嚢胞状腺腫様肺奇形（type II）

豊富な経験（少なくとも5例以上）がある指導医の監督下で実施すること．

2　先天性嚢胞状腺腫様肺奇形 congenital cystic adenomatoid malformation of lung (CCAM)

肺葉構築が完成した後の，終末細気管支の形成異常（異常増殖）である．通常一側性で1肺葉性であり，嚢胞の大きさによって3型に分類される（図 III.7-5）．

(a) 胎内診断

超音波上肺野に嚢胞状エコー（嚢胞壁5 mm 以上）（図 III.7-6）あるいは高輝度の腫瘤様エコ

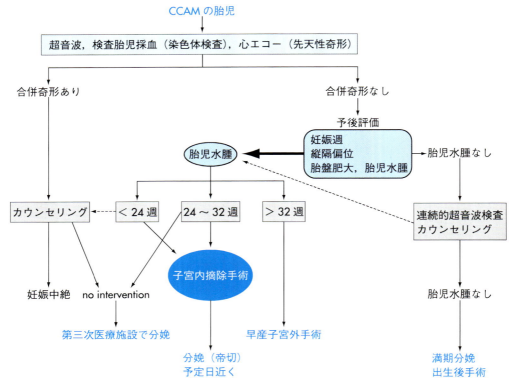

図III.7-7 CCAM合併胎児の管理
(Adzick N, et al: Semin Pediatr Surg 2: 103, 1993 より一部改変)

ー（径5mm以下の小嚢胞が多数集合したもの）を認める．カラードプラー法で血流を認めない．腫瘤が大きいと，その圧迫で縦隔・心が偏位し，さらに下大静脈を圧迫して胎児水腫を，また食道圧迫（通過障害）によりしばしば羊水過多を認める．

鑑別すべきものに，

① 気管支肺分画 broncho pulmonary sequestration（胸郭下部にあるエコー上高輝度，均質性の腫瘤であり，カラードプラー法で大動脈からの流入・流出血管が同定される）
② 横隔膜ヘルニア（胃・腸の蠕動がある）
③ 気管支嚢胞（単一嚢胞であるが鑑別は困難）

などがある．

(b) 管　理

頻回の超音波断層法，カラードプラー法により合併奇形の有無，胎児心機能，胎児水腫の徴候をチェックする．胎児採血により胎児染色体検査を行う．図III.7-7は管理の一例である．

CCAMの一部には腫瘤の自然縮小，自然消失も認められるが，32週以降になって胎児水腫が認められる場合は，新生児科医・小児外科医の待機下に計画出産（産科適応なければ経腟分娩）を行い，出生後罹患肺葉の外科的切除・ECMO治療を行う．致命的な肺低形成がなければ救命可能とされる．母体の腹壁上からの嚢胞内容液の吸引は一時的効果しかない．また胎児水腫例で直視下の胎児肺葉切除術が行われ一定の成績（児生存率50〜60％）を得たとの報告もあるがなお検討が必要である．

予後はタイプよりも病巣の大きさおよび二次的な生理的変化（巨大腫瘤による縦隔転移，肺低形成，羊水過多，特に**胎児水腫**）による．胎児水腫を伴うものは予後が悪く，また高輝度エコーの

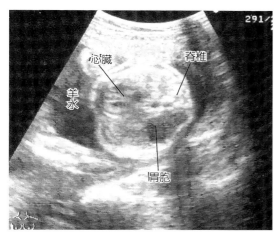

図III.7-8 先天性横隔膜ヘルニア．超音波像
妊娠28週，胃胞（径22 mm）は心を右に圧排．

micro cystic typeも肺低形成，胎児水腫と関連し，予後不良のことが多い．高度の肺低形成では生命予後が悪く，中等度の肺低形成では肺高血圧が長期間持続する．

3 先天性横隔膜ヘルニア congenital diaphragmatic hernia〈CDH〉

横隔膜の欠損部を通じて胃，小腸，ときに肝が胸腔内に嵌入したもの．妊娠8～10週頃の横隔膜の癒合不全により生じ，頻度は2000～3000分娩に1例である．

本症の90%は後外側にあるBochdalek孔ヘルニアであり，そのうち80%は左側に発生する．

(a) 診 断

胎内診断は妊娠18週頃よりなされ，約75%の例が出生前診断される．超音波像の特徴は，

① 胸郭内に胃・腸管像（液を満たした囊状エコーで蠕動運動がある）を心四腔断面のレベルで認める．
② 心臓の偏位，縦隔偏位がある．
③ 嵌入した消化管の通過障害のため，約70%に羊水過多を認める．縦断面ではドーム状の横隔膜の走行が認められない．

であるが胎児MRIはより正確な診断に有用である．

奇形合併を50%以上に認める．まず腸回転異常が高頻度で，ついで中枢神経系異常，心奇形（23%）の順である．染色体異常（18, 21, 13トリソミー）も2～10%に合併する．

(b) 予 後

予後は不良で死亡率は30～40%と高い．死亡の主原因は，胎児肺が長期間圧迫されたための，
① 肺低形成と肺成熟遅延
② 肺血管の変化に起因する肺高血圧症
③ 合併奇形

である．容易に出生前診断される次のような症例は重症であり，特に予後は悪い．すなわち，
① 妊娠25週以前の診断（74～100%死亡）
② 胸腔内に拡張した胃
③ 心室偏位を伴い，左室系の発達不良
④ 胸腔内に肝の一部が脱出
⑤ 羊水過多

を認める症例である．

(c) 管 理

精密な超音波検査により合併奇形（特に心奇形）の有無を検査し，肺低形成（肺胸郭比）を推測し，ついで胎児染色体検査を行う．染色体正常で単発，肝嵌入がなく，30週以前の場合は子宮内手術の効果が評価され，発展しつつある．現在，母体開腹後子宮壁より細径の内視鏡を挿入し胎児気管をクリッピングして気管を閉塞させ肺容量を増加させる方法（胎児気管閉塞術）も行われている[12]．しかしまだ試験的であり，妊娠早期に診断された場合は人工妊娠中絶も考慮すべきである．分娩は自然陣痛発来を待って経腟分娩が選ばれる．出生時は第1啼泣させることなく挿管し，消化管への空気の流入をおさえる．胎児麻酔後帝王切開で出生させ，直ちにHFO管理する方法もある．出生後，高頻度換気法（HFO），NO吸入療法，膜型人工肺（ECMO）を駆使して予後の改善はみられているが，なお死亡率は高いので，子宮外修復のための早期娩出は試みられるべきではない．

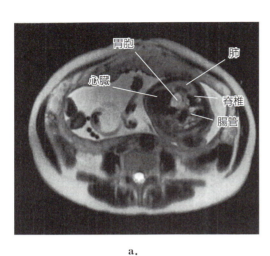
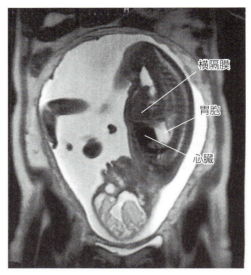

図 III.7-9 先天性横隔膜ヘルニアの MRI 像
妊娠 33 週, 左胸腔内に嵌入した胃・腸により, 心臓は右に圧排されている.

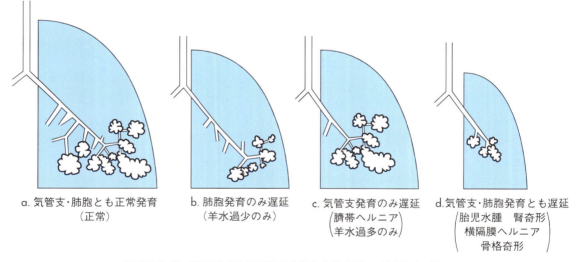

図 III.7-10 肺低形成の組織学的分類と合併奇形 (中村康寛, 他[4,5])
正常の肺発達では妊娠 18 週までに細気管支分岐が完成するので, それ以前の胎児早期の障害では細気管支分岐の減少と肺細葉の発達遅延に陥り, それ以後の時期での障害は肺細葉の発達にのみ影響する.

4 肺低形成 pulmonary hypoplasia と dry lung syndrome

肺低形成は肺の成長障害, すなわち気管支分岐の不足や肺胞数の減少(細胞の数や大きさの低下)を示す疾患であり, 換気をする肺胞表面積が小さすぎて生命保持に必要な換気のできない状態である. 現在も治療が困難で胎児期からの管理が注目されている. Nakamura ら (1992)[4]は図 III.7-10 のように分類している.

(a) **発生要因** (表 III.7-3)

胎児肺の正常な発育には,

① 胸腔内に肺の発育する空間のあること

表 III.7-3　肺低形成の発生要因

1. 胎児胸郭容積の減少
   - a）物理的圧迫…先天性横隔膜ヘルニア，胸郭腫瘍，胸水貯留（胎児水腫）
   - b）羊水腔狭小化による胎児胸郭・横隔膜の圧迫
     - 遷延性羊水減少……胎児尿産生不全：腎無形成，低形成（Potter 症候群），尿路閉塞
     - 羊水喪失：前期破水（羊水ポケット 2 cm 以下）
2. 胎児呼吸様運動阻害……筋骨格系疾患，中枢神経系異常
3. 羊水腔−気道圧の圧勾配増大による肺液 lung fluid の過剰流出
4. 先天異常（染色体異常）……21，18，13 トリソミー

表 III.7-4　肺低形成の評価・診断に用いられるパラメーター

胎内評価
- 肺面積の測定（正常範囲は図 III.7-11）
- 肺胸郭断面積比（胸腔面積−心臓面積/胸腔面積）×100
  （正常値　妊娠週数を問わず 0.52±0.04（S.D））
- 肺長 lung length（正常範囲は図 III.7-12）
- 胸囲/腹囲 TC/AC（正常範囲 0.89±0.12（2 SD））
- 胸郭周囲径（心四腔断面レベルにおける正常範囲は図 III.7-3）

出生後の診断
- 胸部 X 線：ベル型胸郭，小さい肺，横隔膜挙上（第 7 肋骨の位置）
- 重篤の呼吸障害

剖検肺による確定診断
- 肺重量/体重比（L/B）（在胎 20〜27 週で 0.015 以下．28 週以上で 0.012 以下で診断される）
- 終末細気管支あたりの肺胞数の計測
  （radial alveolar count）
- 肺内 DNA 定量

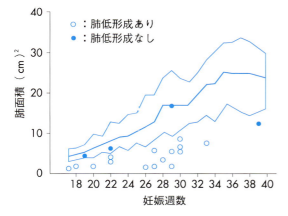

図 III.7-11　妊娠週数毎の胎児肺面積（平均±2 SD）の推移とハイリスク児 19 例の肺低形成の有無　　（Maeda H, et al[6]より一部改変）

② 適量の羊水があり胎児が呼吸様運動をすること

が必要である．肺低形成をきたす主な原因は表 III.7-3 の通りであるが，近年，肺液の過剰流出が，肺低形成の最も重要な要因と考えられている．

(b) 胎内診断（表 III.7-4）

Maeda ら（1993）[6]は，

① 肺面積（胎児呼吸様運動のない心拡張期で，心房室弁レベルの胸郭横断面における肺面積）を測定し（図 III.7-11），平均−2 SD を下まわる場合に肺低形成が存在する

と報告し，長谷川ら（1989）[7]は胸水貯留例や横隔膜ヘルニアにおいては，

② 肺胸郭断面積比（心 4 chamber view の描出される断面で心拡張末期に計測）が出生前

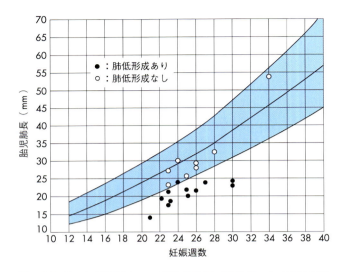

図 III.7-12　妊娠週数毎の正常胎児肺長（平均値＋95％予測値）の推移と破水例の肺低形成の有無

(Roberts AB, et al[8]より改変)

肺長は胎児縦断面で，無呼吸時に測定した横隔膜凸面上の肺底部から，鎖骨に隣接した肺の先端までの距離．

評価に有用（健常児は平均0.52±0.04，低下は＜0.26，生存限界はHFO使用下で0.07前後と推定され[11]，0.3以上では高度の肺低形成はない）．
と報告している．

肺の長軸長（lung length）を計測する方法もある[8]（図III.7-12）が，計測時の再現性に劣る面がある．

③胎児MRI検査：肺低形成を肺の大きさだけでなく質的に成熟度まで評価できると期待される．

また，Van Eyckら[9]は母体にブドウ糖を投与し，胎児呼吸様運動を誘発すると肺低形成例では肺血管抵抗の増加によりductal blood velocity（動脈管血流速度）が減少するという．

(c) 管　理

長期羊水流出例に対しては，妊娠18週頃より経腹的・経腟的な人工羊水灌流法で羊水量を増し，また感染を防止する試みがなされている．胸水貯留例は反復胸腔穿刺が有効であり，胸腔－羊水腔シャントも試みられている．横隔膜ヘルニアに対しては胎児手術成功例も報告されている[10]が，今後，なお検討が必要である．

出生後は高頻度振動換気法による人工呼吸管理が必要でNO（一酸化窒素）吸入療法，ECMO等も行われる．予後は肺低形成の程度によるが不良なことが多い．

[dry lung syndrome]

長期羊水流出例で肺低形成に至らないが，肺液が過剰に流出し，肺胞が小さいまま硬化した状態をいう．

出生後，肺が固く肺コンプライアンスがきわめて低いため，高い換気圧を必要とするが，一日以内に急激に肺のコンプライアンスが改善し，短期間で機械的人工換気より離脱できる．

【文献】

1) Vaughan JI, Fisk NM, Rodeck CH : Harman CR (ed) : Invasive Fetal Testing and Treatment. pp. 219-239, Blackwell Scientific Publications, 1995.
2) Manning FA : Fleischer, Manning, Jeanty, et al (ed) : Sonography in Obstetrics and Gynecology

Principles & Practice (5th ed). pp. 704-706, Appleton & Lange, 1996.

3) Adzick N, et al : Journal Pediatr Surg 28 : 1-6, 1993.

4) Nakamura Y, Hamada K, Yamamoto I, et al : Arch Pathol Lab Med 116 : 635-642, 1992.

5) 福田清一，河野勝一，中村康寛：周産期医学 23(4)：465-470，1993.

6) Maeda H, Nagata H, Tsukimori K, et al : J Perinat Med 21 : 355-361, 1993.

7) 長谷川利路，鎌田振吉，窪田昭男，他：周産期

医学　19(3)：395-399，1989.

8) Roberts AB, Mitchell JM : Am J Obstet Gynecol 163(5) : 1560-1566, 1990.

9) Van Eyck, et al : Am J Obstet Gynecol 163 : 558, 1990.

10) Adzick NS, Harrison MR : Lancet 343 : 897, 1994.

11) 鎌田振吉，他：新生児誌 34(4)：757，1998.

12) Harrison MR. et al : J Pediatr Surg 33 : 1017-1023, 1998.

8. 胎児腹部の異常

a 腹壁の異常

胎児腹壁より臓器脱出を認める場合は臍帯ヘルニア，腹壁破裂を考える。脱出臓器が包まれている場合は臍帯ヘルニア（非破裂型）であり，合併異常頻度（約60％）は腹壁破裂と異なり高い。

1 臍帯ヘルニア omphalocele

出生5,000に1例の頻度。腹壁の欠損が正中線上で臍帯付着部位にあり，腸管・胃・肝が臍帯起始部に嵌入したもの（図III.8-1,2）。ヘルニア嚢は2層（外は羊膜，内は腹膜）からなるが，破裂すると腸管などが羊水中に浮遊し，腹壁破裂との鑑別が困難となる。

臍帯ヘルニアは染色体異常（18トリソミー，13トリソミーなど）35〜58％と頻度が高く，心奇形（ファロー四徴，心房中隔欠損など）25〜50％，尿路奇形，中枢神経系奇形（約30％）を合併することが多い。Beckwith-Wiedermann症候群（巨舌，肝脾腫大）やCantrell症候群（胸骨下部欠損，横隔膜ヘルニア，心内膜欠損）の部分症状としても認められる。

管 理

超音波検査で合併奇形を詳細に検索し，胎児血による染色体検査を常に考慮すべきである。合併奇形のない場合の分娩は，ヘルニア嚢破裂の危険性があれば帝王切開を行う。

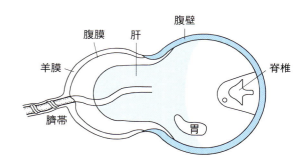

図III.8-2 臍帯ヘルニアの模式図

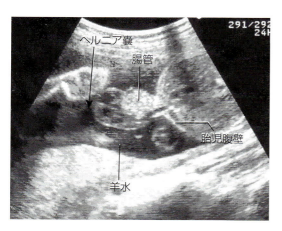

図III.8-1 臍帯ヘルニア（非破裂型）の胎児超音波横断像

妊娠28週1日。18トリソミー，ヘルニア嚢内（矢印）に腸管を認める。

2 腹壁破裂 gastroschisis

腹壁全層に欠損があり，腹部臓器（主として小腸，肝は稀）が直接羊水中に脱出した状態である（図III.8-3）。腹壁欠損部は臍帯付着部の右側が多く，臍帯は欠損部に隣接した左側に正常に付着する。合併奇形の頻度は低く，消化管奇形（消化管閉鎖，腸回転異常症など）；（8％）を伴うことはあるが，染色体異常・心奇形などは稀である。したがって，他に所見がなければ，胎児染色体検査は必要ない。羊水中・母体血中のα-feto-proteinは高値を示す。

管 理

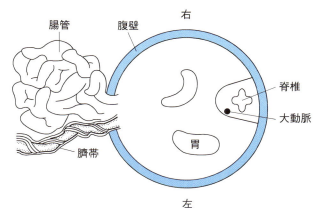

図 III.8-3　腹壁破裂の模式図

　脱出した腸管は羊水中の蛋白分解酵素などで炎症を生じるので，腸管壁の肥厚，蠕動低下による管腔の拡大がある場合にのみ，早期の娩出を考慮するが，可能な限り満期までの胎内管理が望ましい．分娩は陣痛発来を待ち，帝王切開も選択されるが，現在は経腟分娩が選択されることが多い．
　一般に予後は良好である．

b　胎児消化管疾患

　胎児は妊娠10〜11週頃より嚥下運動を行い，妊娠24週頃より活発となる．嚥下された羊水は消化管に貯留し，超音波像では echo free space として認められる．
　胃は早ければ妊娠12週頃より，大体13週には囊胞像として左上腹部に描出され，妊娠24週頃には胃特有のとっくり状に観察される．
　小腸は妊娠20週から観察可能となり，28週以降は内腔に液体のゆっくりした移動（蠕動運動）が認められる．胎便は18週頃より形成される．
　大腸は妊娠後期になって，低輝度の長い管状で小腸を取り囲むように観察され，妊娠30週頃にはハウストラも観察される．
　胎児消化管疾患では消化管閉塞・狭窄が多く，消化管穿孔・胎便性腹膜炎・腸回転異常もみられる．

　消化管閉鎖は食道から肛門に至るまで，あらゆる部位に起こりうるが，十二指腸閉鎖についで空回腸閉鎖が多い．
　消化管に閉塞があると，それより上部の消化管は拡張して囊胞状にみえ，それより下部の消化管はスキャンされない．胃幽門部・十二指腸上部の閉鎖では単囊胞，十二指腸下部の閉鎖では2囊胞，空腸上部では3囊胞，それ以下では多囊胞性となる．
　胎児の消化管は羊水排除の主ルートであるため，その異常は羊水過多を合併することが多く，頻度は十二指腸までの閉鎖では約50％にみられ，十二指腸以下の閉鎖では少ない．また染色体異常や心血管系奇形の合併頻度も高い．
　消化管異常単独の場合，根本的な胎児治療の適応は少なく，妊娠を継続して，産科適応がなければ経腟分娩を行い，出生後に根治手術が行われるが，第三次施設への母体搬送が望まれる．

1　食道閉鎖 oesophageal atresia，気管食道瘻

　妊娠27〜29週になって羊水過多があり，胃胞が認められない（30分間観察して），または胃胞が小さい場合本症を疑う．
　分類は図 III.8-4 に示されるが，Gross A, B 型

は上部食道と胃に交通がなく，胃胞は描出されない．しかし 90％の症例（Gross C, D, E 型）は上部食道と気管の瘻孔を伴うため，羊水は気管を経て胃に流入し，羊水過多もなく，胃も正常に描出されることがある．頻度の高い Gross C 型の出生前診断は約 30％とされる．このような例では，出生直後より口や鼻から多量の泡状の分泌物を吐き出し，嘔吐するときに咳がみられる．

(a) 管　理

本症は心血管系奇形（VSD など），消化管（鎖肛など）・腎奇形および染色体異常（18 トリソミー，21 トリソミー）の合併頻度も高いため，超音波検査で心奇形などの奇形を検索し，胎児染色体検査（羊水穿刺・胎児採血）を行う．

羊水過多症に対しては羊水排除を行うか，妊娠 32 週未満であればインドメサシンによる尿産生の抑制（☞ p. 189）も有効である[1]．

(b) 予　後

治療として I 期的食道吻合法が推められているが，出生体重 1500 g 以上の救命率は 88〜90％，1500 g 未満では 60〜66％とされる[2]．

死亡の危険因子は重篤心奇形と RDS である．

2　十二指腸閉鎖　duodenal atresia

先天性腸管閉塞症のなかで最も頻度は高く，約 40％を占める．妊娠 8 週終り頃，閉塞した十二指腸腔内に再疎通が生じるが，その過程の障害で発生する．

妊娠 20 週以前の診断は困難であり，妊娠 29 週前後の診断が多い．

(a) 診　断

超音波断層像は羊水過多が特徴的で約 50％に認められる．十二指腸上部閉鎖では拡大した胃胞像が，下部閉鎖では隣接した二つの楕円形の嚢胞状エコー，いわゆる "double cysts sign"（生後は X 線上 double bubble sign と呼ばれる）像が特徴である（図 III.8-5）．これは胃と十二指腸第 1 部の両方が拡張したもので，二つの嚢胞間に連

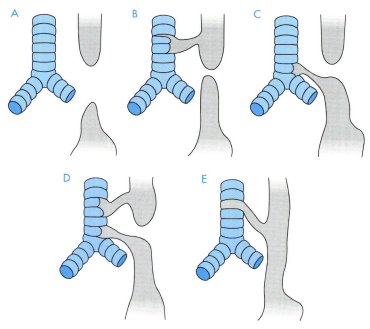

図 III.8-4　食道閉鎖症 Gross の分類
出現頻度は C 型が圧倒的に多い（約 88％）．

続性があり，観察していると蠕動によって嚢胞形状が変化する．連続性のない場合は総胆管嚢腫，大網嚢腫が胃胞と同時に観察された場合を鑑別する．

なお，この"double cysts sign"は輪状膵や腹膜帯（peritoneal bands）による腸管外からの閉鎖でも生じる．

(b) 合併症

他の胎児奇形の合併率が50〜70％と高く，染色体異常（特に21トリソミー）（30％），心奇形（30％），そして消化器奇形（25％）（腸回転異常8％，鎖肛5％，食道閉鎖3％），膵異常を認める．50％に早期よりの胎内発育不全が報告されている．

(c) 管理

超音波断層法で①心奇形・消化器奇形を検索し，②胎児染色体検査（羊水穿刺，臍帯穿刺）を行う．羊水過多症に対しては食道閉鎖と同様に対処する．妊娠末期に原因不明の胎内死亡があるので，頻回（週1回）の胎児評価を必要とされる．

Down症，他の合併奇形があっても予後不良の症例にはならないので，妊娠中絶の適応にはならない．出生後早期に十二指腸吻合が行われる．

3 空腸・回腸の閉鎖 atresia of jejunum and ileum

十二指腸閉鎖についで頻度が高い．超音波像はTreitz靱帯付近の空腸閉鎖では胃と十二指腸および空腸起始部の拡張（小腸内径7 mm以上[3]）による3嚢胞（triple cysts）が認められ（図III.8-6），それ以下の部位の閉鎖では多嚢胞性に観察され，嚢胞が多いと蜂の巣状パターンでみられる．羊水過多は閉鎖部位が下部ほど頻度は少なく，空腸閉鎖で30％，回腸閉鎖で16％にみられ，出現時期も遅く，程度も重症でない．

閉塞の原因は腸管の血行障害によるとされ，食道閉鎖・十二指腸閉鎖（発生異常による）と異なって他の合併奇形（染色体異常や消化管外奇形）の頻度は低い．消化管系合併症としては，腸回転異常，胎便性腹膜炎，腸軸捻転，臍帯ヘルニア，cystic fibrosisがあげられる．

妊娠中は腸管穿孔に注意しつつ経過観察でよく，早期娩出による利点はない．予後は一般に良好である．

[**胎便性イレウス** meconium ileus]

濃厚粘稠な胎便による下部回腸の閉塞であり，胎便性イレウスの90％は膵線維性嚢胞症（cystic fibrosis）に続発する[5]．欧米では多いが日本では少ない．

超音波検査で腸管は拡張し，輝度が高く，腸管内に高輝度の塊り（hyperechoic fetal bowel；図III.8-7）が観察される．

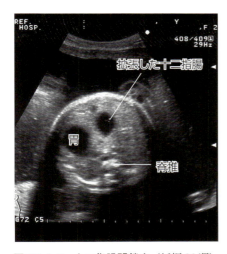

図III.8-5 十二指腸閉鎖症（妊娠36週）
double cysts signがみられる．

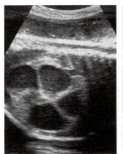 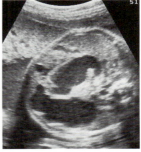

図III.8-6 小腸（空腸・回腸）閉鎖
腹腔内に著明に拡張した腸管を多数認める．

腸管が穿孔すると胎便性腹膜炎を生じる。hyperechoic fetal bowel は cystic fibrosis, 染色体異常（18, 21 トリソミー），サイトメガロウイルス感染と関連があるので，これが認められるときは胎児染色体分析，cystic fibrosis の胎内 DNA 診断（絨毛採取，胎盤 biopsie，羊水穿刺）を含め，両親のカウンセリングを行う．

4 胎便性腹膜炎　meconium peritonitis

胎便が腸管に貯留しはじめる胎生 4 カ月以降に発症する．消化管が何らかの原因で穿孔して胎便が腹腔内に流出し，その胎便の化学的な刺激で起こる無菌性腹膜炎である．

穿孔の原因としては腸閉塞，腸重積症，腸軸捻転症などの腸管通過障害が多く，血栓症などの血行障害も関係する．

超音波所見は発症後の時間経過により変化する．穿孔初期には胎児腹水がみられ，拡張した腸管が多数の小囊胞として認められる（generalized type；27 %；図 III.8-8）穿刺した胎児腹水の細胞診検査では，吸引した羊水に由来する扁平上皮，生毛そして好中球，組織球，リンパ球が認められる[7]．穿孔後時間がたつと腹腔に胎便による高輝度像が散在的に（snow storm sign），輪状に観察され（84 %），石灰化が認められる．穿孔後，瘻孔が閉鎖せず，継続して胎便が流出すると穿孔部位付近に，石灰化した壁をもつ囊腫が形成される（cystic type）．羊水過多の合併が多い．腹水・腸管拡張のないとき予後は良好であるが，胎児腹水の急激な増加，胎児腹囲の急激な増大，胎児機能不全の認められるときは早期娩出が必要であり，コルチコイド投与で肺成熟を促進後娩出を行う．分娩様式は経腟分娩でよいが，分娩時の abdominal dystocia（膨隆した腹部による難産）への注意が必要である．

5 直腸・肛門閉鎖

出生 5,000 に 1 の頻度で，病型は直腸盲端と恥骨直腸筋の位置関係により図 III.8-9 のように 3 型に分類される．

超音波所見は下腹部または骨盤腔内の腸管拡大（大腸内径 24 mm 以上[3]）がみられ，腸管内の高輝度の石灰化胎便が特徴的[6]とされるが診断は困難なことが多い．

心血管系，泌尿器系奇形の合併症が多い．

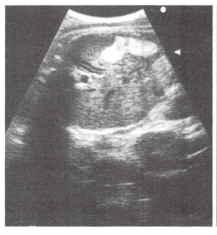 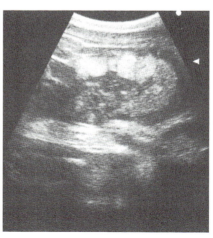

a　　　　　　　　　　　b
図 III.8-7　hyperechoic fetal bowel（妊娠 42 週）

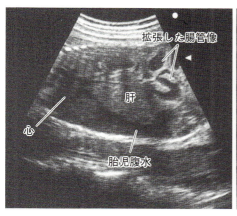
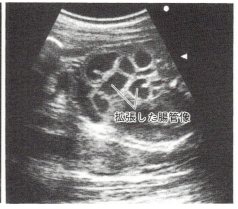

a．縦断像　　　　　　　　　　b．横断像

図III.8-8　胎便性腹膜炎（妊娠32週3日）
胎動減少を自覚により11日目．回腸末端部穿孔．羊水過多．a で膨大した腸管と腹水により横隔膜が挙上し，心臓は頭側に偏位．

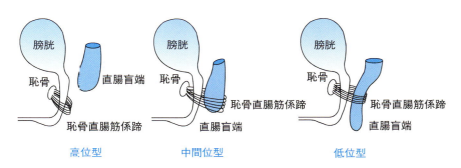

図III.8-9　直腸肛門奇形の基本病型
（小川雄之亮，他編：新生児学．p.534，メディカ出版，1995）

c 胎児卵巣嚢腫

女児の下腹部に円形または楕円形でみられる．ほとんどが片側性，単房性で良性である．母体血中の高エストロゲン量や胎盤性 hCG に刺激されて徐々に増大したもので，新生物は少なく，出生後縮小するものもある．診断は超音波検査により，胎児腹部の片方に位置した嚢腫であり，尿路系・腸管が正常であることを確認して行う．

4 cm 以上で茎捻転を生じやすく，腫瘤が急増大し，内部のエコーパターンが充実性・嚢腫性部分の混在を示すようになると茎捻転合併が疑われ（図III.8-10），その場合，児が生育可能であれば適切な急速遂娩を行い，出生後嚢腫を核出して，卵巣機能の温存をはかるべきとする報告がある．10 cm 以上の巨大な場合は，胎内で嚢腫内容液の穿刺吸引が選択される[8]．

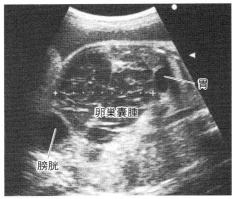
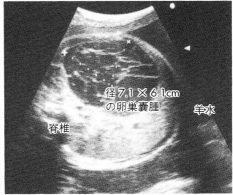

a．縦断像　　　　　　　　　　　　　b．横断像
図 III.8-10　左卵巣嚢腫の茎捻転（妊娠 36 週）

【文献】
1) Manning FA : Fetal Medicine, Principles and Practice. p. 529, Appleton & Lange, 1995.
2) Spitz L : J Pediatr Surg 31 : 19-25, 1996.
3) Callen PW, ed : Ultrasonography in Obstetrics and Gynecology (3rd ed). p. 359, W. B. Saunders, 1994.
4) 増山　寿，森　巍，亀岡一裕：愛媛県病誌　26：68，1990．
5) Reed GB, et al (ed) : Diseases of the Fetus and Newborn (2nd ed). p. 597, Chapman & Nall medical, 1995.
6) Shalev E, et al : Acta Obstet Gynecol Scand 62 : 95, 1983.
7) Shimokawa H. et al : Asia-Oceania J. Obstet. Gynecol. 12(4) : 513-516, 1986.
8) Katz VL et al : Journal of perinatology 16(4) : 302-304, 1996.

9. 胎児泌尿器系異常

a 胎児腎尿路系の超音波像

胎児腎は妊娠4週頃より形成されはじめ，尿産生は妊娠10〜11週よりはじまる．

超音波断層法で，膀胱は12週頃より骨盤腔に類円形の小嚢胞像として認められ妊娠16週以降に膀胱が確定されない場合は異常所見と考えられる．腎臓は妊娠14〜16週頃より同定が可能となり，横断面では脊椎両側に円形構造物として，縦断面ではそら豆形に認められる．妊娠20週では腎の内部構造も観察可能となり，被膜・周辺の脂肪層・皮質はechogenicに，尿を集めた腎洞はsonolucentに描出される．副腎（ときに腎の1/2大）も腎の上極に接して認められる．腎周囲径の腹部周囲径に対する比率はsecond trimester以降0.27〜0.30と一定である．

妊娠20週以降で腎が描出されないと腎の無形成が疑われ，腎のあるべき場所に大きい充実性腫瘤あるいは大小さまざまな嚢胞のみられる場合は嚢胞腎が疑われる．また，腎盂前後径が7 mm以上あれば胎児水腎症として対応すべきとされる．

胎児尿管は通常は描出されないので，尿管の位置に3 mm以上の屈曲した管状構造物を認めるときは水尿管症を考える．腸管との鑑別は，腸管が胎児腹側にあり，蠕動運動を行うことでなされる．

膀胱に過度の拡張が認められるときは，それより下部尿路の閉塞が疑われる．膀胱は妊娠20週頃より蓄尿—排尿の周期が認められ，妊娠28週以降では20〜40分の周期となる．

b 胎児腎機能の評価

胎児腎の時間尿産生量は，妊娠20週頃の約5 ml/時から妊娠末期には30〜40 ml/時に増加する．

糸球体濾過率は妊娠後期には体表面積あたりでほぼ一定の値を示す．尿細管のNa再吸収能は妊娠14週までに機能が始まるため，尿中Na^+濃度は妊娠中期で5〜10%，妊娠34週以降は1%以下となる．

1 羊水量の測定

最も簡単な腎機能評価法である．妊娠16週以降の羊水の主体は胎児尿であるので，羊水量が正常であれば，腎機能はほぼ保たれている．羊水過少は尿量減少を意味し，腎機能障害の手掛りとなる．妊娠中期までに羊水減少のある場合，肺の低形成評価（☞ p. 127）も必要になる．

2 単位時間あたりの尿量測定

最大膀胱容量（直行する3径線の計測値より算出）を経時的に測定し，胎児腎の時間尿産生量を算出する（図III.9-1）．妊娠経過に伴う胎児尿量の変化は図III.9-2の通りである．

3 胎児尿の生化学的検査

膀胱穿刺により得られる胎児尿成分は，Naを除くと妊娠中ほぼ一定で，腎機能正常の場合，酸性，低張性であり，浸透圧は低い（図III.9-3）．

Glickら（1985）はNa>100 mEq/l，Cl>90 mEq/l，浸透圧>210 mom/l，output<2 ml/

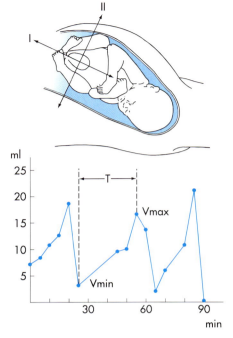

1. 胎児膀胱容量の測定
   胎児脊椎に平行な縦断面で膀胱の縦径（a）を測定し，ついでこれに直角の横断面で前後径（b）および横径（c）を測定．膀胱容量 FBV は

$$FBV = \frac{4}{3}\pi \cdot \frac{a}{2} \cdot \frac{b}{2} \cdot \frac{c}{2}$$
$$= 0.52 \times a \times b \times c$$

である．この FBV の観察を5分毎に2時間行う．

2. 時間尿産生量の算出
   1時間あたりの胎児尿産生量

$$HFUPR = \frac{V_{max} - V_{min}}{T\,(min)} \times 60$$

図 III.9-1　胎児の尿産生量の算出法
（広瀬賢三，他：周産期医学　20：1294，1990）

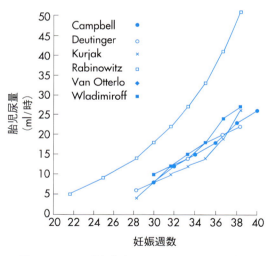

図 III.9-2　正常妊娠経過に伴う胎児尿量の変化
6人の研究者のうち5人は15分毎に測定し，Rabinowitz は5分毎に測定．
(Gilbert WM, Brace RA：Seminars in Perinatology 17：152, 1993)

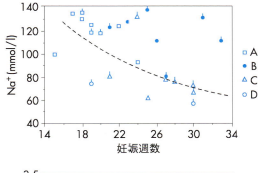
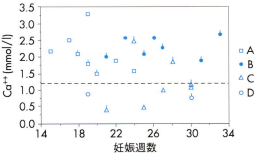
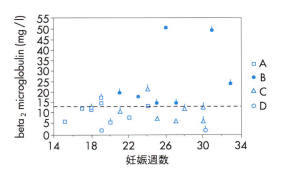

尿中 β_2 ミクログロブリン値のシャント術実施参考値

図 III.9-3 胎児尿組成の正常上限値

(Lipitz S, et al : Am G Obstet Gynecol 168：174, 1993)

時の場合は尿細管再吸収障害による不可逆性の腎機能障害が示唆され，予後不良と報告し[1]，Nicolaides ら（1992）は尿中 Ca 高値，Na 高値のいずれかの存在は腎不全のよい指標になると報告している[2]．

また β_2 microglobulin 値（正常値 $0.56±0.5$ mg/l）もよい指標とされ[3]，SDS-PAGE 分析（sodium dodecyl sulfate を用いた polyacrylamide gel electrophoresis）による尿蛋白の分離も腎障害の場所と程度の評価に役立つとされる[4]．尿組成検査は蓄積された過去の尿についての検討であるので，検査回数を増すほど診断精度は高まる．

4 カラードプラー法による腎動脈血流測定

腎動脈は腎門部に入った後，5本の分節動脈に分かれ，さらに枝分かれしていくが，腎実質の末梢血管抵抗（図 III.6-18）は障害腎で上昇する．腎動静脈の描出不可の場合，腎無形成の傍証となる．

C 胎児腎尿路系疾患

胎児診断で頻度が多いのは，閉塞性尿路疾患，嚢胞性腎病変，腎の無形成・低形成である（表 III.9-1）．腎異常と関連して羊水過少，胎児肺低形成の認められることがある．

1 閉塞性尿路疾患

尿路の閉塞は男児に多い．部位は，

表 III.9-1 代表的胎児泌尿器系疾患

1．閉塞性尿路疾患
腎盂尿管移行部狭窄
膀胱尿管移行部狭窄
尿道閉塞（後部尿道弁，先天性尿道狭窄）
2．嚢胞性腎奇形
小児型多発性嚢胞腎
多嚢胞性異形成腎
（成人型多発性嚢胞腎）
3．腎無形成（片側性，両側性）
鑑別疾患
消化管系の閉塞（十二指腸閉塞など），卵巣嚢腫

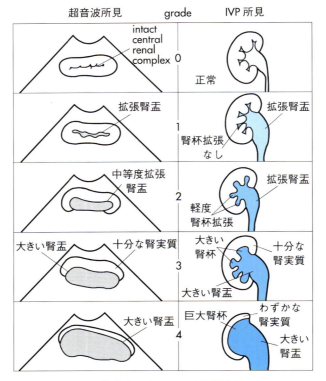

図 III.9-4　超音波検査による胎児水腎症の grade
(Society for Fetal Urology による分類, Kletscher B, et al[5] より一部改変)

　① 腎盂尿管移行部
が最も多く (67%), ついで,
　② 尿管膀胱接合部
　③ 後部尿道弁による通過障害
の順である. 閉塞部より上方は尿停滞による拡張がみられ, ①の部位の閉塞では患側の水腎症を, ②の部位では患側の巨大尿管症, 水腎症を伴い, ③では持続的に拡張した膀胱 (巨大膀胱) と後部尿道, 両側の巨大尿管・水腎症が特徴的で, ほとんどが男児である. 拡張の程度については Society for Fetal Urology による分類がある (図 III.9-4).

　胎児水腎症の診断には, 腎盂前後径の計測 (図 III.9-5,6) が最も簡単で感受性が高い. Arger ら (1985) は腎盂前後径 10 mm 以上, and/or 腎盂幅/腎幅比 0.5 以上を水腎症と診断する[6]が, Harrison ら (1990) は腎盂前後径 10 mm 未満で

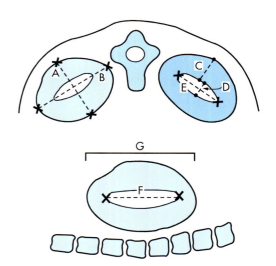

図 III.9-5　超音波断層法による腎計測
腎の前後径 (A) と横径 (B), 腎実質の厚さ (C), 腎盂の前後径 (D) と横径 (E), 腎盂の長さ (F), 腎の長さ (G)
(Corteville JE, et al : Am J Obstet Gynecol 165 : 385, 1991)

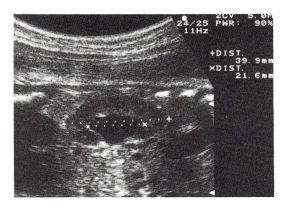

図III.9-6 水腎症（腎盂の長さ，腎の長さの計測）

表III.9-2 両側閉塞性尿路疾患をもつ胎児の予後判定基準

予後	診断時の羊水量	超音波断層像	胎児尿					
			Na (mEq/l)	Cl (mEq/l)	Osmolarity (mOsm/l)	Urea	Ca (mmol/l)	β_2ミクログロブリン
不良	中等〜高度減少	嚢胞腎	>100	>90	>210	<4	>1.75	＋
良好	正常〜中等減少	正常	≦100	≦90	≦210	>4	1.6	(－)または痕跡的

(Harrison MR, et al[8], Manning FA[9])

あっても腎杯拡張を伴う場合，水腎症と診断している[7]．

予後については腎盂前後径9mm以下の水腎症は生後1年以内に自然消失する例の多いことが知られているが，Carteville ら（1991）は妊娠33週以降で腎盂前後径7mm以上は出生後3〜4週間の経過観察が必要としている．15mmを超える場合は，出生後外科的治療を行うことが多い．尿量・尿組成から評価する場合はHarrisonら[8]の表III.9-2のような基準がある．出生後は，出生直後に尿量が一時的に減少して水腎症がはっきりしないことがあるため，生後3日以降に超音波検査を行うことがすすめられている．

管　理（図III.9-7）

詳細な超音波検査で他の奇形を除外し，胎児染色体検査を行う．羊水過少を伴わない片側性あるいは両側性の水腎症はほぼ正常な腎機能と肺機能を有しているので，通常，胎児期の治療を必要としない．

治療の対象となるのは尿路閉塞による両側の水腎症で，①羊水過少を伴い，そのため肺低形成を生じる可能性があり，②妊娠32週未満[9]の場合である．③他の合併奇形，染色体異常（13，18トリソミーなど）のある場合は適応とならない．よい適応として下部尿路通過障害で腎機能障害が進行性のものがあげられる．

手術時期としては総腎機能がいまだ廃絶していない時期のみであり，膀胱穿刺尿の生化学的検査（電解質濃度，β_2ミクログロブリンなど）などを基に判断される（図III.9-3，表III.9-2）．Christianらは羊水過少による肺の低形成，尿路内圧上昇による腎障害の予防のため，少くとも妊娠20週以前にシャント術を行う必要があるといい，小林ら（1994）[10]は下部尿路閉塞症に対し妊娠15〜16週に行うことが望ましいとしている．

胎内治療には，

①経皮的尿路（膀胱または腎盂）—羊水腔シャント術

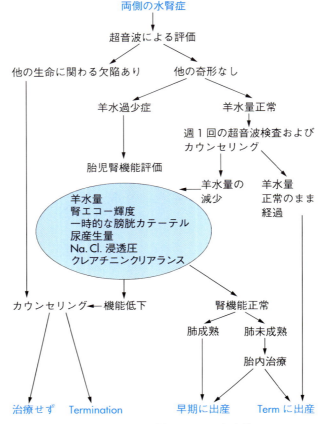

図 III.9-7　胎児両側水腎症の妊娠中管理
(Glick PL, et al : Journal of Pediatric Surgery　20：376, 1985. 遠藤　力, 他, 1992.)

② 後部尿道弁閉鎖に対し胎児鏡下に行うレーザーまたは機械的な尿道閉鎖解除術[2)10)].

があるが，非常に小さい児，後部尿道閉塞例には，

③ 断続的の膀胱穿刺→尿排除による尿路系減圧

も有効である．

　超音波ガイド下の膀胱・羊水腔シャント術にあたって羊水過少が高度であると，胎児―子宮間に間隙がなく，超音波像も不明瞭となり，手技的に困難であるので，羊水注入をあらかじめ行うと有利とされる．カテーテルは double-pigtail ポリエチレンカテーテル，ダブルバスケット型カテーテル[9)]が用いられる．シャント術の治療成績[13)]は生存率は 60％前後，腎不全が 1/3 あり透析や腎移植が必要となり腎機能が正常なのは 50％弱，膀胱機能が正常なのは 50％強であるとされる．

2　嚢胞性腎奇形

　大小不同の多数の嚢胞を脊椎近傍に認めることで診断される．出生前診断される腎の嚢胞性病変は Potter の分類の type I, II である．

(a) **Potter I 型**（小児型多発性嚢胞腎：infantile polycystic kidney）

　常染色体劣性遺伝（責任遺伝子は 6 p 21 に局在）で家族的に発生し，致死的で，生後ほとんど死亡する．10 万出産に 2 例の発生頻度で，再発危険率は 25％である．

　腎尿細管の発生異常であり，1～2 mm の多数の小嚢胞を生じる．腎は常に両側性に著明に腫

9. 胎児泌尿器系異常 ● 143

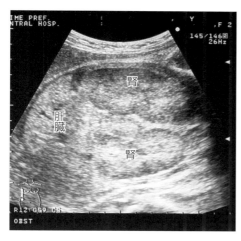

a. 超音波断層像縦断面像

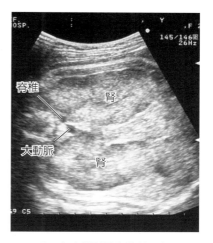

b. 超音波断層像横断面像

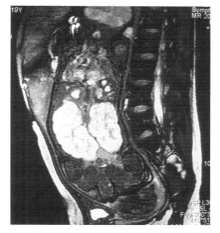

c. MRI像（縦断面像）

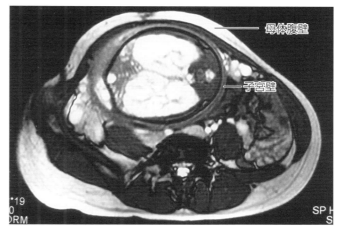

d. MRI像（横断面像）

図III.9-8　小児型多発性嚢胞腎（Potter I型，妊娠37週）
腎は両側性に腫大し，羊水過少を生じる．

大するが，腎盂・腎杯・尿管は正常である．パルスドプラー法では微小循環の障害とresistance index高値を認める．

妊娠20週以降に診断され，腎機能障害のため，尿産生は低下し，膀胱は空で，高度の羊水過少が起こり肺低形成を生じる．また海綿状に腫大した腎は胎児腹部の大部分を占め下大静脈を圧迫する（図III.9-8）．胎児治療法はなく管理として妊娠中絶も考慮に入れる．

(b) **Potter II型**（多嚢胞性異形成腎：multicystic dysplastic kidney, multicystic kidney）

胎生10週以前の尿管芽と後腎の癒合不全によって生じる．正常なネフロン，集合管，腎盂が形成されず，直径1〜2 cmの大小不同の多数の嚢胞が腎被膜に接するように配列しており，腎洞は同定不能である．

妊娠16週頃より診断可能とされ，重症例では正常の腎実質は認められず，腎機能のない多房性の大きな腫瘤として観察される（図III.9-9）．

明らかな遺伝性はなく，片側性のことが多い（70〜80％）．20〜30％に対側腎の尿路系奇形を合併するので，反対側の腎機能の観察がまず重要

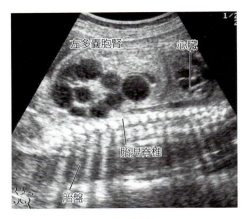
a. 縦断面像

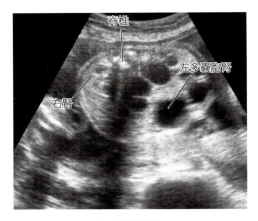
b. 横断面像

図 III.9-9　多囊胞性異形成腎（Potter II 型．妊娠 28 週，羊水過多）

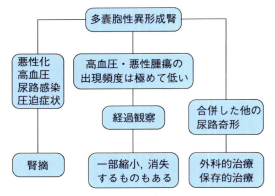

図 III.9-10　多囊胞性異形成腎管理のための
　　　　　　フローチャート
（福田　豊：小児科診療　6：960, 1996）

で，羊水量を頻繁にチェックする必要がある．

　児の予後は片側性の場合良好であり，縮小・消失の可能性もあり，高血圧・悪性化の合併率も低いため保存的に経過観察される（図 III.9-10）が，両側性では極めて不良で，ほとんどが出生後数日以内あるいは新生児期までに死亡する．

（c）**Potter III 型**（成人型多発性囊胞腎：adult polycystic kidney）

　常染色体優性遺伝であり，浸透率は高い．小児期以後の発生が多く，胎児期に診断されることは，ほとんどない．胎児期に両親・近親の既往歴から本症が疑われるときは，胎児採血を行い，遺伝子診断（第 16 染色体短腕に遺伝座）する．

　腎に大小不同の小囊胞が混在するが，腎はその外形を保ちながら，両側，対称性に巨大に腫大する．

3　腎無形成　renal agenesis

　片側性と両側性があるが，散発性で遺伝性はない．片側の場合の予後は良好であるが，両側の腎無形成は **Potter 症候群** とよばれ，妊娠 16 週頃からの高度の羊水過少とそれによる特有の老人性顔貌（広い両眼間，眼の周囲の皺，扁平な鼻と耳），肺低形成，四肢変形，胎児発育不全を合併し，出生直後呼吸不全のため死亡する．

　頻度は 3000～4000 分娩に 1 例であり，男女比は 2.5：1．超音波検査では妊娠 20 週で診断可能とされ腎臓と膀胱が描写されないが，羊水の欠如により画像は悪く，さらに副腎を腎と間違えることがあるので注意が必要である．これに対し，羊水腔に温生理食塩水 200 ml を注入すると観察が容易になるという．超音波検査で 2～4 時間観察して膀胱が描写されない場合，胎児評価のため臍帯穿刺→胎児血液ガス，pH 測定を考慮する．

　人工羊水補充による肺低形成の予防は困難とする報告が多い[11]．

【文献】

1） Glick PL, et al : J Pediatr Surg 20 : 376, 1985.

2） Nicolaides KH, et al : Am J Obstet Gynecol 166 : 932-937, 1992.

3） Lipitz S, et al : Am J Obstet Gynecol 168 : 174, 1993.

4） Holzgreve W, et al : Fetal Therap 4 : 93, 1989.

5） Kletscher B, et al : Journal of Pediatric Surgery 26 : 455-460, 1991.

6） Arger PH, et al : Radiology 156 : 485, 1985.

7） Harrison MR, et al : Harrison MR, et al（ed）: The Unborn Patient. p. 349, W.B. Saunders, 1990.

8） 文献 7）の p. 375.

9） Manning FA : Fetal Medicine Principles and Practice. pp. 543-549, Appleton and Lange, 1995.

10） 小林秀樹，他：周産期シンポジウム No. 12．p. 77，メジカルビュー社，1994．

11） Cameron D, et al : Obstet Gynecol 84 : 872-876, 1994.

12） Quintero, R et al : Prenat. Neonat. Med., 3 : 208 -216, 1998.

13） 左合治彦：小児外科　39：876-880，2007．

10. 胎児骨格・筋の異常

胎児骨格系疾患は稀（1万〜10万例に1例程度）であるが，遺伝性のものや周産期予後が極めて不良なものが含まれる．

超音波断層法で妊娠16〜18週に診断可能の場合は致死性のことが多く，妊娠22〜24週になって診断される場合は生命予後の良好の事が多い．まず大腿骨短縮が診断のきっかけとなる．大腿骨に異常があれば上腕骨の観察も行い，四肢短縮，拘縮，骨折，骨化不良（骨エコー線が薄い）があれば骨系統疾患を疑って，詳しい観察を行う．羊水過多を伴う事も多く，家族歴も参考となる．臨床所見と疾患頻度（表III.10-1）から診断を絞り込む．さらにいくつかの疾患では責任遺伝子が明らかになっているので，羊水中の胎児由来細胞を用いた遺伝子検査で確定診断が可能になっている．

表III.10-3は骨の短縮を診断するに際して必要な胎児長骨の週数別標準値である．大腿骨長は遠位骨端から大腿骨頸部の始まる所までを計測するが，人種による差を考えると，図III.10-4，表III.10-4のわが国の標準値で判定するのが適当である．

表III.10-1　骨軟骨異形成症の相対頻度

タナトフォリック骨異形成症	29 %
軟骨無形成症	15 %
骨形成不全症	14 %
軟骨無発生症	9 %
窒息性胸腔異形成症	6 %
点状軟骨異形成症	4 %
弯肢性異形成症	2 %
Chondrodermal dysplasia	2 %
Others	19 %
Total	100 %

（文献4より改変）

a ┃ タナトフォリック骨異形成症
thanatophoric dysplasia

2〜4万人に1人程度の発生頻度であるが，胎児期に判明する四肢短縮を示す重症の先天性骨系統疾患では最も頻度が高い．常染色体優性遺伝であるが，実際には発症の殆どが新生突然変異である．原因はFGFR3遺伝子（線維芽細胞増殖因子受容体3）の点突然変異であることが判明している．大腿骨が彎曲（受話器様変形）し頭蓋骨の変形のない（あってもよい）I型と大腿骨が比較的まっすぐで頭蓋骨がクローバー葉に変形したII型に分類される．大腿骨は妊娠早期（20週頃）より短縮傾向を示し，また胸郭低形成も伴い妊娠30週頃には羊水過多も示す．出生後は胸郭低形成による呼吸不全のため早期に死亡し周産期予後は極めて悪かったが，人工呼吸管理により長期生存例の報告もみられるようになっている．

b ┃ 軟骨無発生症
achondrogenesis

常染色体劣性遺伝．致死性．生後数時間以内に死亡する．子宮内胎児死亡も多い．I型，II型に分類される．IA型の責任遺伝子は不明．IB型の責任遺伝子座は5q32-33．II型の責任遺伝子座は12q13．強度に短縮した四肢，短い体幹，不均衡に大きい頭で胎児水腫を伴い，腹部膨大が特徴．脊椎骨は骨化が不全もしくは欠如．羊水過多・早産を伴う事が多く，妊娠18週以降診断可能（図III.10-3）．

10. 胎児骨格・筋の異常 —— 147

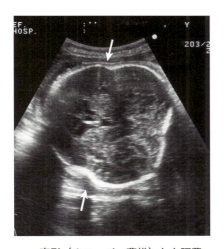
a. 変形（クローバー葉様）した頭蓋
矢印は冠状縫合閉鎖を示す．

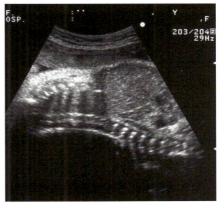
b. 縦断像
胸郭の低形成で胸部は腹部より相当小さい．

図Ⅲ.10-1　タナトフォリック骨異形成症（超音波断層像，妊娠32週）

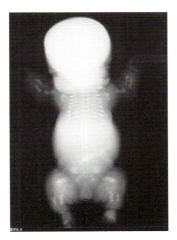
a 四肢短縮，椎骨の扁平化（H字型）

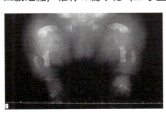
b. 骨幹端の杯状拡大

図Ⅲ.10-2　タナトフォリック骨異形成症（妊娠36週，出生後Ｘ線像）

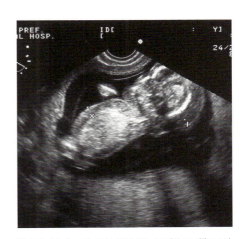
図Ⅲ.10-3　軟骨無発生症（妊娠14週3日）
四肢短縮，胎児水腫を認める

c 軟骨無形成症
achondroplasia

　常染色体優性遺伝で，致死性骨異形成症と同じく責任遺伝子FGFR3の異状によるもので，責任遺伝子座は4p16・3．80％は新生突然変異による[1),4)]ので親が罹患していない場合の再発率は極めて低いが，浸透率はほぼ100％のため罹患親からの再発率は50％．従来，胎児性軟骨異栄養

症とよばれ，鼻根部陥凹し，四肢短縮は比較的軽度で，不均衡に大きい頭を示すが体幹はほぼ正常．超音波検査で妊娠22〜24週以降にみつけられる．生命予後は良好であり，知能・運動発達も正常域である[1]．

d | 骨形成不全症候群
osteogenesis imperfecta syndrome

I〜IV型あるが，II型は致死性である．II型の超音波所見は子宮内の長管骨多発骨折→変形（短，弯曲，肥厚），念珠様肋骨（多発骨折），膜様頭蓋（骨化不良による低エコー化，超音波プローブで圧すると変形）が特徴的．胎内死亡または生後呼吸障害（胸郭の形成不全による）で死亡する．II型は常染色体優性遺伝（責任遺伝子座は17q21・31-q22・5）と一部に劣性遺伝が存在する．再発危険率は約7%[1]．

e | 先天性多発性関節拘縮症
arthrogryposis multiplex congenita（AMC）

先天的に多数の関節が拘縮状態を示す．羊水過多を合併する．

［Pena-Shokeir症候群］

常染色体劣性遺伝．致死性．四肢の関節拘縮（手関節は掌屈，足関節は内反），屈指，肺低形成を特徴とする．中枢神経系異常を合併する．

f | 福山型先天性筋ジストロフィー
congenital muscular dystrophy Fukuyama type（FCMD）

中枢神経系（大脳・小脳・脳幹）の先天奇形と，骨格筋の進行性対称性筋弱力，筋萎縮を呈する日本人特有の疾患．常染色体劣性遺伝．

原因遺伝子は第9番染色体長腕31〜33に位置し，D9S127とCA246の間の5cM以内で，かつmfd220部位よりテロメリア側のマーカーJ12を含んだ100Kb以内に局在する[2]．

1 胎内診断

① 超音波検査により大脳および小脳の小多脳回，厚脳回の混在，脳梁異形成がみられる．大脳の左右両半球の癒着，稀に水頭症がみられる．
② 遺伝子診断を絨毛組織・臍帯血で行う．
③ 血清クレアチンキナーゼ（CK）活性の高値

表III.10-2　福山型先天性筋ジストロフィーの出生後症状

	福山型先天性筋ジストロフィー	先天性筋緊張性ジストロフィー
発症年齢	〜生後9カ月未満	生下時
死亡年齢	<2〜23歳	新生児期/成人
遺伝形式（遺伝子座）	（9q31，J12）	（19q）
筋所見		
最高運動機能	寝たきり〜一過性歩行	歩行
筋緊張低下	中等度	新生児期著明
呼吸障害	初期にはまれ	新生児期重症
血清CK上昇	典型的　10〜60倍	正常〜軽度
脳所見		
精神遅延	典型的	あり
痙攣	約半数	時々
大脳形成異常	小多脳回/厚脳回	
小脳形成異常	典型的（軽度）	
脳梁低形成	低形成，形態異常	
前頭葉癒合	時々	

（大澤真木子[3]より改変）

（生直後より正常上限の10〜20倍の上昇がみられる）．

2　出生後症状（表III.10-2）

本症の退行を伴わない脳の奇形の病態は，大澤ら[3]によると〝遺伝子異常により，本来つくられるべき物質の欠如が起こり，神経細胞の移動を抑止する基底膜の脆弱化が生じ，結果としてglia limitans — 基底膜複合体の亀裂が生じ，結果的に神経細胞およびグリア細胞のover flowが起こる〟ことによるとされる．

g　先天性筋緊張性ジストロフィー症

p.266を参照．

h　低フォスファターゼ症

組織非特異的アルカリフォスファターゼ遺伝子異常により血清ALP活性が低下し，骨石灰化障害をきたす疾患である．重症度により周産期型，乳児期型，小児型，成人型，歯限局型に分類されるが，胎児期に問題となるのは周産期型である．周産期型は超音波上，骨化はほとんど認められず，わずかにみられる部分も変形を認める．頭蓋骨は膜様で羊水過多も認める．胎児血清中のALPは著しく低値であるが，両親は常染色体劣性遺伝の保因者で，血清ALPも正常低値を認めることが多い．周産期型は死産か胸郭低形成による呼吸不全で死亡することが多いが，最近，酵素補充療法が可能になり，出生直後からの酵素補充により周産期重症型や乳児型の予後改善例が報告されている．

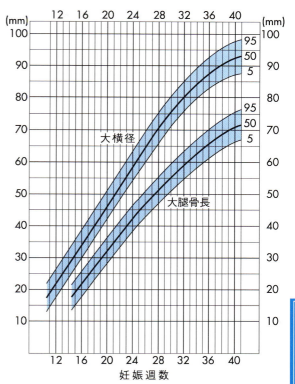

図III.10-4　妊娠週数に対応した日本人胎児標準大横径と大腿骨長

注：このグラフは現在の妊娠週数からみて，得られた大横径・大腿骨長が妥当なものであるか否かを判定するために用いられる．

（一條元彦：周産期委員会報告．日産婦誌45(4)：391-394，1993より改変）

【文献】

1) 梶井　正，他編集：新先天奇形症候群アトラス pp 148, pp 152, pp 186 南江堂，1998．
2) 戸田蓬史，他：厚生省精神神経疾患研究．筋ジストロフィー及び類縁疾患の病態と治療法に関する研究（平成7年度研究報告書）．pp. 77-79, 1996．
3) 大澤真木子，小林槇雄：医学のあゆみ　179(5)：323-328, 1996．
4) 左合治彦，他：周産期医学　33(9)：1129-1132, 2003．
5) Stoll C et al：Clin Genet 35：88, 1989．

150 ●——— III. 胎児異常・奇形の診断と管理

表 III.10-3　妊娠週数別にみた胎児四肢長骨の正常値のノモグラム

妊娠週	大腿骨 パーセンタイル値			脛骨 パーセンタイル値			腓骨 パーセンタイル値			上腕骨 パーセンタイル値			尺骨 パーセンタイル値			橈骨 パーセンタイル値		
	5th	50th	95th	5th	50th	95th	5th	50th	95th	5th	50th	95th	5th	50th	95th	5th	50th	95th
12	4.0	8.0	13.0	—	7.0	—	—	6.0	—	—	9.0	—	—	7.0	—	—	7.0	—
13	6.0	11.0	16.0	—	10.0	—	—	9.0	—	6.0	11.0	16.0	5.0	10.0	15.0	6.0	10.0	14.0
14	9.0	14.0	18.0	7.0	12.0	17.0	6.0	12.0	19.0	9.0	14.0	19.0	8.0	13.0	18.0	8.0	13.0	17.0
15	12.0	17.0	21.0	9.0	15.0	20.0	9.0	15.0	21.0	12.0	17.0	22.0	11.0	16.0	21.0	11.0	15.0	20.0
16	15.0	20.0	24.0	12.0	17.0	22.0	13.0	18.0	23.0	15.0	20.0	25.0	13.0	18.0	23.0	13.0	18.0	22.0
17	18.0	23.0	27.0	15.0	20.0	25.0	13.0	21.0	28.0	18.0	22.0	27.0	16.0	21.0	26.0	14.0	20.0	26.0
18	21.0	25.0	30.0	17.0	22.0	27.0	15.0	23.0	31.0	20.0	25.0	30.0	19.0	24.0	29.0	15.0	22.0	29.0
19	24.0	28.0	33.0	20.0	25.0	30.0	19.0	26.0	33.0	23.0	28.0	33.0	21.0	26.0	31.0	20.0	24.0	29.0
20	26.0	31.0	36.0	22.0	27.0	33.0	21.0	28.0	36.0	25.0	30.0	35.0	24.0	29.0	34.0	22.0	27.0	32.0
21	29.0	34.0	38.0	25.0	30.0	35.0	24.0	31.0	37.0	28.0	33.0	38.0	26.0	31.0	36.0	24.0	29.0	33.0
22	32.0	36.0	41.0	27.0	32.0	38.0	27.0	33.0	39.0	30.0	35.0	40.0	28.0	33.0	38.0	27.0	31.0	34.0
23	35.0	39.0	44.0	30.0	35.0	40.0	28.0	35.0	42.0	33.0	38.0	42.0	31.0	36.0	41.0	26.0	32.0	39.0
24	37.0	42.0	46.0	32.0	37.0	42.0	29.0	37.0	45.0	35.0	40.0	45.0	33.0	38.0	43.0	26.0	34.0	42.0
25	40.0	44.0	49.0	34.0	40.0	45.0	34.0	40.0	45.0	37.0	42.0	47.0	35.0	40.0	45.0	31.0	36.0	41.0
26	42.0	47.0	51.0	37.0	42.0	47.0	36.0	42.0	47.0	39.0	44.0	49.0	37.0	42.0	47.0	32.0	37.0	43.0
27	45.0	49.0	54.0	39.0	44.0	49.0	37.0	44.0	50.0	41.0	46.0	51.0	39.0	44.0	49.0	33.0	39.0	45.0
28	47.0	52.0	56.0	41.0	46.0	51.0	38.0	45.0	53.0	43.0	48.0	53.0	41.0	46.0	51.0	33.0	40.0	48.0
29	50.0	54.0	59.0	43.0	48.0	53.0	41.0	47.0	54.0	45.0	50.0	55.0	43.0	48.0	53.0	36.0	42.0	47.0
30	52.0	56.0	61.0	45.0	50.0	55.0	43.0	49.0	56.0	47.0	51.0	56.0	44.0	49.0	54.0	36.0	43.0	49.0
31	54.0	59.0	63.0	47.0	52.0	57.0	42.0	51.0	59.0	48.0	53.0	58.0	46.0	51.0	56.0	38.0	44.0	50.0
32	56.0	61.0	65.0	48.0	54.0	59.0	42.0	52.0	63.0	50.0	55.0	60.0	48.0	53.0	58.0	37.0	45.0	53.0
33	58.0	63.0	67.0	50.0	55.0	60.0	46.0	54.0	62.0	51.0	56.0	61.0	49.0	54.0	59.0	41.0	46.0	51.0
34	60.0	65.0	69.0	52.0	57.0	62.0	46.0	55.0	65.0	53.0	58.0	63.0	51.0	56.0	61.0	40.0	47.0	53.0
35	62.0	67.0	71.0	53.0	58.0	64.0	51.0	57.0	62.0	54.0	59.0	64.0	52.0	57.0	62.0	41.0	48.0	54.0
36	64.0	68.0	73.0	55.0	60.0	65.0	54.0	58.0	63.0	56.0	61.0	65.0	53.0	58.0	63.0	39.0	48.0	57.0
37	65.0	70.0	74.0	56.0	61.0	67.0	54.0	59.0	65.0	57.0	62.0	67.0	55.0	60.0	65.0	45.0	49.0	53.0
38	67.0	71.0	76.0	58.0	63.0	68.0	56.0	61.0	65.0	59.0	63.0	68.0	56.0	61.0	66.0	45.0	49.0	54.0
39	68.0	73.0	77.0	59.0	64.0	69.0	56.0	62.0	67.0	60.0	65.0	70.0	57.0	62.0	67.0	45.0	50.0	54.0
40	70.0	74.0	79.0	61.0	66.0	71.0	59.0	63.0	67.0	61.0	66.0	71.0	58.0	63.0	68.0	46.0	50.0	55.0

単位：ミリメーター

(Eli Maymon, et al：Fleischer AC, et al（ed）：Sonography in Obstetrics and Gynecology Principles and Practice
（6 th ed）. pp. 461-462，McGraw-Hill，2001 より改変)

表 III.10-4　日本人胎児大腿骨長値

胎児大腿骨長値の妊娠週数毎の基準値

妊娠週数	FL (mm)				
	−2.0SD	−1.5SD	mean	+1.5SD	+2.0SD
16W+0	14.9	16.2	20.1	24.1	25.4
17W+0	17.4	18.7	22.7	26.7	28.0
18W+0	19.8	21.2	25.3	29.3	30.7
19W+0	22.3	23.7	27.8	31.9	33.3
20W+0	24.8	26.2	30.4	34.5	35.9
21W+0	27.3	28.7	32.9	37.1	38.5
22W+0	29.7	31.1	35.4	39.7	41.1
23W+0	32.1	33.5	37.9	42.2	43.6
24W+0	34.5	35.9	40.3	44.7	46.1
25W+0	36.8	38.3	42.7	47.1	48.6
26W+0	39.1	40.6	45.0	49.5	51.0
27W+0	41.3	42.8	47.3	51.8	53.3
28W+0	43.5	45.0	49.6	54.1	55.6
29W+0	45.6	47.1	51.7	56.3	57.9
30W+0	47.6	49.2	53.8	58.5	60.0
31W+0	49.5	51.1	55.8	60.6	62.1
32W+0	51.4	53.0	57.8	62.5	64.1
33W+0	53.2	54.8	59.6	64.4	66.1
34W+0	54.9	56.5	61.4	66.3	67.9
35W+0	56.5	58.1	63.0	68.0	69.6
36W+0	58.0	59.6	64.6	69.6	71.2
37W+0	59.3	61.0	66.0	71.1	72.7
38W+0	60.6	62.3	67.4	72.4	74.1
39W+0	61.7	63.4	68.6	73.7	75.4
40W+0	62.7	64.5	69.6	74.8	76.5
41W+0	63.6	65.4	70.6	75.8	77.5
42W+0	64.3	66.1	71.4	76.7	78.4

注：この表は現在の妊娠週数からみて，得られた大腿骨長が妥当なものかを判定するのに用いられる．

胎児大腿骨長値に対応する妊娠日数

FL (mm)	妊娠週数		FL (mm)	妊娠週数	
	Mean	SD		Mean	SD
20	16W+1	6	46	26W+2	1W+3
21	16W+3	6	47	26W+5	1W+3
22	16W+6	6	48	27W+2	1W+3
23	17W+1	1W+0	49	27W+5	1W+3
24	17W+3	1W+0	50	28W+2	1W+3
25	17W+6	1W+0	51	28W+5	1W+3
26	18W+1	1W+0	52	29W+2	1W+4
27	18W+3	1W+0	53	29W+5	1W+4
28	18W+6	1W+0	54	30W+2	1W+4
29	19W+1	1W+0	55	30W+5	1W+4
30	19W+4	1W+1	56	31W+2	1W+4
31	20W+0	1W+1	57	31W+6	1W+4
32	20W+2	1W+1	58	32W+3	1W+4
33	20W+5	1W+1	59	33W+0	1W+5
34	21W+1	1W+1	60	33W+3	1W+5
35	21W+3	1W+1	61	34W+0	1W+5
36	21W+6	1W+1	62	34W+4	1W+5
37	22W+2	1W+2	63	35W+1	1W+5
38	22W+5	1W+2	64	35W+5	1W+5
39	23W+1	1W+2	65	36W+2	1W+5
40	23W+4	1W+2	66	37W+0	1W+5
41	24W+0	1W+2	67	37W+4	1W+6
42	24W+3	1W+2	68	38W+1	1W+6
43	24W+6	1W+2	69	38W+5	1W+6
44	25W+3	1W+2	70	39W+3	1W+6
45	25W+6	1W+3			

注：この表は得られた大腿骨長が，どの妊娠週数に相当するのかを判定するために用いられる．

（日本超音波医学会公示：J. Med. Ultrasonics. 30(3)：441, 2003 より一部改変）

11. 非免疫性胎児水腫　non-immune hydrops fetalis (NIHF)

胎児に全身浮腫（皮下浮腫5mm以上）と腔水症（漿膜腔内液体貯留）をきたしたもので，母児間の血液型不適合のないものである．頻度は3,000～4,000例に1例である．

a｜病　態

胎児に組織間液が過剰に貯留した状態で，これは，主として胎児に特異的である3つの機序による．
① 毛細管の透過性亢進による組織間質への水分シフト率増加
② 間質水分の高い貯留性
③ リンパ管機能障害による組織間液の還流障害

に大別され（図III.11-1），後者にはcystic hygromaなどのリンパ管系奇形が含まれる．
胎児心不全による胎児水腫は，毛細管静水圧の上昇により透過性が亢進し，リンパ還流が障害されて生じる．

b｜原因関連疾患

各種胎児病の終末像とも考えられ，60以上の原因関連疾患（表III.11-1）が知られている．しかし，何ら原因の見出せない特発性胎児水腫も20～30％ある．
原因関連疾患のうち最も多いのは，
① 心・血管系異常
で，ついで
② 染色体異常
③ 胸部疾患
④ 子宮内感染
であり，双胎では，
⑤ 双胎間輸血症候群
があげられる（図III.11-2）．そして，これらに関連した心不全，低蛋白血症，高度貧血で発症する．

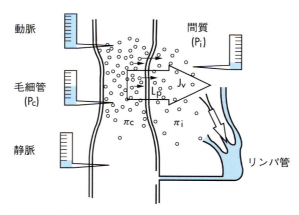

図III.11-1　組織間液のバランス（Apkon M：Seminars in Perinatology 19(6)：437, 1995）
組織間液は毛細管で血漿が透過（毛細管静水圧－間質静水圧）に産出され，膠質浸透圧差（$\pi_i - \pi_c$）により毛細管内に再吸収され，またリンパ管を経て静脈に還流する．

表 III.11-1 非免疫性胎児水腫の関連疾患

心・血管系異常 　奇形 　　左心低形成，右心低形成 　　卵円孔早期閉鎖 　　単心室 　　房室管孔欠損 　　Ebstein 奇形 　　肺動脈管早期閉鎖 　　大血管転位 　　心房中隔欠損，心室中隔欠損 　　ファロー四徴症 　　総動脈幹開存症 　頻脈性不整脈 　　心房粗動 　　上室性頻脈 　　WPW 症候群 　徐脈性不整脈 　high-output failure 　　神経芽細胞腫 　　仙尾部奇形腫 　　胎児巨大血管腫，胎盤絨毛血管腫 　　臍帯血管腫 　心横紋筋腫 　他の心臓腫瘍，心筋症 **染色体異常** 　45, X 　21トリソミー，18トリソミー 　13トリソミー	18q⁺症候群，13q⁻症候群 45, X/46, XX 三倍体 **骨疾患** 　致死性小人症 　短肋骨症候群（多指症を伴う） 　低フォスファターゼ症 　骨形成不全症 　軟骨無発生症 **双胎** 　双胎間輸血症候群 　無心児双胎 **血液疾患** 　α-thialassemia 　母児間輸血症候群 　ヒトパルボウイルス B19感染症 　子宮内出血 　G6PD 欠損症 　赤血球酵素欠損症 **胸部疾患** 　congenital cystic adenomatoid 　　malformation（CCAM） 　横隔膜ヘルニア 　胸腔内腫瘤 　肺分画症 　乳糜胸水 　気道閉鎖 　肺リンパ管拡張症	肺腫瘍 気管支嚢胞 **感染症** 　CMV 　トキソプラズマ 　パルボウイルス B19 　梅毒 　ヘルペス 　風疹 **奇形** 　先天性リンパ浮腫 **代謝性疾患** 　Gaucher 病 　GM₁ガングリオシド蓄積症 　sialidosis 　MPS IVa **尿路系異常** 　尿道狭窄，閉鎖 　後部尿道弁 　congenital nephrosis 　Prune belly 症候群 **消化器系異常** 　腸回転異常 　胎便性腹膜炎 　肝線維症 　胆汁うっ滞 　胆道閉鎖 　肝血管奇形

(Creasy, Resnik : Maternal Fetal Medicine (3rd ed). p. 748, W. B. Saunders, 1994より一部改変)

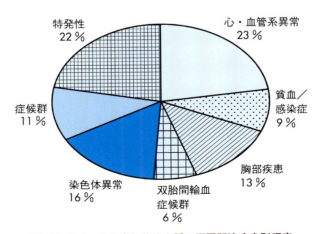

図 III.11-2　非免疫性胎児水腫の原因関連疾患別頻度
(McCoy MC, et al : Obsterics & Gynecology　85(4) : 580, 1995)

C 診断（図III.11-3）

胎児水腫をみつけると超音波検査や胎児MRIにより重症度を評価し、ついで胎児水腫の原因について、まずcardiacかnon-cardiacかを鑑別し、さらに25～50％に認められる胎児形態異常を検索する。

1 超音波検査

①胎盤の厚さ：5 cm以上は異常、6 cm以上は胎盤浮腫。絨毛膜血管腫は胎児水腫の原因となる。

②体壁の厚さ：皮下浮腫は5 mm以上の時。頭・頸部、胸部が観察しやすい。

(a) 頭部・頸部[1]

神経管欠損（無脳症など）を除外し、頭蓋骨の

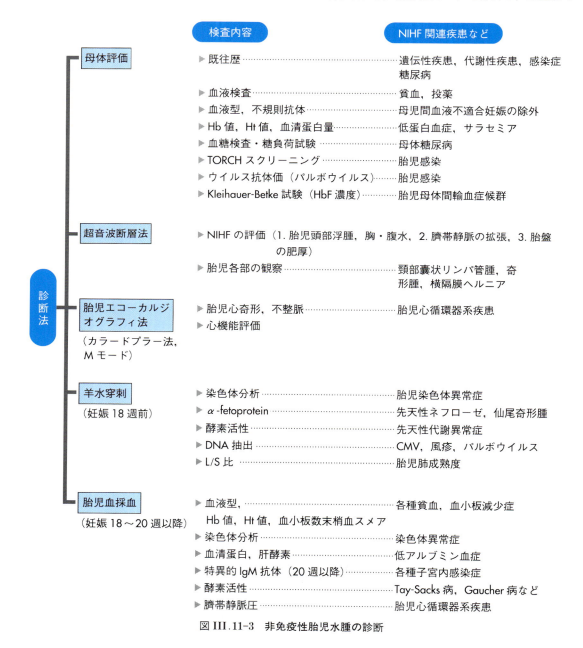

図III.11-3　非免疫性胎児水腫の診断

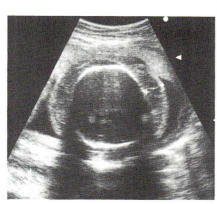 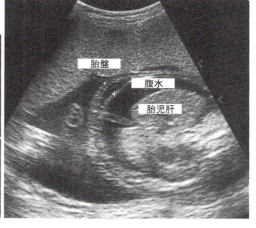

a. 頭皮浮腫（妊娠25週，CCAM）　　b. 腹　水

図III.11-4　非免疫性胎児水腫例

石灰化から骨異形成を除外する．正中線エコーの偏位は頭蓋内腫瘍，出血（貧血）を示唆する．

顔面では口蓋裂（13トリソミーと関連），小顎症の有無を，頸部では cystic hygroma の有無を観察する．

(b) 胸　部

心血管の構造異常，心腫瘍・心囊液（四腔断面で心外膜と壁側胸膜の距離が2 mm以上）の有無を検査し，Mモード・パルスドプラー法を用いて不整脈，胎児心機能の評価を行う．

肺の腫瘤，囊胞の有無，胸水があれば肺低形成の有無（☞ p. 127）を観察する．胸水は貯留3 ml以上で観察可能とされるが，他の明らかな原因のないとき（特に一側性），乳糜胸水を疑う．

(c) 腹　部

腹水は貯留50 ml以上で明確に観察され，多くなると正常ではみられない肝鎌状間膜も観察される．肝脾腫大は肝線維症を疑う．高輝度の腸管像は染色体異常，胎便性腹膜炎と関連する．

血管腫瘍（hemangioendothelioma など）の有無も観察する．

(d) 骨　格

軟骨無形成症も高率に胎児水腫と関連する．長骨の形，長さ，石灰化，骨折について観察する．

肋骨・胸郭の形も参考となる．

2　母体側検査

問診で最近の母体感染，家族の遺伝疾患，先天異常，胎児水腫の既往を除外する．母体血液検査は，

① 免疫性胎児水腫除外のため，血液型・間接クームステストを行う．
② 胎児感染のスクリーニングとして，まずパルボウイルスB19そしてサイトメガロウイルス，トキソプラズマ，梅毒，の抗体価を測定する．
③ α-フェトプロテインを測定する．
④ Hb-F濃度（母児間輸血症候群）を測定する．

状況により，

⑤ 母体酵素測定（G_6PD欠損症，pyruvate kinase 欠乏）を行う．

3　胎児側侵襲的検査

羊水穿刺，胎児血採血で行うが，臍帯穿刺は臍帯静脈圧の測定から心原性因子を除外でき，胎児血から胎児Hb値，末梢血スメア，血清蛋白濃度を評価できる利点がある．

乳糜胸水・腹水の疑われるときは胸腔穿刺・腹腔穿刺を行い，吸引液（清澄，黄色）の細胞分析で，リンパ球80％以上であれば診断される．また，胎児腹水の細胞診から胎便性腹膜炎も診断される．

4 胎児非侵襲的検査

胎児心拍数モニタリングを行い胎児のwell-being，不整脈の有無を評価する．

d 予後

予後は原因疾患，妊娠週数と胸水の程度によるが，一般に極めて悪い．妊娠24週未満で診断されると，周産期死亡率は95％，それ以降の診断でも50〜90％，新生児期の救命率は約50％とされる．これは児の40〜50％に重症奇形のあること，大量胸水による肺の低形成などによる．

特発性胎児水腫の予後は特に悪く，生存率は20％未満である．しかし，頻脈性不整脈や一部の感染症（parvovirus B19）など胎児治療により，後遺症はなく救命し得る群もあるので，正確な原因診断をもとに，治療し得る胎児を選別し，個別化して積極的に治療を試み，適当な胎児の発育と肺成熟を得ることが必要である．

e 管理（図III.11-5）

まず胎児評価を行い，治療（胎内治療，出生後の治療）が可能か否かを選別する．ついで児の予後や治療についてカウンセリングを行う．治療は胎児から新生児への一貫した管理が行える第三次施設で行うべきである．

治療には，

① 浮腫の原因に対する治療

② 腔水症を改善し，臓器の発育・成熟障害を除去する治療

があり，胎児の機能改善の評価には治療前と治療後24時間目の胎児尿産生量の測定が役立つ[2]．

① **胎児頻脈・心不全**を認めるときは，母体を経由してジギタリス投与（☞p.116）を行う．頻脈が調整されると胎児水腫も改善される．最近胎児への直接投与も考慮される．

② 高拍出性心不全を認め，原因となる**胎児貧血**がヒトパルボウイルスB19感染症，母児間輸血症候群など，原因の明らかで可逆性のあるときは，直接，胎児血管に濃厚赤血球輸血（☞p.274）を行う．仙尾部奇形腫の腫瘍内出血による貧血では胎内輸血に加え，胎内摘除手術も考慮する．

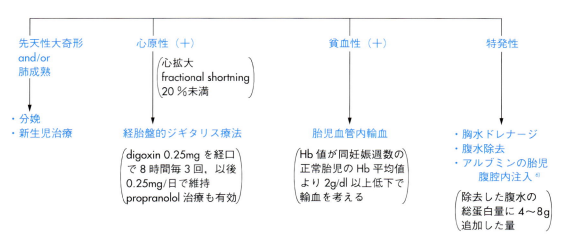

図III.11-5　非免疫性胎児水腫の治療

③ **感染症**が原因である場合，梅毒に対しては
ペニシリンの母体投与（☞ p. 198）が有効
であるが，単純ヘルペス感染による胎児水腫
に対してアシクロビルの効果は不明である．

④ **胎児胸水**は少量であると害はないが，大量
では肺低形成を生じるので，その予防には胸
腔穿刺の反復による減圧あるいは胸腔—羊水
腔シャント術が有効とされる[3]．また帝王切
開術を予定している場合，直前に胸腔穿刺を
行い，胸水を除去すると，出生後の蘇生が容
易となる[4]．

⑤ **双胎間輸血症候群**（TTTS）の場合は胎児
鏡下胎盤吻合血管レーザー凝固術（FLP）
により胎児水腫の皮下浮腫は通常 1 – 2 週間
で，胸腹水は 2 – 3 週間で消失し，生存率は
63.9〜93％に改善するとされる[7]．

⑥ 胸水を伴わない胎児水腫には胎児腹水の除
去，胎児腹腔内へのアルブミン注入が有効と
考えられている[2]．しかし低アルブミン血症
に対する血管内アルブミン投与については，
胎児予後を改善しないとして否定的である[5]．

なお，非免疫性胎児水腫では羊水過多の認めら
れることが多く，有症状のときは羊水排除を行う．

分娩に先立ち，新生児科医とともにカウンセリ
ングを行い，致命的な奇形のある胎児（たとえば
左心室低形成など）では，不必要な帝王切開を避
けなければならない．出生直前に胸腔穿刺→胸水
除去を行って蘇生をやりやすくし，出生後は分娩
室で保温，気管内挿管，血管確保を済ませ，状態
の安定をみて NICU に移送する．

胎盤の病理検査を行い，新生児死亡の場合，解
剖をすすめ，巨視的，顕微鏡的，放射線学的（全
身の X 線写真）な検査を行うことが重要である．

【文献】

1）Jones DC：Seminars in Perinatology 19(6)：
448, 1995.

2）前田博敬：New Mook 小児科 8　出生前診断と
胎児新生児管理．p. 114，金原出版，1995．

3）Adzick, et al：Curr Probl Surg 31：1, 1994.

4）McLean, et al：Kurjak A, Chervenak FA (ed)：
The Fetus as a Patient. p. 527, The Parthenon
Publishing Group, 1994.

5）Maning FA：Fetal Medicine Principles Prac-
tice. p. 569, Appleton & Lange, 1995.

6）前田博敬，他：周産期シンポジウム　No. 12．p.
60，メジカルビュー社，1994．

7）村越　毅：周産期医学　36(2)：219-225，2006．

IV

胎児付属物の異常と胎児管理

1. 胎盤の異常

a 胎盤等の超音波断層像

1 妊娠初期の観察

経腟走査法によると，妊娠4週中頃より厚い子宮内膜に，周囲を高輝度帯状エコー（white ring）で囲まれた2 mm程度のエコーフリースペース：絨毛膜腔：胎囊が検出される．初期にはこの絨毛膜腔内には何も見えないが，妊娠5週に入ると円形の卵黄囊が見え始め，妊娠5週中頃にはこれに接して心拍動を伴う点状の胎芽が認められる．妊娠7週頃から胎芽をとり囲むように羊膜が見え始め，卵黄囊は羊膜腔の外に押しやられる（図Ⅳ.1-1）．羊膜腔は絨毛膜腔の中で急速に拡大するため，絨毛膜腔は徐々に狭まっていき，妊娠13～14週には羊膜は絨毛膜と融合する．この時期に卵黄囊は消失する．

卵膜は羊膜，絨毛膜そして脱落膜の3者から構成される．

他方，妊娠5週頃より非着床部の絨毛は退化・菲薄化し始めるが，着床部の胎囊壁は絨毛の増殖で肥厚し，妊娠9～10週頃には初期胎盤としてびまん性顆粒状の高輝度エコー構造が描写される．

2 胎盤の老化

妊娠中胎盤の厚さ（図Ⅳ.1-2）[1]，容積は増大するが，厚さ4 cmを超えることはない．

胎盤のカルシウム沈着は生理的変化として，妊娠33週以降は約50％の症例にみられる．高輝度エコーの病巣で，胎盤の絨毛膜板，実質部および基底部の3箇所にみられ，胎盤中隔の石灰化が進むと輪状の形をとる．

Grannumら[2]は石灰化の程度により0～Ⅲ度に分類し（図Ⅳ.1-3），Proudら（1987）はⅢ度が妊娠34～36週の早期に現れた例では，児に低体重，胎児機能不全，周産期死亡の発生率が高

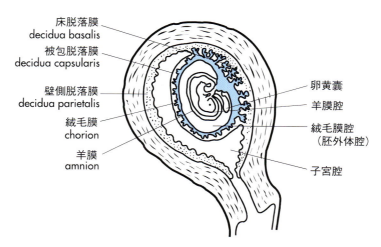

図Ⅳ.1-1　妊娠初期における脱落膜・絨毛膜・羊膜

1. 胎盤の異常　　161

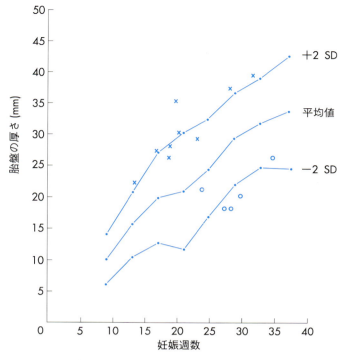

図 IV.1-2　妊娠週数と胎盤の厚さとの関係（Hoddick WK, et al[1]）
　　　　　胎盤の厚さの平均値（mm）は妊娠週にほぼ一致する．

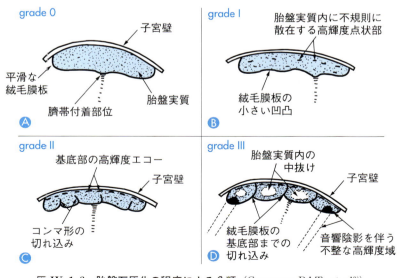

図 IV.1-3　胎盤石灰化の程度による分類（Grannum PAT, et al[2]）

かったと報告している．

予定日近くに絨毛膜下あるいは胎盤実質内（Rohr's フィブリン）にみられる低輝度～無エコー域は，フィブリン沈着であり，小さいものは機能的意義はないが，巨大なものは母体の心疾患・膠原病など慢性の循環障害にみられ，胎児の発育障害，習慣性の流早産・死産に関連するとされる[3]（図 IV.1-6）．

b 子宮胎盤循環

1 子宮胎盤循環の血流測定

子宮動脈血流はカラードプラー経腟法では妊娠5週から描出可能とされるが，経腹法では妊娠12週以降検出が可能である．プローブを上前腸骨棘の2～3 cm内側の腸骨窩に縦方向におき，内側・外側方向に動かすと，外腸骨動脈と交叉するように骨盤の外壁から子宮頸部に向かう子宮動脈が容易に観察される（図 IV.1-4）．

子宮動脈は頸管枝を分岐した後，子宮体部の外側壁を上行し，卵巣動脈枝と吻合する．子宮体部では側壁で分枝して，弓状動脈となって子宮前後をとり囲み，ついで放射動脈（radial artery）となって直角に子宮筋層内に侵入した後，基底動脈→らせん動脈（spiral artery）となって絨毛間腔に開口する．

2 子宮胎盤循環の妊娠に伴う変化

子宮動脈の血流速度波形は外腸骨動脈のそれと異なり，拡張期に逆流はみられないが，拡張初期（大動脈弁の閉鎖に一致した時期）に特徴的な notch（拡張期切痕）のみられることがある．妊娠が進むにつれ，血管抵抗は減少して拡張期血流は増加し，notch も徐々に消失し，20週で残存20％，24週では残存9％となる[4]．子宮動脈のPI値は妊娠16週まで急下降し，その後は妊娠40週までゆるやかに下降する（☞図 III.6-18）．

また，左右比較すると，胎盤側が非胎盤側に比して低い．これらは妊娠16週頃まではトロホブラスト細胞がらせん動脈を侵食し，血管壁筋層を破壊するため，らせん動脈は拡張して拡張期血流が劇的に増加することによる．

3 異常子宮胎盤血流

もし子宮動脈の拡張末期波形が上昇せず，notch も妊娠24（～26）週までに消失しない場合は，子

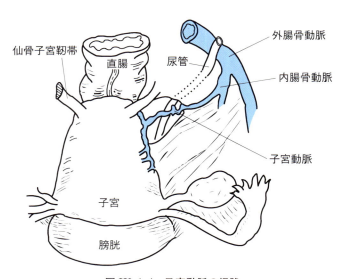

図 IV.1-4　子宮動脈の経路

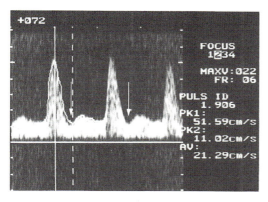

図IV.1-5 妊娠高血圧症候群の子宮動脈血流波形
　　　　（妊娠29週6日）
　　　　PI値が高く，拡張初期に特徴的なnotch
　　　　（↓印）がみられる．

宮胎盤血流異常を意味し，妊娠高血圧症候群，胎児発育不全，低酸素症発生の危険が大である[5]）（図IV.1-5）．

子宮動脈PI値（図III.6-18）の上昇（特に妊娠24〜26週以降）と臍帯動脈血流波形の異常を組み合せると，表IV.1-1のように高血圧妊婦の予後の推測が可能となる．

C 胎盤の異常

1 絨毛周囲フィブリン沈着　Rohr's fibrin

胎盤実質内の絨毛間にみられ，広範囲になると習慣性の流早産—死産に関連する．母体血の過凝

表IV.1-1　高血圧妊婦における妊娠26週以降の子宮動脈および臍帯動脈の血流波形異常と妊娠予後

パラメーター	両者正常	子宮動脈血流波形異常*	臍帯動脈血流波形異常	両者異常
血小板数<10^5（％）	稀	26	13	稀
蛋白尿	24	71	71	71
出生体重（g）	3261±522	2464±722	2098±811	1627±697
妊娠週数	39±2	36.3±3	35.7±3.2	33.3±2.7
SGA（％）	2	17	29	51
CS fetal distribution（％）	8	8	39	62
NICU 収容（％）	12	50	68	89

SGA, small for gestational age；CS, 帝切；NICU, neonatal intensive care.
＊子宮動脈血流波形異常：notch の存続，PI値上昇，両側動脈の差

（Schulman[5]）より一部改変）

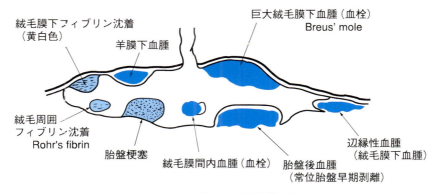

図IV.1-6　胎盤の巨視的病巣の名称

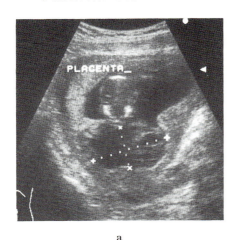
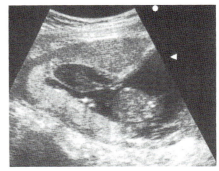

図 IV.1-7　辺縁性血腫
a．妊娠12週6日，内子宮口に近く 50×28 mm の血腫があり，
b．2日後，先の血腫は縮小し，子宮底近くの胎盤辺縁に新たな血腫形成を認める．

固状態との関連が推測されており，次回の妊娠では，初期よりの抗凝固療法の治療が望ましいとされる[14]．

2　絨毛膜下血腫（図IV.1-6）

(a) 辺縁性血腫（いわゆる卵膜下血腫）

妊娠初期（6〜15週）にみられ，初期胎盤の辺縁の一部が剥離して血液がたまったものであり，超音波上はエコーフリースペースとして認められる（図IV.1-7）．性器出血を伴うことが多い．成因には被包脱落膜血管退縮過程の異常が関与するとされ血腫の部位は絨毛膜と脱落膜の間であり，無エコー領域の大きさ，場所，輝度は時間経過とともに変化する．大部分は17週までに安静のみで自然に吸収改善されるが，60 ml 以上の大きさで増大傾向のある時は内子宮口を通して吸引・除去する処置（ドレナージ療法）も行われる[6]．厚さ2 cm を超える血腫の場合，流産率28％，満期産率50％とされ[7]，妊娠末期までもつ場合，胎盤発育への影響（周郭胎盤になりやすい）はあるが，児体重への影響は少ないとされる[6]．

(b) 巨大絨毛膜下血腫（血栓）Breus' mole

絨毛膜と絨毛との間に厚さが1 cm 以上の血腫があり，そのため胎盤が非常に厚くなったものをいう[8]（図IV.1-8）．胎盤の胎児面では血腫の部分が膨隆突出しており，超音波像は血腫の状態に応じて変化する．出血初期は aechoic であるが，血液が基質化するにつれ輝度が増し，子宮筋と同程度，さらに胎盤と同程度の高輝度となり，数週間後には凝血塊が融解して再び aechoic となる．

胎盤機能が低下して強い発育遅延や子宮内胎児死亡を高率に生じ，周産期死亡率も極めて高い．妊娠早期では厳重な胎児モニタリングを行い，胎児の状態が悪化すれば早期娩出を考慮する．

3　常位胎盤早期剥離　placental abruption

胎児娩出以前に，正常位置（子宮体部）に付着している胎盤が子宮壁より剥離するものをいう．

胎盤剥離の程度は，辺縁洞破裂のような軽度のものから全剥離のものまであるが，早期に治療しないと児の救命率は悪く，母体に大出血によるショックやDICを必発し，重篤な状態をもたらす．

(a) 頻　度

全分娩の1〜1.4％．原因は不明であるが，最近，絨毛膜羊膜炎が注目され，リスク因子は妊娠高血圧症候群・慢性高血圧症・喫煙・頻産婦・外傷（腹部打撲など）である．早剥の既往のある妊

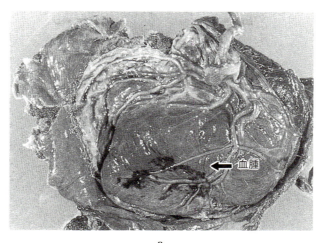
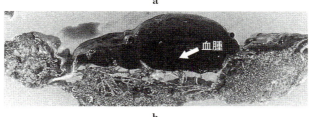

図 IV.1-8 巨大絨毛膜下血腫
血腫は胎盤胎児面に膨隆する．

> **Memo**
> **常位胎盤早期剝離**
> 　早期剝離は一般に妊娠20週以降と基底脱落膜血管（動脈）の早期破綻による出血に始まり，胎盤後血腫を形成し，これがさらに胎盤を剝離，圧迫し[9]，最終的に胎盤呼吸が障害されて胎児低酸素症→胎児機能不全→胎児死亡に陥る．
> 　また，脱落膜からの組織トロンボプラスチンの母体循環流入により DIC を発症する．

婦は再発のリスク（5.6～17.3％）が高く，再発する場合はより重症で，妊娠週数も早くなる傾向がある．

(b) 胎児・新生児への影響

周産期死亡率は 17～46％ と高い．新生児死亡の主因は早産と胎児機能不全であり，児はしばしば small for date 児である．

先天異常も 2～4 倍高い．

(c) 症状と診断

突然，激痛を，限局化した子宮部分に認める．子宮はきわめて圧痛が強く，トーヌスが上昇し，しばしば板状の硬さとなる（時に緊張が軽度で硬く感じないこともある）．胎盤後面への内出血のため，急性貧血の症状を呈する[10]．外出血を伴うことが多いが，剝離部位によっては，胎盤と子宮の間にたまって外出血をみないこともある．

胎盤剝離が 20％ を超えると胎児死亡の危険が増す[11]．分娩後の胎盤母体面はコップ形の圧痕内に血腫を認め，この血腫は脱落膜からはがし難い．

[検査]

① 超音波検査は有用であるが，急激な早剝では臨床症状により方針を決定する．超音波像は，
- 子宮壁―胎盤間の血腫像（時間経過により無エコー領域～高輝度域と変化する）．
- 胎盤の厚さ 5.5 cm 以上に増大（血腫が基質化した場合）などがある．カラードプラー法を用いて，早剝直前の患者では子宮動脈 PI 値の異常と拡張末期 notching が存

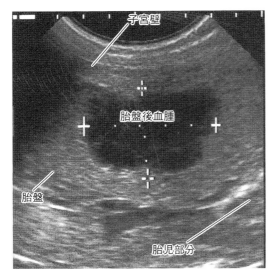

図 IV.1-9 胎盤早期剝離の超音波断層像
35週2日，重症妊娠高血圧症候群，帝切，男児1585 g．

続するとの報告がある[12]．しかし，超音波検査で所見がなくても早剝を否定できないことに留意する．
② CTG 上，正常な陣痛波はみられず，子宮硬直による，高さの低い，不規則なさざなみ様の子宮収縮曲線がみられる[10]．基線細変動の消失，遅発一過性徐脈，変動一過性徐脈，徐脈，sinusoidal pattern などがみられる．
③ 血液所見（血液凝固機能異常）
- プロトロンビン時間（PT）延長
- 部分トロンボプラスチン時間（PTT）
- フィブリノゲン↓，血沈遅延
- アンチトロンビン III ↓
- 血小板数減少
- 血中 FDP↑，D ダイマー↑
④ 腟内の血液で APT 試験を行う．

(d) 管　理

早剝の治療は急速遂娩が原則である．早剝の徴候があれば，即入院の上，厳重に監視する．腹部打撲なども，12〜36時間の潜伏期後発症する危険性があるので，入院の上，経過観察する．蛋白尿の急激な悪化も早剝を警戒する．

入院後は♯18〜19 gauge エラスター針で血管確保し，採血を行い，lactated Ringer 液で輸液を開始した後，迅速に母児を評価する．血液は貧血，血液凝固機能検査に提出する[10]．

i）胎児生存の場合
① 剝離が軽度で胎児未熟の場合：出血を主訴とし比較的早期に起こり母児の健康が阻害されない程度の早剝患者では，臥床安静の上，待期的に処置を行う．最初に12〜24時間しっかりモニター（ノン・ストレステスト，超音波ドプラー法，biophysical profile scoring など）し，約2週間程度経過を観察する．子宮収縮のあるときは慎重に陣痛抑制剤を用いるが，陣痛抑制剤の使用は経過を悪化させるので禁忌との報告もある．
② 中等症〜重症：緊急帝切を行う．ショック・DIC を合併している場合は，胎児機能不全に直面していても，補充療法（輸血，FFP など）と抗線溶療法（DIC の項参照）を行い，母体を安定させた後，執刀すべきである．胎児機能不全の徴候がなく，子宮口開大し，出血傾向の安定しているときは，経腟分娩の期待できる場合もある[10]．その際は人工破膜を行い，持続的なモニタリング下にプロスタグランジンあるいはオキシトシン点滴を慎重に開始する．

ii）胎児死亡の場合
先進部に関係なく，経腟分娩を試みるべきである（適科適応のない場合）[10]．
重症であり，すでに母体 DIC が完成していることも多いため，DIC 評価と治療を十分に行いながら，経腟分娩を行う．わが国では母体合併症軽減を目的として帝王切開術を行ってきた経緯があるが，近年，経腟分娩を選択される施設が増えている．
① 新鮮凍結血漿，RBC，アンチトロンビン III 製剤の投与を行い DIC の治療を速やか

に行う．補液量はCVP（正常値5〜10 cmH$_2$O）でモニターする．経鼻O$_2$投与を行う．

② 速やかに人工破膜し，子宮内圧を下げ，羊水，組織トロンボプラスチンなどの母体血管内注入の危険を軽減させる．

③ 陣痛不十分の場合は，オキシトシンまたはプロスタグランジンF$_2\alpha$で補強する．子宮頸管の成熟度が不十分でも，分娩経過は予想以上に速やかである．

④ 上記のような処置を行っても分娩進行がみられず，母体の状態悪化を認める場合は，帝王切開術を行う．その場合は，DICに対して十分な補充療法を行い，輸血の準備など十分に行ったうえで手術に臨む．

⑤ 胎児・胎盤娩出後は，適当な補充療法と血圧維持でDICは急速に改善される．

4 前置胎盤　placenta previa

胎盤が子宮下部に付着して内子宮口の一部，または全部を覆った状態（図IV.1-10）である．

子宮口を覆う程度によって，次の3種類に分類されるが，これは子宮口開大度とは無関係に診断の時点で決められ，反復した場合は最終診断による[9]．なお，低置胎盤は含まない．

① 全前置胎盤：胎盤が内子宮口を完全に覆うもの．頻度23〜31％．

② 一部前置胎盤：胎盤が内子宮口の一部を覆うもの．頻度21〜33％．

③ 辺縁前置胎盤：胎盤の下縁が内子宮口縁に達しているもの．頻度37〜55％．

(a) 頻　度

妊娠末期0.4〜0.9％．前回帝王切開，人工妊娠中絶施行後遅延着床の妊婦に頻度が高い．

前置胎盤の再発率は4〜8％と相当高い．

(b) 胎児・新生児のリスク

① 早産低出生体重児

② 子宮内胎児発育不全（子宮下部にらせん動脈が少ないため）

③ 分娩時の胎児血出血に伴う貧血→胎児機能不全

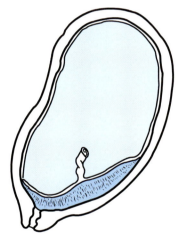

図IV.1-10　全前置胎盤

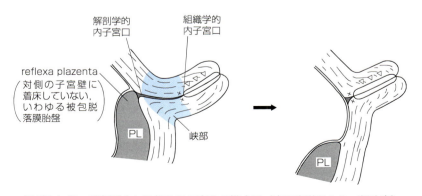

図IV.1-11　峡部開大と胎盤位置の変化の模式図（吉田幸洋[15]より一部改変）

168 ●——— IV. 胎児付属物の異常と胎児管理

(c) 診　断

超音波断層法で安全に診断される．経腹走査法のスクリーニングで前置胎盤が疑われると，経腟走査法で頸管像を正確に描出し，最終的に内子宮口と胎盤との関係を明らかにする．前置胎盤の診断時期は子宮峡部の消失する妊娠20～24週以降，一般には妊娠28週以降とする[13]．母体高度肥満などにより超音波断層法のみでは確認が困難な場合や癒着胎盤が疑われる場合は，MRIも行われることがある．

なお，超音波診断上の留意点として，次のものがあげられる．

① 胎盤は子宮筋層より高輝度で，ほぼ均質の一定の厚みをもつ実質エコーと，それを被う断裂した絨毛膜板エコー（胎児面）として観察され，内子宮口は頸管像（長さ2.5～3.5cmで長軸中央に線状エコーがある）の上端部として認められる．この胎盤下縁と内子宮口の位置関係から正確な診断がなされるが，妊娠初期に子宮頸部と一体をなしている子宮峡部（0.5～1cm）は，妊娠進行につれ漏斗状に大きく開大して，妊娠末期には約10cmに伸展して子宮下部を形成する（図IV.1-11）．そのため胎盤は上方に移行するようにみえ，解剖学的内子宮口から離れることがある（いわゆるplacental migration）．この峡部の開大は妊娠28～30週には終了するので，前置胎盤の診断は妊娠30週頃までは保留すべき[15]とされる．

② 経腹壁走査法では**適度の膀胱充満**が必要であるが，過度に充満すると膀胱が子宮前壁を圧迫して子宮下部の前壁・後壁が接近し，内子宮口と胎盤下縁の位置関係が歪み誤診することがある．他方，経腟法では膀胱を空虚にしておくとよく，またプローブを頸部に強くあてるのをさけるべきである．

③ **子宮下部の局所収縮**，内子宮口上の絨毛膜下**血腫**を前置胎盤と見誤りやすいので，しばらく観察が必要である．

④ 胎児先進部が子宮腔下部にあるときは，先進部をそっと動かし挙上すると，内子宮口周辺の観察が容易となる．

[低置胎盤]

定義は一定していないが，超音波検査上，妊娠29週以降に胎盤下縁から内子宮口までの距離が2cm以内にある胎盤では，分娩異常出血のため，帝王切開の頻度が著明に高く[13]，産科臨床上時に重要であり，厳重な妊婦管理が必要とされる．

(d) 症　状

妊娠中・後期に，少量の警告出血を認めることもあるが，突然に無痛性の外出血をきたす．通常，妊娠28週頃までは無症状で，最初の出血は妊娠30週頃（34週をピーク）より生じ，妊娠36週までに50％以上が出血を認める．

この出血の原因は子宮の無自覚の収縮による胎盤の部分剥離，炎症などである．児頭は浮動し，骨盤位・横位となることが多い．

(e) 管　理

妊娠週数，性器出血の程度，母児の状態による．可能な限り妊娠37週まで待期的に処置し選択的帝王切開を計画するのが原則．

内診は子宮頸管内に挿入した内診指で大出血を招くことがあるので，辺縁前置胎盤の分娩時などに限られ，次のようにdouble set up下に行う．

① 大口径針による点滴確保，② 輸血のための血液の準備があり，③ 帝王切開の準備（double set up）ができている．

[未出血のとき]

妊娠32週頃までは本人・家族に十分の説明をして，性行為を制限して外来管理とし，それ以降は入院・臥床安静が望まれる．入院後は羊水穿刺をして，胎児肺成熟の認められないときは，肺成熟促進のため，ベータメサゾン12mg筋注（☞ p.120）を行う．

緊急時に備え，血液型，不規則抗体検査をしておく．

［出血しているとき］

母体循環系の安定が第1．緊急時のために2単位の赤血球濃厚液をクロスマッチしておくのが望ましい．必ず胎児心拍数モニタリングを行い，出血量の1/10は胎児血とされるので，少量の出血でもApt試験を行い，胎児貧血に対する対策も重要．

i）少量の出血の持続

絶対安静と子宮収縮抑制剤の投与．36週以降であれば分娩に．

ii）中等量の出血

急性出血が減少し，母体の状態が安定すれば，羊水穿刺で胎児肺成熟を評価（妊娠32週〜36週未満）．

① 肺成熟のある場合：分娩とする．
② 肺未熟の場合：
・厳重の管理下で臥床安静待機（Hb≧10g/dl，Ht≧30%に維持）し，胎児肺成熟のためステロイド投与．
・子宮収縮抑制剤の投与．Rh陰性妊婦にはRh免疫グロブリン投与．
・胎児評価（biophysical scoringなど）．
・出血が続き，24時間で2単位以上の輸血を必要とする場合，または胎児機能不全を認めれば分娩．

iii）大出血の場合

① 大口径針を用い，2箇所の静脈を確保し，一つはRinger's lactate液を接続し，一つは輸血用とする．
② 血液型を確認し，4単位の赤血球濃厚液を手配し，同時にDIC panel．
③ 留置カテーテルを挿入し，尿量を≧30ml/時に維持するよう輸液・輸血を行う．尿量は循環血液量の変化をよく反映する．十分輸液後は必要に応じ20〜40mgのfurosemide（ラシックス）を管注する．
④ 中心静脈カテーテルを挿入して中心静脈圧を測定し，輸液状態を正確に評価する．

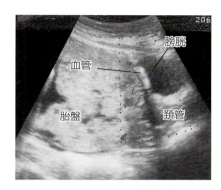

図Ⅳ.1-12 前置癒着胎盤
帝王切開の既往1回．膀胱と接する子宮筋層は菲薄化し，子宮漿膜と膀胱間に著明な血管像を認める．

⑤ 帝王切開にて分娩．

（f）分娩様式

帝王切開が原則である．全前置胎盤は帝王切開を行うが，一部または辺縁前置胎盤において児頭が固定し，子宮口が3cm以上開大している場合には，人工破膜を行って経腟分娩を期待する．しかし，破膜によって大量出血を起こす場合は，帝王切開に切り換える．

子宮口開大に伴い，胎盤早期剝離→DIC発症に留意する．帝王切開術の子宮切開は胎盤前壁付着の場合も，可能な限り胎盤を避け，下部切開で行う．癒着胎盤が前置胎盤の約5%に，特に既往帝切例の前置胎盤では24%に合併し（図Ⅳ.1-12），胎盤剝離面からの止血が困難で，子宮全摘除術もやむを得ないことがあるので，手術前に同意を得ておくのが望ましい．娩出胎盤の病理検査で前置胎盤の程度・癒着などを確認する．

5 胎児母体間輸血症候群 fetomaternal transfusion（FMT）

胎児母体間輸血症候群は，絨毛構造が破綻し，胎児血が絨毛間腔を経由して母体血管内に流入するために胎児に生じるさまざまな病態の総称であり，1948年にWiner[16]により初めて報告された．

（a）頻　度

Sebringらによると2ml以下の胎児血の母体

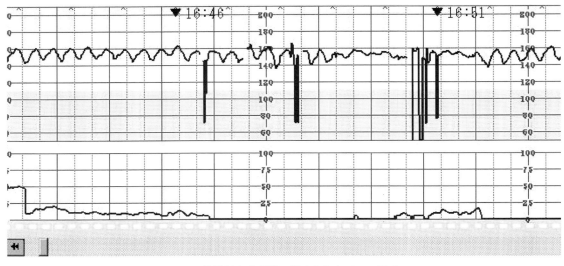

図 IV.1-13 双胎間輸血症候群に認められた sinusoidal pattern

妊娠 35 週 0 日，切迫早産治療中に胎児心拍モニタリング異常で搬送された．帝王切開にて 2533 g，A.S. 5/8 で分娩．母体 HbF は 7.0％，AFP 28188 ng/ml，新生児の Hb は 5.7 g/dl であった．

の流入は 98％の妊娠で認めるとされる[17]．一方，Bowman らによると臨床的に問題となるのは多量の母児間輸血で，30 ml を超えるような分娩時の母児間輸血は 9000 人中 21 人であったと報告している[18]．

(b) 原　因

母児間輸血の原因として，原因不明が 80％以上とされる．因果関係が報告されているものとしては，臍帯穿刺などの侵襲的検査や交通外傷などによる腹部外傷がある[19]．

(c) 症　状

①胎動の減少や消失，②胎児心拍数モニタリング上での sinusoidal pattern（図 IV.1-13），③胎児水腫が胎児母体間輸血症候群の 3 徴とされる．しかし，その他の貧血性疾患でも認められるため，特異的症状とはいえない．胎児心拍数モニタリング異常としては細変動の減弱や消失のみを認め sinusoidal pattern を示さない例も多い．また胎児水腫を認める例はまれである．

(d) 診　断

胎児の貧血の有無を推定するためには，超音波検査にて中大脳動脈の収縮期血流速度の上昇を証明することが有用である[20]．確定診断は胎児血液の母体血中移行の証明によってなされる．胎児成分証明には，以下の 3 つの検査がある．

i）母体血中の胎児赤血球の証明

Kleihauer-Betke（KB）染色法が汎用される．KB 法は母体血液スメアの染色処理で胎児由来血球を証明する直接的手法で迅速，簡便であり，また失血量推定（Mollison の式）に利用することができる[21]．ただし，血液型不適合妊娠では移行血球破壊が生じるため過小評価となる点や，測定者間や測定施設間の誤差が大きい点が指摘されている[22]．失血量の推定は，RhD 陰性妊婦での抗 D ヒト免疫グロブリンの投与量を決めるときに重要となる．

ii）胎児ヘモグロビンである HbF の測定

HPLC 法による測定が一般的である．正常値は 1％未満である．失血量も概算可能である．

iii）AFP（妊婦参考値：300～800 ng/ml）

妊婦参考値は 300～800 ng/ml であり異常高値により診断される．

(e) 治　療

胎児または新生児への輸血が基本となる．各施

設の状況により対応は異なると考えられ，児の娩出が可能であれば急速遂娩後に新生児への輸血が行われるが，胎児の未熟性等の理由により胎内輸血が選択される場合もある．しかし胎内輸血に関しては，Sifakis らの胎内輸血を行ったものの死亡した例や[23]，Votino らの胎内輸血を行って生児を得た例[24]など，その評価は一定していない．

（f）予　後

出血量や，発症から分娩までの時間が関係してくるために，予後に関しては様々な報告がある．de Almeida らは，出血量 80 ml を超える 26 例中 12 例（46％）が死亡または痙攣性両麻痺を認めたり，あるいは出血量 435 ml でも症状のない例もあったと報告している[25]．

【文献】

1) Hoddick WK, Mahony BS, Callen PW, et al : J Ultrasound Med 4 : 479, 1985.

2) Grannum PAT, Berkowity RL, Hobbins JC : Am J Obstet Gynecol 133 : 915, 1979.

3) 中山雅弘：臨婦産　46(1)：6，1992．

4) Harrington K, Campbell S (ed) : A Color Atlas of Doppler Ultrasonography in Obstetrics. p. 41, Edward Arnold, 1995.

5) Schulman H : Sabbagha RE (ed) : Diagnostic Ultrasound Applied to Obstetrics and Gynecology (3rd ed). pp. 247-248, J.B. Lippincott, 1994.

6) 原　量宏，柳原敏宏，神保利春：臨産婦 50(5)：700-703，1996．

7) 今井史郎：臨産婦　50(4)：488-489，1996．

8) Fox H : Pathology of Placenta, pp. 104-107, W. B. Saunders, 1978.

9) 日本産科婦人科学会編：産科婦人科用語解説集．金原出版，1988．

10) 森　巍：妊産婦の保健医療ガイド．p. 208，真興交易医書出版部，1995．

11) Nysberg DA, et al : Radiology 164 : 357-361, 1987.

12) Oosterhof H. Aarnoudse JG : Br J Obstet Gynecol 98 : 221-226, 1991.

13) 石原楷輔：経腟エコーの基本と読み方．pp. 127-138，メジカルビュー社，1994．

14) 中山雅弘：目でみる胎盤病理．pp. 43-44，医学書院，2002．

15) 吉田幸洋：異常妊娠．pp. 130，中山書店，1998．

16) Winer AS : Am J Obstet Gynecol 56 : 717, 1948.

17) Sebring ES, et al : Transfusion 30 : 344-357, 1990.

18) Bowman JM, et al : Am J Obstet Gynecol 151 : 289, 1985.

19) Cunningham FG, et al : Williams Obstetrics 22th ed : pp. 649-691, 2005.

20) Oepkes D, et al : N Engl J Med 355 : 156-164, 2006.

21) Mollison PL : Br Med J 3(5817) : 31-34, 1972.

22) Duckett JR, et al : Br J Obstet Gynecol 104 : 845-846, 1997.

23) Sifakis S, et al : Arch Gynecol Obstet 281(2) : 241-5, 2010.

24) Votino C, et al : Fetal Diagn Ther 24 : 503-505, 2008.

25) de Almeida V, et al : Obstet Gynecol 83 : 323, 1994.

IV

2. 臍帯の異常

a 臍帯の形成と構造

初期胚子には二つの茎，すなわち卵黄嚢茎 yolk sac stalk（卵黄管，卵黄血管を含む）と付着茎 connecting stalk（尿膜 allantois，臍血管を含む）がある．妊娠7週頃，胚子の頭尾屈曲，羊膜腔の拡大に伴い，付着茎は卵黄嚢茎に押しつけられ，融合して臍帯がつくられるが，この過程で卵黄血管と2本の臍静脈のうち，右側のものは消滅する．

臍帯内の2本の動脈（allantoic arteries）は胎児の内腸骨動脈の枝で，血液を胎盤に送るが，胎盤進入後2～3cm以内で互いに吻合・融合して血流量・圧を均等にしている．口径の大きい1本の臍静脈は酸素化された血液を下大静脈にもどす（☞ p.96，図III.6-1）．これら血管の緊張は局所的なプロスタグランジン産生で調整される．

臍血管のらせん状捻転（左捻転が多い）は妊娠10週前後に形成され，全長で7～14回（平均11回）であり，その後もほぼ一定である．捻転の欠如は胎動減少，胎児機能不全，染色体異常，胎内死亡に関連するとの報告[1]があり，また過度捻転もFGR，胎児機能不全，胎内死亡をきたしやすいとされる．

臍帯をおおっている羊膜は臍付着部で胚子表面の上皮層に連続する．臍帯中の結合組織は中枢葉細胞に由来しており，Whartonゼリーとよばれ（図IV.2-1），ヒアルロン酸，コンドロイチン硫酸に富み，臍帯の栄養は静脈壁からの拡散により行われる．

b 臍帯の異常

臍帯の主な異常は図IV.2-2の通りである．

1 単一臍帯動脈（臍帯一動脈欠損症）

一時的無形成あるいは発育中の二次的萎縮として生じるが，後者が多いようである．

(a) 頻 度

全出産の約1％に認められ，双胎の1児（小さい児）では単胎の3～4倍頻度が高い．

母体糖尿病，羊水過多，喫煙例に多い．

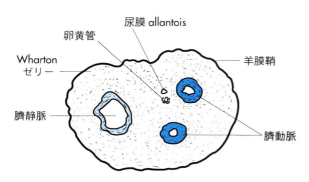
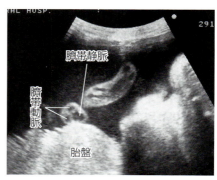

図IV.2-1 臍帯の断面図

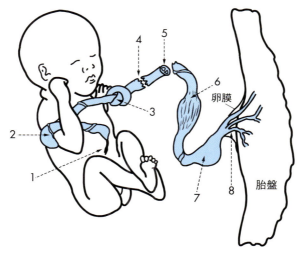

図 IV.2-2 臍帯異常の模式図
1．捻転を伴った狭窄　2．巻絡　3．真結節　4．臍帯破裂
5．単一臍帯動脈　6．血腫　7．臍帯腫瘍　8．卵膜付着

(b) 合併症

約20％に胎児奇形（特に泌尿生殖器系，心奇形）を合併し，25％にIUGR（胎盤も小さい）を併発する．染色体異常（特に18トリソミー）にも関連する．

本症の児の周産期死亡率は他に比較して4倍高いが，これは先天奇形の頻度が高いことによると思われる．

(c) 管理

合併奇形評価のため，心エコーを含め，顔・手・足など詳細の超音波検査を行い，異常がなければ通常に管理し，異常のある場合は染色体検査を考慮する．

2　臍帯卵膜付着　velamentous insertion

頻度は全分娩の1～2％．双胎妊娠では12％と高い．臍血管が卵膜に付着し，胎盤組織に進入するまでの間はWhartonゼリーを欠くため，機械的衝撃に無防備となり，子宮内胎児発育不全，臍帯血栓，断裂による胎児出血などを起こす危険性がある．特に卵膜を走る血管が内子宮口にある（前置血管 vasa previa）場合には，分娩経過中に断裂して胎児は失血死をきたすことがあるので，経腟カラードプラー法で，前置胎盤が診断されれば帝王切開を行う．

3　臍帯過捻転　hyper-torsion

臍帯の過捻転は臍帯の血流障害（臍帯静血のうっ血）を生じ，胎児ジストレスやFGR，胎内死亡をきたすとされる．捻転の程度をピッチ（L/R, 図IV.2-3）で表すと，正常平均は4.7±2.9であり（宇津1992）[3]，2.0を下廻ると過捻転とされ，臍帯静脈ドプラー血流波形に，臍帯動脈の拍動に同期した波形が認められる傾向があり，臍帯静脈のうっ血が示唆される．

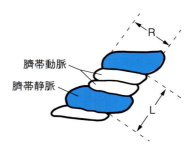

図 IV.2-3 臍帯捻転のピッチ（L/R）

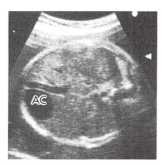
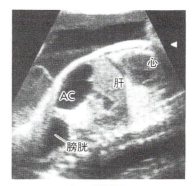

a. 横断面　　　　　　　　　　　b. 縦断面

図 IV.2-4　尿膜管嚢胞（妊娠31週）
AC：尿膜管嚢胞　a. 臍静脈の肝内部分に接して嚢胞が観察される．b. 膀胱に接して嚢胞が観察される．

C　尿膜管嚢胞　allantoic cyst, urachal cyst（図 IV.2-4）

胎生5～8週頃，臍帯内に存在する尿膜管は膀胱上部と結がっているが，胎生12週頃にはしだいに管腔が閉じて線維性の中臍帯靱帯となる．この尿膜管の退行に異常があると，尿膜管臍瘻（urachal fistula 尿膜管の臍側の閉鎖不全で，尿膜管が臍に開口する状態），尿膜管嚢胞（尿膜管の臍・膀胱部は閉鎖するが中央部が嚢胞状に腫大したもの），尿膜管膀胱憩室（urachal diverticulum 尿膜管の膀胱側の閉鎖不全）として認められる．

出生後に外科的修復を行うが，予後は良好である．

【文献】
1) Strong TH, Elliott JP, Radin TG：Obstet Gynecol 81：409-411, 1993.
2) Benirschke K, Kaufman P：Pathology of the Human Placenta (2nd ed). p.180, Springer-Verlag, 1990.
3) 宇津正二：New Epoch 産科外来診療（岡井崇編）pp. 1793-1797, 医学書院, 1992.

3. 卵膜の異常

a 羊膜索症候群
amniotic band syndrome

頻　度：1200～15000例に1例．

　妊娠初期に羊膜の一部が何らかの原因で絨毛膜より破綻・剝離し，羊水が羊膜絨毛膜間腔に流入し，羊膜は索状物（羊膜索）となって，胎児の身体各所に付着して発育を阻害し，種々の奇形をもたらしたもの（図IV.3-1）[1,2]．露出した絨毛膜の羊水吸収率は高いため，羊水過少症が続発する．

　羊膜索の発生が妊娠10週末満の胎芽期であると，身体各所に重症の奇形（表IV.3-1，図IV.3-2）を生じ，それより以降では四肢の異常を生じる．胎盤の表面には索状物があり，これらの病理検索から，body stalk anomaly（臍帯欠損，胚外体腔の存在）と鑑別する．

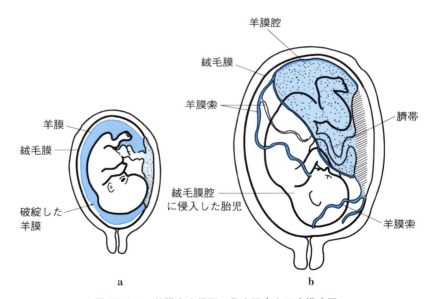

図 IV.3-1　羊膜索症候群の発生機序を示す模式図

表 IV.3-1　羊膜索症候群にみられる合併奇形

頭部顔面	頭蓋骨欠損，脳瘤，無脳症，顔面裂，唇裂・口蓋裂，重症鼻奇形
四　肢	四肢欠損（多発，非対称性）絞扼輪，合指症，内反足
内　臓	腹壁破裂，臍帯ヘルニア

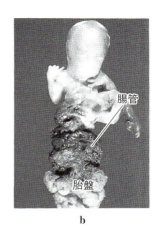

図 IV.3-2　羊膜索症候群

b 絨毛膜羊膜炎
chorioamnionitis（CAM）

　絨毛膜羊膜炎は絨毛膜・羊膜および羊膜腔内に炎症を起こしている状態である．細菌の侵入による場合と絨毛膜下血腫などの微生物によらない炎症がある．

　前期破水・早産あるいは早期新生児感染症（敗血症），**Wilson-Mikity 症候群**などの主因として注目されている．

1　頻　度

　全妊娠の 0.5〜2.0％（顕症の CAM），preterm PROM の 58％，切迫早産の 28％（Blanc II, III）（今井ら 1988）．リスク因子は頸管炎，羊水穿刺，PROM，頻回の内診，長期間の子宮内圧測定など．

2　病　態

　細菌の主な感染経路は腟や頸管からの上行性波及であるが，稀に母体の感染症が血行性に胎盤を通してくる場合がある．絨毛膜・羊膜に侵入した細菌からの走化性物質は，遊走してきた顆粒球より**エラスターゼ**を放出させ，マクロファージより**サイトカイン**を産生させる[3]．放出されたエラスターゼは頸管・卵膜のコラーゲンを分解し，卵膜の脆弱化，頸管熟化を起こし，サイトカイン（IL-1β，IL-6，IL-8 など）はプロスタグランジン産生を促して，子宮収縮，頸管熟化をもたらす．このため妊婦においては前期破水，早産，子宮内膜炎を生じるが，妊婦自身にとってはそれほど重症とはならない．

　他方，卵膜を容易に通過して羊水中に侵入した細菌からの産生物質は，胎児血管を収縮させ，胎児機能不全を生じる[4]．重症の CAM より出生した早産新生児の 20〜50％は重症の感染症を生じ，周産期死亡率も上昇する．

3　診　断

　臨床症状の出る以前の診断は頸管粘液や腟分泌物を用いて行い，最終診断は胎盤・卵膜・臍帯の病理学的検査で確定する．

（a）不顕性 CAM の診断

　頸管粘液や腟分泌物から炎症物質を検出して診断する．頸管粘液中エラスターゼの測定（エラステック®，正常値上限 1.6 μg/ml）と癌胎児性フィブロネクチンの測定が保険採用されている．炎症が進行し羊水腔に達しているか否かは羊水情報から診断する．破水がなくて不明熱のあるときは羊水穿刺で，破水している場合は内圧測定用カテ

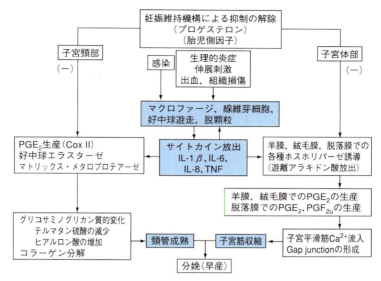

図 IV.3-3　正常分娩および早産における子宮収縮と頸管熟化に対する
サイトカインの役割（文献21より引用一部改変）

ーテルを挿入し，羊水採取する．羊水中インターロイキン濃度（IL-6，IL-8）の測定が最も有用であり[23]，ブドウ糖濃度・顆粒球エラスターゼ濃度の測定も有用である．特に羊水中IL-6濃度の高値と羊水感染の相関についての報告は多い[24,25]．羊水細菌培養，白血球数，グラム染色は陽性となる頻度が低く，優れた診断マーカーとは言い難い（表IV.3-2，3）[20]．

特に，羊水中のインターロイキン8濃度は子宮内炎症の診断のみならず，超早産の予知にも有効であると報告されている[5]．

(b) **臨床症状はLenckiらの診断基準が用いられることが多い**[26]．

1) 母体に38度以上の発熱が認められ，かつ以下の4項目中1項目以上認める場合
① 母体頻脈≧100/分
② 子宮の圧痛
③ 腟分泌物/羊水の悪臭
④ 母体白血球≧15,000/μL

2) 母体体温が38度未満であっても，上記4項目をすべて認める場合

(c) **胎盤の病理組織学的診断**（分娩後）

表IV.3-2　羊水所見による絨毛膜羊膜炎の診断

検査項目	診断基準
細菌培養・グラム染色	陽性（細菌培養10^2 col/ml以上）[7]
白血球数	2/視野[5]，30/high power fields[8]
ブドウ糖濃度	<10 mg/dl [9]
サイトカイン　IL-6	7.9 μg/ml≦
測定　　　　　IL-8	10 μg/ml≦ [10]
顆粒球エラスターゼ	200 μg/l < [11]

表IV.3-3　羊水中顆粒球エラスターゼ濃度と臨床的意義

羊水中濃度（μg/l）	臨床意義
200>	CAMは否定的
1500≦	胎児感染の疑い
2500≦	胎児感染の治療が必要
5000≦	胎児治療の限界，胎児娩出

（平野秀人，他[11]）

Blancは，組織検査から白血球浸潤の程度により，stage 1～3に分類し，中山はこれに臍帯への白血球浸潤の程度を加え判定している（図IV.3-4）．

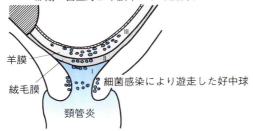

図Ⅳ.3-4 BlancらによるCAMの発生機序とstage分類（Blanc WA：Clin Obstet Gynecol 2：705, 1959）

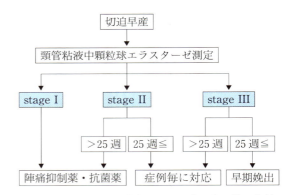

図Ⅳ.3-5 絨毛膜羊膜炎による切迫早産の管理方針
（文献20より引用・改変）
（stageはBlancらの分類による）

4 予防

CAMの前段階である**細菌性腟症**，細菌性頸管炎を診断したら，早期に治療（腟洗浄と局所の抗炎症療法）を開始する．局所療法で軽快することが多い．また精漿は子宮の頸管細胞から炎症性サイトカインを産生するので細菌性腟症や頸管炎のある場合は，性交渉時のコンドームの使用を勧める．

5 管理

基本的処置は臨床症状から診断され，胎児感染があれば妊娠週数に関係なく胎児娩出を検討し，抗生物質投与を開始することである．明らかな臨床症状がなく，胎外生活困難な時期の診断では，第三次施設においては分娩よりも，抗炎症療法による妊娠の継続と厳重な胎児well-being評価が選択される．すなわち抗サイトカイン療法（尿中トリプシンインヒビター，ウリナスタチン腟坐薬®），強力な抗生物質投与，tocolysis，腟・頸管

の消毒を行う（図Ⅳ.3-5）．

CAMは分娩様式には影響しないが，臨床症状のある場合，難産・帝切のリスクは増加する．使用する抗生物質は症例により異なる．分離菌としてはB群溶連菌（GBS），大腸菌，黄色ブドウ球菌，クレブシエラ，マイコプラズマが多い．

抗菌剤投与については様々な報告があり，一定の見解には至っていない．未破水の症例に対して一律に抗菌剤を投与することにより，子宮内感染をマスクしてしまう可能性があるため，妊娠週数や母体の感染状況を把握し慎重に投与すべきである．前期破水を伴う場合，原因菌不明の場合には，アンピシリンとエリスロマイシンの併用が推奨されている．

C preterm PROMの管理

前期破水（premature rupture of the menbranes：PROM）は妊娠週数に関係なく，分娩

Memo

細菌性腟症
さまざまの原因により，乳酸桿菌を主体とする腟内正常細菌叢が減少する一方ガードネラ桿菌，嫌気性菌，マイコプラズマなどが増殖した状態であり，診断は①灰色帯下 ②腟内のpH上昇（>4.5）③アミン臭（魚臭）の検出 ④顕微鏡でのclue cellの証明のうち，いずれか3つ以上陽性でなされる．治療により，妊娠20週未満の治療開始で，早産を減少（OR 0.63）させたとの報告がある．治療は抗菌薬（クロラムフェニコール，メトロニダゾール）腟錠1日1回6日間が行われている．

の開始に先立って卵膜が破綻をきたした状態である．

妊娠22～37週未満に発症したものはpreterm PROMと呼ばれるが，とくに妊娠35週未満のPROMは胎児の未熟性と胎児・新生児感染の二つが問題となるので（図IV.3-6），この両者を天秤にかけて管理を行う．

1 頻度

全分娩例の1～3％．次回妊娠でpreterm PROMになる率は高い．

2 発生機序

腟・頸管からの上行性感染による絨毛膜羊膜炎が主因である．

絨毛膜・羊膜に生じた炎症は，一方ではマクロファージからサイトカイン（IL-1βなど）の産生→プロスタグランジン産生を促して子宮収縮を生じる．他方では好中球からエラスターゼを放出して卵膜のコラーゲン（特にタイプIIIコラーゲン）を分解し，卵膜の脆弱化をもたらし，両者があわさって破水が発症する（外因説）．さらに羊水中に排出された胎便由来のトリプシンによる卵膜の脆弱化（内因説）も関係する[12]．

3 予防

局所感染の予防と早期診断・治療を行い[13]，子宮収縮を抑制する．

① 頸管炎の早期診断・早期治療：頸管粘液中エラスターゼ測定（エラステック®，エラスペック®，正常値上限1.6μg/ml），頸管粘液の胎児性フィブロネクチン測定（PTDチェック®，妊娠22～32週を対象）により診断し，高値の場合，腟洗浄，局所の抗炎症療法・抗サイトカイン療法（ウリナスタチン腟坐薬®）を行う．

② 頸管ポリープ：ポリープ切除を行う．

③ 精漿：妊娠中の性交はコンドーム励行．

4 診断

まず問診を行い，破水感のあった時期，流出量，流出状況，色調，匂いなどを聞く．ついで内診台で羊水の流出を確認する．そのときは外陰消毒後，滅菌した腟鏡を子宮腟部にあたらないよう静かに挿入し，子宮腟部を露出する．子宮口からの羊水流出あるいは腟内に羊水臭のある水様性貯留液を確認すれば破水と診断される．さらに下記の検査を行えば，診断精度をあげることができる．

そして子宮口から，あるいは後腟円蓋に貯留し

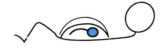

未熟性

28週までは児の未熟性が危険．26週以前に破水し，羊水の流出が5週間以上続くときは羊水過少症候群（p.191）が生じる．

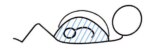

胎児感染

34週以降は未熟性で死ぬことはまずなく，感染が危険な問題．

図IV.3-6 前期破水で生まれた新生児の問題点

preterm PROMにおいて，破水後すぐの出生では①児の未熟性による合併症（RDS，原発性無呼吸，頭蓋内出血・PVL，動脈管開存症，壊死性腸炎）が危険な問題であり，破水後時間がたつと，②感染症（敗血症，Wilson-Mikity症候群，新生児肺炎），ついで③長期羊水減少による肺低形成，臍帯圧迫・変形などが問題となる．

（森　巍[16]より改変）

た羊水を無菌的にディスポ注射器でとり，羊水検査（感染の有無とサーファクタント測定）を行う．最後に内診して子宮口開大度をみるが，その際，感染を防ぐため，頸管内には内診指を挿入しない．

[破水の検査法]

① 腟内のpH測定：妊婦の腟内pH通常4.5〜6.0→破水後pH 7.1〜7.3．
　・Nitrazine法（エムニケーター®）：変色（黄緑色→暗青色）域はpH 6.4〜6.8と狭い．
　・BTB（brom-thymol-blue）法：変色（黄色→青色）域はpH 6.2〜7.8．

② 癌胎児性フィブロネクチンの測定：この物質は通常，腟内に存在せず，羊水・卵膜などに存在する．糖蛋白で，羊水中には妊娠中期に最も多く，後期でも10〜45μg/ml程度存在する．これをモノクロナール抗体を用いた金コロイド着色法（ROMチェック®）で検出する．診断精度は98％とされ，高位破水の診断も可能である．

③ 腟分泌液中α-フェトプロテイン（AFP）検出：AFPは羊水中に高濃度で，母体血中に少量，そして腟分泌液中にはほとんど含まれないので，本検査（アムテック®）陽性（感度AFP 125 ng/ml以上）のとき，破水と診断される．反応時間2分，診断効率95.8％．

④ ヒトインスリン様成長因子結合蛋白1型（IGFPB-1）測定：この物質は腟内には極微量しか存在せず羊水中に高濃度に存在することから破水の診断に用いられている．

⑤ 羊膜腔内色素注入法：psp色素（1〜3 ml）などを経腹的に羊膜腔内に注入し，3〜6時間後腟内ガーゼの着色で診断する．

5 管理

PROMを確認すれば次に，直ちに分娩させるか，妊娠を継続させるかの決定を行う．そのためには表IV.3-4の手順に従って母児を評価し，

① 明らかな胎児感染がある
② 胎児機能不全がある
③ 胎児肺が成熟している
④ 致命的な胎児奇形がある
⑤ 子宮収縮抑制不能で子宮口5 cm以上開大などの場合は分娩を進行させる．

表IV.3-4　preterm PROMの初期管理

1．子宮内感染の除外
2．胎児well-being，羊水情報の把握
3．子宮収縮の除外
4．ハイ・リスク児の出生にそなえる

表IV.3-5　PROM合併子宮内感染の診断

検　査　項　目	陽　性　所　見
1．母体発熱	
母体血中CRP	≧5.0 μg/ml[13]
2．羊水所見[14]	(sensitivity/specificity)
グラム染色	細菌（＋）（23.8％/98.5％）
白血球数	≧30 cells/mm³（57.1％/77.9％）
ブドウ糖	＜10 mg/dl（57.1％/73.5％）
インターロイキン6	≧7.9 ng/ml（80.9％/75％）
3．胎児所見	
胎児頻脈	＞180 bpm
胎児尿産生測定	＜5 ml/時間[13]
胎児呼吸数および大きい胎動	＜調査時間の10％[15]（観察30分毎に3回未満）

(a) 母子の評価

ⅰ）子宮内感染の除外（表Ⅳ.3-5）

①羊水検査を行う．羊水採取は子宮内にカテーテルを挿入するか，経腹的羊水穿刺で行う．細菌培養（好気性菌，嫌気性菌，マイコプラズマ属）が重要であるが，結果がでるまでに72時間かかるので，表Ⅳ.3-5の検査を同時に行う．

②母体血中CRP，白血球数，体温測定．

③biophysical profile scoring（毎日）．低値は胎児感染を示唆する．羊水量（時間胎児尿産生率），胎動，呼吸様運動が重要な指標．

ⅱ）胎児 well-being，羊水情報の把握

①妊娠週数および推定体重の正確な評価（超音波検査）：最終月経，妊娠初期の超音波所見を確認し，現在の胎児計測値より推定体重を出す．

②胎児機能不全の除外：破水後NSTを12〜24時間連続して行い，その後毎日行う．臍帯圧迫，胎児機能不全・感染を除外する．

③肺成熟度の検討：羊水によるL/S比，shake test（phosphatidyl glycerol：PGの存在の証明）

④羊水量の測定（☞p.185）：羊水過少は胎児肺の発育停止，消化器に障害をきたすことがある．

ⅲ）子宮収縮の除外

分娩監視装置を装着し，患者が分娩開始しているか否かを調べる．

ⅳ）ハイ・リスク児の出生にそなえる

新生児科医に連絡して方針を相談し，出生後の収容を依頼する．妊娠34週以前の破水では，NICUをもつセンターへの**母体搬送**が望ましい．

(b) 妊娠週数別にみた管理[16]

preterm PROMの場合，24時間以内に約50%が分娩に至るとされるが，一般的に児のintact survivalが期待できるのは，妊娠28週，出生体重1000gといえるので，基本的には妊娠28週までは妊娠を継続するよう最大限の努力を行い，妊娠28週以降で児の成熟徴候があれば分娩の方向に，児が未熟であれば待機的に管理する．

妊娠26週未満では感染徴候を認めても，原則として，母体に危険のない限り妊娠を継続し，積極的に胎児治療を試みる[17]．

妊娠36週以降のPROMで，24時間待っても陣痛のこないときは，陣痛誘発を行う．なお，分娩中は予防的なamnioinfusionを行うと，胎児の変動性徐脈の頻度・重症度を減らし，新生児の代謝状態（臍帯動脈のpH）を改善する．

6 治 療

妊娠週数，胎位，感染，児の状態などにより管理方針を決定する．妊娠26週未満の前期破水症例の管理では，一定のコンセンサスが得られておらず，各施設の低出生体重児の対応能力を考慮し方針を決定する．妊娠26週以降では臨床的絨毛膜羊膜炎の有無に留意し管理を行う．臨床的絨毛膜羊膜炎と診断した場合，抗菌薬を投与しながら24時間以内の分娩の方向とする．帝王切開術もしくは分娩誘発も考慮される．妊娠34週未満の前期破水症例で，感染徴候がなく児の状態が落ち着いていれば，床上安静，抗菌薬の投与を行いながら待機して妊娠期間の延長をはかってもよい．子宮収縮抑制剤の投与は，絨毛膜羊膜炎のリスクを増加させ，児予後改善に寄与するかどうか明らかではないとされ，原則使用しない．

(a) 抗菌剤投与

細菌培養検査で菌が同定されている場合は，嫌気性菌，グラム陰性桿菌に対してセフェム系の抗生物質，B群溶連菌などグラム陽性球菌に対してはペニシリン系，クラミジアやマイコプラズマ（注．グラム染色では検出されない）に対してはエリスロマイシン系の抗生物質を用いる．

起炎菌が同定されていない段階での実際的な予防的抗生物質投与は，アンピシリンの経口投与を

表 IV.3-6　子宮収縮抑制薬

種　類	製　剤	母体への副作用	児への副作用
β-stimulant	塩酸イソクスプリン （ズファジラン®）	頻脈，低血圧	
	塩酸リトドリン （ウテメリン® など）	頻脈，低血圧，振戦，高血糖， 低K血症，肝酵素上昇，肺水腫	新生児頻脈，低血糖症， 低Ca血症，腸閉塞
硫酸マグネシウム	硫酸マグネシウム （マグセント注 100 ml® など）	熱感，顔面紅潮，嘔気，口湯 倦怠感，中毒症状	新生児筋緊張低下，低血圧 症，呼吸数低下，Mg中毒
カルシウム拮抗薬	ニフェジピン （アダラート® など）	一過性低血圧，嘔気 頭痛，胸痛	現在のところ，注記なし
プロスタグランジン 合成阻害薬	インドメタシン （インダシン® など）	児の動脈管早期閉鎖	

表 IV.3-7　塩酸リトドリンの投与方法（妊娠16週以降）

1．**経口投与**　1回1錠（5 mg）を1日3〜4回，食後
2．**経静脈投与**（自動輸液ポンプ＋陣痛・胎児心拍数モニタリング）
　　○側臥位またはセミ・ファーラー体位
　　○5％ぶどう糖液（100または500 ml）に1〜2 A（50〜100 mg）溶解し，子宮収縮の状態に
　　　より量的調節を行う
　　○初期量：50 μg/分，増加速度：50 μg/15分毎，維持量100〜150 μg/分
　　○最高投与量：200 μg/分（日本），350 μg/分（米国）
　　○減量　・子宮収縮の消失（収縮消失後12時間はその濃度持続）
　　　　　　・母体心拍数　　120 bpm以上（千村1989）あるいは140 bpm以上（米国FDA勧告）
　　　　　　・拡張期血圧　　20 mmHg以上低下のとき
　　○中止　分娩前5時間以前の中止が望ましい
3．**副作用**としての肺水腫（予防のため輸液量1000 ml/日以下とする），
　　無顆粒球症，横紋筋融解症に注意する
4．**禁忌**　・心弁膜症，心筋症　　　　　　　　・重篤な甲状腺機能亢進症，未治療の糖尿病
　　　　　　・妊娠高血圧症候群，重症の高血圧　・既にβ刺激薬を投与されている喘息患者
　　　　　　・胎盤早期剥離

4〜7日（最低3日間）行い，その後，羊水流出も少なく感染徴候がなければ休薬とする．今中ら1996[18]は感染予防目的では LMOX，CPZ，CTX のいずれか100 mg の羊膜腔内投与（経頸管）を，治療目的では500 mg の羊膜腔内投与，もしくは母体経静脈投与の併用が望ましいと報告している．

（b）子宮収縮抑制薬投与

子宮収縮抑制薬として β-stimulant（交感神経受容体刺激薬），硫酸マグネシウム，カルシウム拮抗薬，インドメタシンなどが用いられる（表 IV.3-6）が，現在保険適用のあるのは β-stimulant と硫酸マグネシウム（マグセント®）であり，最も繁用されている $β_2$-stimulant（塩酸リトドリン）の投与方法は表 IV.3-7 の通りである．$β_2$ 受容体刺激薬は循環系・代謝系に対する副作用もあるので，血圧・脈拍をチェックし，投与前および投与6時間後に血清電解質，Ht/Hb，血糖値を測定し，血糖値が200 mg/dl を超えるとき，糖尿病患者ではインスリンが必要となる．この高血糖が48時間を過ぎると，正常化することが多い．コルチコステロイド併用時の溶解液はぶどう糖を避け，また肺水腫に注意する．

（c）胎児肺成熟の促進（☞ p. 120）

一般に前期破水＋子宮内感染症例では胎児の肺

成熟は促進され，新生児の RDS 発症は少ないとされるが，子宮内感染の徴候のない場合，肺成熟処置が必要である．妊娠24〜26週頃にベータメサゾンを投与することで，脳室内出血の有意な減少が認められ，26週以降でRDS・脳室内出血・壊死性腸炎の減少および人工換気の期間の短縮が認められている[19]．妊娠34週以降はもともとRDSの発症は少ないため，投与は必要とされない．

(d) 人工羊水補充（人工羊水灌流）法（☞ p. 192）

羊水過少のため，児の肺低形成，臍帯圧迫をきたすことがあり，AFI 4 以下では人工羊水を注入し，AFI 5〜10 程度に保つことが望まれる．

経腹と経頸管法があり，経頸管ではカテーテルを子宮腔内に深く挿入留置し，あるいはプロムフェンスを装着した後，人工羊水単独または抗生物質含有の人工羊水（LMOX 100〜500 mg/人工羊水 500 ml）を 10〜20 ml/時，1 日約 250〜500 ml の速度で持続注入する．

(e) 頸管縫縮術との関連

頸管縫縮術後に破水した場合，感染予防のため入院直後に抜糸することが勧められる[15]．抜糸後も妊娠延長期間は変わらず，新生児敗血症・死亡率は減少するとされる．

【文献】

1）Torpin R : Am J Obstet Gynecol 91 : 65, 1965.
2）Seeds JW, et al : Am J Obstet Gynecol 144(3) : 243-248, 1982.
3）寺尾俊彦：日産婦誌 48(3)：47-50，1996.
4）Altshuler G, Hyde SR : Clinical Obstetrics & Gynecology 39(3) : 549-570, 1996.
5）酒井正利，斉藤 滋，他：日本周産期・新生児医学会雑誌 40：746-750，2004.
6）Hardt NS, et al : Obstet Gynecol 65 : 5, 1985.
7）寺尾俊彦：周産期医学 26(6)：781-790，1995.
8）Romero R, Emamian M, Quintero R, et al : Am J Obstet Gynecol 159 : 114, 1988.
9）Kirshon B, et al : Am J Obstet Gynecol 164 : 1818, 1991.
10）Puchnev T, Egarter C, Winmer C, et al : Arch Gynecol Obstet 253 : 9-14, 1993.
11）平野秀人，津田 晃，内海 透，他：産婦の実際 43：187-193，1994.
12）寺尾俊彦：日産婦誌 48(3)：N 47-N 50，1996.
13）金山尚裕：第 32 回日本新生児学会総会抄録集．pp. 83-84，1996.
14）Romero R, et al : Am J Obstet Gynecol 169 : 840-851, 1993.
15）Cohen AW, Neubert AG : Spitzer AR(ed) : Intensive Care of the Fetus and Neonate. pp. 276-284, Mosby-Year Book, 1996.
16）森 巍：妊産婦の保健・医療ガイド．pp. 294-300，真興交易医書出版部，1994.
17）今中基晴，荻田幸雄：日産婦誌 45(8)：902-913，1993.
18）今中基晴，中井祐一郎，荻田幸雄：周産期シンポジウム No 14．p. 115，メジカルビュー社，1996.
19）White A, Marcucci G, Andrews E, et al : Am J Obstet Gynecol 173(1) : 286-290, 1995.
20）斉藤史子，他：産婦人科治療 88(2)：167-172，2004.
21）佐川典正：臨婦産 60(5)：721-727，2006.
22）Nugent RP, et al : J Clin Microbial 29 : 297-301, 1991.
23）米田 哲，他：周産期診療指針 2010，増刊号 40：127-130，2010.
24）Romero R, et al : Am J Obstet Gynecol 169 : 839-851, 1993.
25）Andrews WW, et al : Am J Perinatol 17 : 357-365, 2000.
26）Lencki SG, et al : Am J Obstet Gynecol 170(5 Pt 1) : 1345-1351, 1994.

4. 羊水の異常

a 羊水の産生と消退

羊水の産生は妊娠時期により異なる．妊娠初期には羊膜・絨毛膜・胎児皮膚から母体・胎児の血漿が滲出して生成される．妊娠20週を過ぎる頃から，胎児皮膚角化のため皮膚からの滲出液は消失し，胎児尿が主体となり，一部に肺からの肺胞液も関与する（図IV.4-1）．

羊水の消退は胎児の嚥下による消化管からの吸収が主体であるが，一部は胎盤胎児面の羊膜からも吸収され，胎児循環系，さらに胎盤を経て母体側に排泄される．この産生と消退のバランスにより，羊水量はほぼ一定に保たれている（図IV.4-2）．

ちなみに胎児の尿量は妊娠20週で5 ml/時，妊娠32週で22 ml/時，妊娠40週では51 ml/時（1,224 ml/日）（Rabinowitz, 1989）と増加し，他方，胎児の嚥下量も妊娠16週の7 ml/24時間から予定日頃には760 ml/24時間に増加する[1]．羊水の循環はきわめて迅速で，Hutchinsonら（1959）は2.9時間で全部入れ替わると報告している．

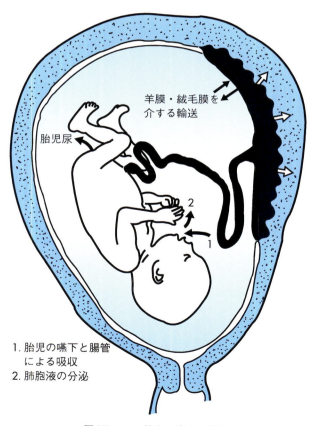

図IV.4-1 羊水の産生と消退

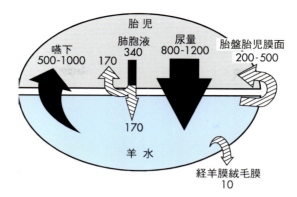

図 IV.4-2　羊水の産生と消退の模式図
数字は容量 ml/日を示す．
(Gilbert WM, et al : Fetal Med Rev 3 : 89, 1991)

b 羊水量の妊娠中推移

　羊水量は妊娠 8 週頃より徐々に増加し，妊娠 34 週前後で最大となり，妊娠 38 週以降は減少する（図 IV.4-3,4）．

　1 時間約 500 ml の割合で水分の出納が行われるとされるが，羊膜を介する出納にはプロラクチン，腎を介した調節にはバソプレッシン，プロスタグランジンなどが関与すると考えられている．

c 羊水量の臨床的測定法

　超音波断層像から羊水量を推定する方法が，簡便かつ再現性のある方法として広く行われている（図 IV.4-5）．

1　最大垂直ポケット測定法　maximum vertical pocket（MVP）

　羊水部分が最も広く描出される部（羊水ポケット）を選び，子宮内壁からの羊水深度を測定する．

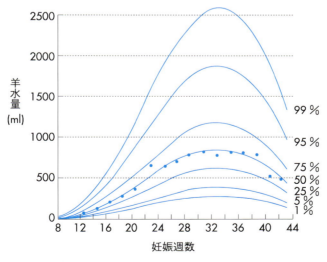

図 IV.4-3　妊娠経過に伴う羊水量の nomogram
(Brace RA, et al : Am J Obstet Gynecol 161 : 382, 1989)

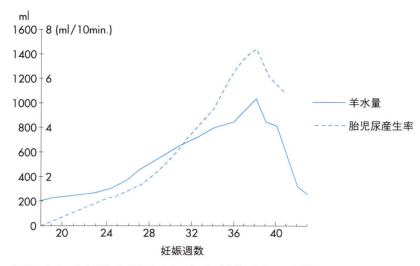

図 IV.4-4　羊水量と胎児尿産生率の推移（小柳孝司：日産婦誌　38：1251，1986）

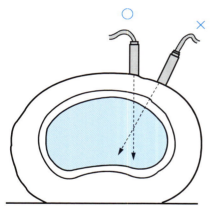

図 IV.4-5　プローブの当て方
AFI計測ではプローブを常に床に垂直にあてる．

表 IV.4-1　最大垂直ポケット測定法による羊水量評価

羊 水 量	患者頻度(％)	最大羊水ポケット (cm)
羊水過多	3 ％	≧8
正　　常	94 ％	＞2〜＜8
境 界 域	2 ％	≧1〜≦2
羊水過少	1 ％	＜1

(Chamberlain MB, Manning GA, Morrison I, et al : Am J Obstet Gynecol　150：245-249, 1984)

2　Amniotic Fluid Index 測定法

AFI（Phelan ら 1987）

母体の腹部を臍を中心に左右，上下と4分割し（図 IV.4-6），超音波プローブを縦軸に沿って床に垂直にあて，各部で最大の羊水ポケットを探し（臍帯断片は無視してよい），その最大距離（cm）を測る．この4部位の総和をAFIとし，cmで表示する．

表 IV.4-2（Moore TR ら），図 IV.4-7（船田ら）は正常妊娠におけるAFI値の推移である．AFI 1 cm は羊水約 50 ml に相当する[4]とされる．

Phelan らは羊水過少を AFI 5 cm 以下としたが頻度は妊娠末期で1％と非常に稀となるため，Fisher ら[2]は妊娠41週以降では 6.7 cm（5パー

表 IV.4-1 は MVP による異常羊水量の基準値である．

羊水過少について Manning FA らは当初 1 cm 以下（"1 cm rule"）としたが，偽陰性が多いため後に 2 cm を境界値とし，それ以上を正常値と改めている．妊娠40週以降については，Fisher ら[2]は cut off 値 2.7 cm を最良と判定している．

正常妊娠の平均値は[3]，妊娠 26〜30 週で 57 mm，妊娠 31〜33 週で 58 mm，妊娠 40〜43 週で 48 mm である．

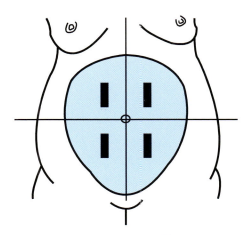

図 IV.4-6　AFI の計測
臍を中心に子宮を四分割する．

センタイル値）を基準値として挙げている．

d｜羊水量の異常

1　羊水過多と羊水過多症　polyhydramnios

わが国では「妊娠の時期を問わず，羊水量が 800 ml を超えると判断される場合を羊水過多とし，これに臨床的に何らかの自他覚症状を伴う場合を羊水過多症」（日本産科婦人科学会）としているが，アメリカでは 2000 ml 以上を羊水過多としている．

臨床的に妊娠 23〜25 週頃に数日間で急激に増

表 IV.4-2　正常妊娠における AFI 値

妊娠週数	Amniotic Fluid Index パーセンタイル値　(mm)					n
	2.5th	5th	50th	95th	97.5th	
16	73	79	121	185	201	32
17	77	83	127	194	211	26
18	80	87	133	202	220	17
19	83	90	137	207	225	14
20	86	93	141	212	230	25
21	88	95	143	214	233	14
22	89	97	145	216	235	14
23	90	98	146	218	237	14
24	90	98	147	219	238	23
25	89	97	147	221	240	12
26	89	97	147	223	242	11
27	85	95	146	226	245	17
28	86	94	146	228	249	25
29	84	92	145	231	254	12
30	82	90	145	234	258	17
31	79	88	144	238	263	26
32	77	86	144	242	269	25
33	74	83	143	245	274	30
34	72	81	142	248	278	31
35	70	79	140	249	279	27
36	68	77	138	249	279	39
37	66	75	135	244	275	36
38	65	73	132	239	269	27
39	64	72	127	226	255	12
40	63	71	123	214	240	64
41	63	70	116	194	216	162
42	63	69	110	175	192	30

(Moore TR, Cayle JE : Am J Obstet Gynecol 162 : 1168-1173, 1990)

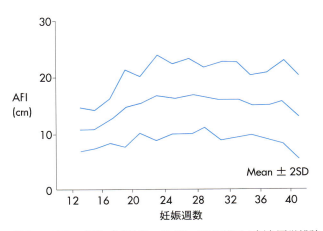

図 IV.4-7　妊娠期間中の AFI の変動（妊娠 12〜41 週）（船田雄二：福島医学雑誌　41：23, 1991）

IV. 胎児付属物の異常と胎児管理

表IV.4-3 羊水過多をきたす疾患

母体因子	糖尿病 血液型不適合	
胎盤因子	胎盤血管腫 巨大胎盤	
胎児因子	1．髄液・漿液の流出	
	中枢神経系奇形	無脳児，脊椎破裂，髄膜瘤
	腹壁の異常	臍帯ヘルニア，腹壁破裂
	2．胎児多尿	
	多胎	双胎間輸血症候群（TTTS）
	腎・内分泌疾患	ADH分泌不全（尿崩症），Bartter症候群
	3．嚥下障害	
	中枢神経系奇形	無脳児，水頭症
	筋骨格系異常	先天性筋緊張性ジストロフィー，筋無力症，致死性 小人症，小顎症
	染色体異常	13，18，21トリソミー
	4．消化管通過障害	
	消化管閉鎖	食道閉鎖，十二指腸閉鎖，輪状膵
	胸郭・縦隔腫瘍	横隔膜ヘルニア，CCAM
	5．心不全	
	心疾患	VSDなど
	胎児水腫（免疫性および非免疫性）	
	仙骨奇形腫	
	6．先天性感染症	TORCH症候群
突発性		

量するもの（約20％）と，妊娠後半期に比較的緩徐に増加する慢性羊水過多症とに大別されるが，大部分は慢性型である．

(a) 頻　度

0.1〜1.5％とされる．

(b) 成因と病態

主たる原因は表IV.4-3の通りである．羊水過多は羊水の産生と排出のバランスが崩れたときに生じる．**羊水の産生増加**は髄液の漏出（無脳症・髄膜瘤・脊髄破裂など）や胎児腹膜より漿液の流出（臍帯ヘルニア，腹壁破裂），胎児尿量の増加（胎児ADHの分泌低下，双胎間輸血症候群），胎盤・臍帯腫瘍からの組織液漏出の増大などで生じ，**羊水の排出障害**は羊水の嚥下障害（器質的：Pierre Robin症候群，致死性四肢短縮症，神経筋障害．機能的：中枢神経系障害）とか吸収障害（食道・上部消化管閉塞など）などで生じる．母

体糖尿病の場合は胎児血糖の上昇→血漿浸透圧の上昇→胎児尿産生の亢進で羊水過多を生じるとの報告もある．

羊水過多症の約60％は特発性，19％が先天奇形，7.5〜9％が多胎，5〜19％が母体糖尿病によるとされる[5]．胎児奇形のうち39％は消化管奇形，中枢神経系奇形は26％，心奇形22％である[1]．

(c) 診　断

超音波断層法で行い，AFI≧24cm（Carlsonら，1990[6]）（Phelanら[7]25cm）のとき，あるいは最大羊水ポケット≧8cm[8]（8〜11cm軽症，12〜15cm中等度，16cm以上重症）のとき羊水過多と診断する．

(d) 管　理

①まず原因検索のため，母体糖尿病スクリーニング，胎児超音波検査を十分に行い，胎児の嚥下障害，先天奇形，胎盤異常を除外する．

先天異常が診断されたときは臍帯血による染色体検査を含めて，致命的か否かを評価し，至適分娩時期について相談する．

② 早産予防のため入院・安静を保たせる．Semi-Fowler 体位か側臥位でベッド上安静とし，子宮収縮のあるときは子宮収縮抑制剤を投与する．利尿剤の投与は行わない．

③ 羊水減少処置．

・羊水穿刺

双胎間輸血症候群による羊水過多などで母体に呼吸困難・悪心・嘔吐・心悸亢進などの圧迫症状が出現すれば，超音波ガイド下に腹壁より無菌的に羊水穿刺を行い，羊水を排液減圧する．しかし効果は一時的である．

急激な減圧は胎盤早期剝離や子宮収縮の誘発を招くことがあるので18〜20 gauge 針を用い，1時間500〜1000 m*l*，1回の総排泄量は1500〜2000 m*l* までとし，なお羊水過多のある場合は翌日反復する．

排除した羊水は必要に応じて染色体検査・胎児肺成熟度検査に利用する．減圧穿刺の合併症は胎盤早期剝離，子宮内感染，早産，前期破水，稀に羊水栓塞である．

・インドメサシン療法

インドメサシンは羊水量減少に有効であり，次の機序による．

ⓐ 胎児尿量の減少

ⓑ 胎児呼吸様運動を亢進させ，肺から羊水の再吸収を増加させる．

しかし，この方法は確立された方法でないので，実施にあたっては患者への説明と同意が必要である．

対象：妊娠32週以前（胎児循環系への副作用頻度の少ない）の羊水過多症．

投与量：25 mg（1.5 mg/kg/日）を6時間毎経口あるいは坐薬で投与する．2 mg/kg/日以上では悪心，胃痛などが多くなり，時に胆汁うっ滞性黄疸を認める．

胎児・新生児への副作用：長期の使用により，胎児動脈管の狭窄，三尖弁逆流をもたらし，新生児に一過性腎不全，肺高血圧症，持続胎児循環症あるいは6〜8生日に小腸穿孔を生じることがある．胎児の心エコーを投与開始24時間と，その後3日に1回行い，もし軽度でも動脈管狭窄がみられたときは，投与量を25 mg 8〜12時間毎に減量し，24時間以内に再測定する．さらに投与中は毎日羊水量，臍帯血流を測定し，羊水量が当初の2/3以上減少したときは投与を中止する．羊水量の過度の減少を避ければ，新生児の腎不全は避けられるとされる．

④ 以上②，③の処置で症状もおさまれば，自然陣痛発来を待ち，経腟分娩を行うが，処置が奏効せず，羊水量著増，母体の重症化が起こったときは分娩誘導を行う．分娩時は微弱陣痛を合併しやすく，そのため人工破膜を行う．臍帯ヘルニア，腹壁破裂のある場合，新生児医，小児外科医立合いのもと帝王切開分娩を選択する．産褥期では弛緩出血に注意する．

2 羊水過少症 oligohydramnios

羊水過少の明らかな定義はなされていないが，一般的には妊娠中期以降で羊水量100 m*l* 以下を羊水過少としている．頻度は1〜2％とされる．

(a) 成因と病態

羊水過少の主な原因は胎児の尿産生減少，あるいは羊水の流出（前期破水）である（表IV.4-

表 IV.4-4　羊水過少をきたす疾患

A．胎児尿産生減少
胎児奇形：腎無形成，腎低形成
囊胞性腎疾患
閉塞性尿路疾患
腎血流量の低下（胎盤機能不全）
胎児発育不全
過期妊娠
B．羊水の慢性流出（前期破水）

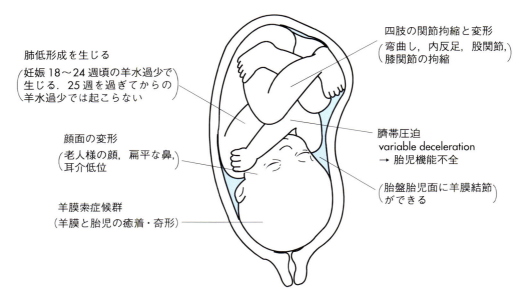

図 IV.4-8　羊水過少の合併症

4)．尿産生の減少は泌尿器系の先天奇形によるものと，腎血流量の低下による機能的なもの（子宮胎盤血流量の減少に関連したもの）とがある．

胎児腎奇形に伴う羊水過少は，胎児尿産生の始まる妊娠11〜14週頃より認められはじめ，羊水のほとんどない状態が長期に続くため，肺低形成，羊膜索症候群の原因となり，また圧迫による胎動減少のため，四肢の関節拘縮・変形，そして特有の顔貌（Potter様顔貌）を呈する．

FGR，過期産によるものでは，臍帯圧迫による胎児機能不全が問題となる（図IV.4-8）．

(b) 診　断

超音波断層法でamniotic fluid index（AFI, Phelanら）5 cm以下，最大羊水ポケット値では2 cm未満（Manningらは最初1 cm未満いわゆる'1 cm rule'としたが，周産期死亡率よりみて現在2 cm未満とするのが一般的）の場合を羊水過少症とする．

(c) 管　理

妊娠中期に発見された場合は泌尿器系の奇形かpreterm PROMによるものであり，妊娠末期ではPROMか胎児発育不全，過期妊娠による可能性を考える．

妊娠中期では，まず超音波検査で胎児腎奇形を除外し（腎の存在，膀胱充満，α-fetoprotein値正常），ついでこの頃の羊水過少の5〜10％に染色体異常があるので，羊水もしくは胎児血による染色体検査を行う必要がある[9]．腎の無形成，囊胞性病変は治療の対象とならないが，閉塞性尿路疾患による無羊水症に対しては胎内治療（☞ p.141）を考慮する．妊娠18〜24週頃の前期破水に伴う羊水過少症ではamnioinfusionを行い，肺低形成を防げたとの報告がある[9]．出生後はまず肺低形成が問題になるので胎内で肺低形成の診断（☞ p.127）を含め，NST・超音波胎児血流計測など頻回の胎児評価を行うが，前期破水例を除けば予後不良のことが多い．

妊娠末期では臍帯圧迫，胎児機能不全，羊水混濁が問題となり，予後不良に関連するので，羊水過少が診断されれば児娩出を考慮すべきであり，分娩時には人工羊水注入がすすめられる．分娩時合併症は表IV.4-5の通りであるが，Strongら[10]は分娩中の予防的人工羊水注入（AFI 8以上に）で，胎便漏出・変動性徐脈・胎児仮死による帝切の減少，臍帯動脈血pHの有意の上昇と羊水稀釈による胎便吸引症候群の減少を報告している．

4. 羊水の異常 —— ● *191*

表 IV.4-5　羊水過少症（AFI＜ 5 cm）に関連した分娩合併症

	11 例 Sarno	21 例 Robson	107 例 Phelan	105 例 Rutherford
胎便	28 ％	36 ％	71 ％	56 ％
胎児機能不全による帝王切開	3 ％	57 ％	43 ％	11 ％
アプガースコア＜ 7				
1 分	13 ％	36 ％	86 ％	30 ％
5 分	1 ％	0 ％	29 ％	11 ％
胎児心拍数異常	48 ％	57 ％	71 ％	44 ％
周産期死亡率	0 ％	0 ％	14 ％	4 ％

(McCurdy CM, Seeds JW : Seminars in Perinatology 17 : 183-194, 1993)

e ｜ 羊水混濁
meconium–stained amniotic fluid

　羊水混濁は胎児の排泄した胎便で羊水が汚染された状態であるが，ときに胎便吸引症候群を引きおこし，新生児予後に重篤な影響を及ぼすため適切な管理が必要である．

　全分娩の 10〜15 ％，過期妊娠の 25 ％にみられる．

1　発生機序
　胎便の排出は胎児の消化管系の成熟に伴う生理的現象としての排泄であるこの考え方，あるいは一過性の臍帯圧迫により迷走神経が刺激され腸管蠕動運動が亢進して発生するとの説などがある．現在は，胎児の低酸素状態やアシドーシス自体は羊水混濁の原因とはならないとする考え方が優位である[18]．

2　胎児・新生児への影響
　分娩開始時に高度羊水混濁のある場合，新生児のアプガースコア（特に 1 分後）は低値が著増し，人工換気・呼吸性アシドーシスの頻度が増し，在院日数も増し，新生児死亡率は 5〜7 倍に上昇する．

　これらは全て胎便吸引症候群による．

　　［胎便吸引症候群　meconium aspiration syndrome（MAS）］

　胎児は低酸素状態になると，きわめて未熟な場合を除き，強い gasping（あえぎ呼吸）を起こし，防御的な上気道反射が消失する[12]ため，比較的容易に混濁羊水を声帯以下まで吸引する．この状態で出生すると，出生後の呼吸で胎便は次第に末梢まで播種され，種々の程度の閉塞を生じる（図 IV.4-9）[13]．新生児は呼吸窮迫症状を呈し，死亡率は約 4 ％とされる．

　発生のリスク因子は，過期妊娠や胎児発育不全である．

3　診　断
　破水後に診断される．羊水鏡では前羊水の色調観察が可能である．羊水混濁の程度は肉眼的に淡黄色からウグイス色さらに暗緑色の 3 段階に分類される．

　grade 1（軽度）：淡黄・緑色，微粒子（－）

　grade 2（中等度）：緑色，非粘稠，微粒子（－）

　grade 3（高度）：緑色，豆スープ状，微粒子を含む

4　管　理
　羊水混濁がみられたら，色・粘稠度・臭気に留意し，分娩監視装置を一定時間以上（20 分以上）装着し，注意深く監視を行う．胎児心拍数パターンに異常がないときは，特別の処置は必要としない．胎児心拍数パターンの異常など胎児低酸素状

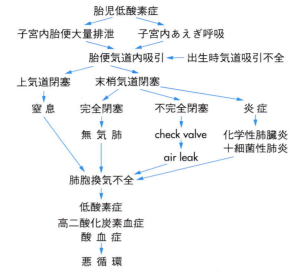

図 IV.4-9 胎便吸引症候群の発症機序と病態（小川雄之亮[13]）

態を疑う所見が認められれば，急速遂娩を考慮する．人工羊水注入による胎便吸引症候群に対する予防効果は証明されていない．児に対する分娩中吸引は羊水混濁がある場合に胎便吸引症候群の予防効果はなく[19]，さらに口咽頭・鼻咽頭吸引は呼吸循環系の合併症を発症させる可能性があることが明らかになっており，羊水混濁の有無にかかわらず，児の分娩中のルーチンの口咽頭・鼻咽頭吸引は推奨されない[20]．

新生児が仮死状態の場合は気管内挿管し，直視下に十分な吸引を行うべきであるが，高度の混濁を認めても児の状態の良好なときは，気管内挿管による吸引は必ずしも必要でないとされる[14]．

f 人工羊水注入法 amnioinfusion

羊水過少の子宮腔内に経頸管的，経腹的に人工羊水を注入し，羊膜腔を拡大する手技である．超音波検査時の胎児形態異常の診断が容易となり，また胎児四肢の自由な運動，呼吸様運動の確保によって四肢の変形・肺低形成予防効果が期待される．

分娩時では羊水流出後の臍帯圧迫による胎児のvariable deceleration が消失して胎児機能不全による帝切率が減少し，混濁羊水も稀釈されることで胎便吸引症候群が減少することがある．

1 適 応

① 分娩中の反復する変動一過性徐脈（O_2投与・体位変換の無効例）の治療が主であるが，preterm PROM 例では予防的処置として．
② 羊水混濁例（中等度〜高度）における胎便吸引症候群の予防．

分娩前では羊水注入により，

③ 超音波画像の改善を得ることができる．
④ 妊娠 18〜23 週の羊水過少例に行い，肺低形成を防げたとの報告もある．

2 手 技

人工羊水として生理的食塩水もしくは乳酸リンゲル液が用いられるが，浸透圧補正のため生理的食塩水 500 ml から 80 ml を除き，注射用蒸留水 80 ml と置換した液（浸透圧 259 mOsm/kg）も報告されている[15]．

（a）分娩前の amnioinfusion

高度の羊水過少例で超音波断層像の改善を得るためには次のように行う．

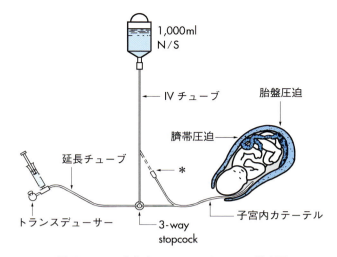

図 IV.4-10　分娩中の amnioinfusion の模式図
(Miyazaki FS, Taylor NA : Am J Obstet Gynecol 146 : 670, 1982)

経腹的に，カラードプラー法ガイド下に20～22 gauge の穿刺針を四肢屈曲部などにゆっくりと刺入し，吸引して血管内でないことを確認後，まず人工羊水の1～2 ml を注入し，抵抗と液の広がりをみる．さらに冷たい5～10 ml の人工羊水を注入[16)]し，異常がなければ，ついで加温人工羊水を50 ml 注射器を用い，25～50 ml/分の速度で胎児診断可能となる量（200 ml）まで注入する．抗生物質の予防投与を行う．

PROM 例の妊娠継続をはかる場合は，細いカテーテルを子宮腔内に留置し250 ml 注入後，3～6 ml/分の速度で注入を維持し AFI を5～10 cm 程度に保つようにする方法と，プロムフェンスまたはネオサーブ[17)]を装着し，抗生物質含有の人工羊水を10～20 ml/時，1日約250～500 ml 持続的に注入する方法がある．子宮内圧測定による子宮トーヌスが25 mmHg を超える場合，注入を中止する．

(b) 分娩時の amnioinfusion

羊水過少（AFI＜5 cm）を伴った反復する一過性徐脈例および分娩初期よりの中等度以上の羊水混濁例に行う．

頸管より子宮内圧測定用カテーテルを挿入し，Y字管を介し，一方は床より約1.8 m の高さにある人工羊水の瓶に，他方は子宮内圧 transducer に接続する（図 IV.4-10）．輸血用 warmer などで37℃に温めた人工羊水500 ml を自然滴下により20～25分で注入（10～15 ml/分）し，一旦中止する．

平均250～300 ml の注入で変動一過性徐脈の改善がみられる．500 ml 注入しても異常心拍数の改善がみられないときは無効とする．

羊水混濁例には1000 ml まで注入し，6時間毎に反復，あるいは最初の1時間に600 ml 注入し，その後150～180 ml/時で維持を行う．250 ml（10～20 ml/分）の注入で AFI は約4 cm の増加が期待でき，500 ml の注入により96％以上の例で AFI 10 cm 以上になるとされる．

3　副作用

子宮の過伸展→臍帯脱出，羊水栓塞，感染などの可能性はあるが，重篤な副作用の報告はない．分娩時の late deceleration 例には禁忌である．

【文献】
1) Pritchard JA : Obstet Gynecol 23 : 606, 1986.
2) Fisher RL, et al : Obstet Gynecol 81 : 698, 1993.
3) Bottoms SF, Welch RA, Zador IE, et al : Am J

Obstet Gynecol 155 : 154–158, 1986.

4) Strong TH, Hetzler G, Paul RH : Am J Obstet Gynecol 162 : 746, 1990.

5) Moise KJ : Seminars in Perinatology 17(3) : 197–207, 1993.

6) Carlson DE, Platt LD, Medearis AL, et al : Obstet Gynecol 75 : 989, 1990.

7) Phelan JP, Ahn MO, Smith CV, et al : J Reprod Med 32 : 627, 1987.

8) Chamberlain PF, Manning FA, Morrison I, et al : Am J Obstet Gynecol 150 : 250–254, 1984.

9) Fisk NM, Ronderos-Dumit D, Soliani A, et al : Obstet & Gynecol 78 : 270–278, 1991.

10) Strong TH, Hetzler G, Sarno AP, et al : Am J Obstet Gynecol 162 : 1370–1374, 1990.

11) Richards DS : Clinical Obst Gynecol 34 : 766, 1991.

12) Manning FA : Fetal Medicine. Principles and Practice. p. 190, Appleton & Lange, 1995.

13) 小川雄之亮：新小児医学大系 8 c　新生児学 III. pp. 113–150，中山書店，1984.

14) Freeman RK, Poland RL(ed) : Guideline for Perinatal Care(3rd ed). p. 86, AAP & ACOG, 1992.

15) 今中基晴，中井祐一郎，荻田幸雄：周産期シンポジウム No 14. p. 116，メジカルビュー社，1996.

16) Kyle P, Herman CR : Harman CR(ed) : Invasive Fetal Testing and Treatment. p. 368, Blackwell Scientific Publications, 1995.

17) 山田秀人，平山恵美：ペリネイタルケア 15(6)：47，1996.

18) 高橋恒男：周産期診療指針 2010，増刊号 40：331–332，2010.

19) Vain NE, et al : Lancet 2004; 364 : 597–602.

20) 田村正徳，他：日本版救急蘇生ガイドライン 2010 に基づく新生児蘇生法テキスト.

V

母体感染症と
胎児感染

A. 性行為感染症

1. 梅 毒

梅毒（syphilis）はスピロヘータ科の *Treponema pallidum*（TP）による慢性全身疾患である。性行為感染症であり，感染症法の五類感染症に属し診断後7日以内に保健所に届出の義務がある。STS 法で16倍以上陽性かつ TP 抗原検査で陽性のものを梅毒感染として届出する[1]。母子感染予防のため，全妊婦に対し公費で梅毒血清反応検査が早期に実施されている。

母子感染の危険は母体血中の TP 量が関係し，感染後2年くらいまでの感染力の非常に強い早期梅毒（胎児感染頻度50％）は，それ以降の感染力の低下した晩期梅毒（胎児感染頻度10％）より危険である。

a TP の母子感染

以前は TP の母子感染は経胎盤性で，妊娠16〜18週頃より血行性に生じるとされていたが，最近，妊娠9週，10週の胎児感染例も報告されている。したがって，妊婦が梅毒と診断されれば，妊娠時期を問わず胎児感染を生じうるものとして対処する必要がある。

母体の梅毒感染時期により，無治療の場合の胎児の予後は異なる。

①感染後5〜8年を経ての妊娠では，胎児感染は少ない。

②受胎前，受胎頃の母体感染では，胎児は妊娠5〜7カ月に死亡し，6〜8カ月頃に浸軟児で娩出される。

③妊娠2，3カ月頃の母体感染では，先天梅毒の徴候（鼻炎，手掌・足底の水疱，肝・脾腫大など）をもつ生活児が出生する。

④妊娠中期に母体感染した場合の先天梅毒児は，外見正常であるが，生後10〜14日頃より症状が現れてくる。

⑤分娩前5〜6週以内の感染では健康児出生となる。これは母体が梅毒に感染してから，TP が胎盤を侵して胎児に移行するのに約6週間要するからである。しかし産道感染はある。

・妊娠中期に超音波検査を行い胎児の異常（肝腫大，胎児腹水，胎児水腫）や胎盤の肥厚を検査する。梅毒に侵された胎盤は蒼灰白色で，浮腫状であり，重量も胎児の1/4〜1/2と重い。

・出生児の臍帯血で，非胎盤通過性である梅毒 IgM 抗体（IgM-TPHA や IgM-FTA-ABS）が検出されると先天梅毒であり，陰性であれば非梅毒児である。

b 妊婦梅毒の診断

梅毒の確定診断は皮膚・粘膜の発疹から TP を検出することであるが，検出困難なことが多く，実際は臨床像と梅毒血清反応による。しかし，梅毒の半数以上は皮疹を認めない潜伏梅毒であり，その場合は梅毒血清反応のみが診断の決め手となる。

表 V.1-1　梅毒血清反応検査結果の解釈

STS ガラス板法など	TPHA	FTA-ABS	診　　断
−	−	実施する必要なし	非梅毒
−	＋	必要に応じて実施すればよい*	治癒後の梅毒も含めて非梅毒 （治療不要）
＋（8倍以下）	＋	実施する必要なし	梅毒（要治療）
＋（8倍以下）	−	＋**	初期梅毒（要治療）
＋	−	−**	STS の生物学的偽陽性

＊：FTA-ABS（−）ならば TPHA の非特異反応と考えられるので，非梅毒とする．
　　FTA-ABS（＋）でも治癒後の陳旧性梅毒であり（治療不要）．
＊＊：FTA-ABS は行わなくても，臨床経過・問診・再検査で診断はつく．

（水岡慶二：皮膚科 MOOK 4　STD．金原出版，1986 より一部改変）

1　臨床像

　TP は粘膜・皮膚の損傷したところ（小擦過傷）から侵入する．性交による接触感染が主原因で，好発部位は外陰部，腟入口，子宮腟部である．潜伏期間は 3 週間．

　感染後約 3 週間で梅毒トレポネーマの侵入部位（外陰部など）に軟骨様の硬さの硬結が生じ（初期硬結），やがて中心に無痛性の潰瘍を形成する（硬性下疳）．潰瘍面の分泌液中には多数のトレポネーマが存在し，有力な感染源となる．この第 I 期疹は放置していても，3〜6 週間で消退するが，瘢痕は数カ月残る．

　感染後 3 カ月頃から TP が血行性に全身に広がり，II 期の症状が現れる．自覚症状のない爪甲大の紅斑（梅毒性バラ疹）が躯幹に，ついで四肢の屈面，手掌，足蹠に丘疹が生じ，会陰部や肛門に扁平コンジロームが現れる．コンジロームの刺激漿液中には多数の TP が証明され，感染源として最も危険である．梅毒性脱毛もあり，これらの症状は数週から数カ月で消失し，再発を繰り返す．

2　病巣部から梅毒トレポネーマ検出

　皮膚や粘膜の潰瘍表面を清拭した後，白金耳でこすったり，指で圧迫して漿液を得，これをスライドグラス上に盛り，暗視野顕微鏡でらせん体の TP を確認する．

　スライドグラスに滴下した Parker 51 ブルーブラックインクあるいは墨汁と混ぜて染色し，薄く広げて自然乾燥すれば普通の顕微鏡（油浸鏡検）でも検出できる．最も確実なのは蛍光抗体法であるが一般的ではない．第 I 期疹や第 II 期の扁平コンジロームや粘膜疹で検出率が高い．

3　梅毒血清反応検査

　梅毒血清反応は感染後約 4 週間は陰性であるので，検査は初診時と，感染の機会があって 6 週間目に行う．梅毒血清反応にはカルジオライピンを抗原とする STS（serologic tests for syphilis）法（ガラス板法，RPR カードテスト，凝集法）と梅毒トレポネーマの菌体成分を抗原とする TPHA 法または FTA-ABS 法があり，妊婦のスクリーニングには，前者のうち 1〜2 法と後者を組み合わせて（ガラス板法と TAHA など）定性反応を行う．陽性の場合，STS 法と TPHA 法の定量を行う．

　結果の解釈は表 V.1-1 のように行う．表 V.1-2 において「低い」領域の抗体価は治癒とみなされる．

表 V.1-2　梅毒血清検査の種類と抗体価の分布

検　査　法		抗　体　価（血清稀釈倍数）							
STS 法	ガラス板法	①	2	4	8　16	32	64	128	256
	R　P　R　法	①	2	8	16　32	64	128	256	512
TP 抗原法	TPHA	⑧⓪	320		1280	5120	20480	81920	
	FTA-ABS	②⓪	80		320	1280	5120	20480	
抗体価が高いか低いかの目安		低い	⇐		中等度	⇒	高い		

○印は定性のときの血清稀釈倍数

感染初期には STS 群の抗体価の上昇は TPHA 法の抗体価の上昇に先行する．

(津上，1981 より一部改変)

4　分画 TPHA

梅毒感染後 2～3 週頃から TPHA-IgM が産生され，4～5 週でピークとなる．その後 TPHA-IgM が産生され増加していき，感染後 2～3 カ月でピークに達する．抗生物質による治療が始まると，IgM 抗体は減少し，6 カ月～2 年で消失する．

TPHA-IgM は治療効果の判定，治療要否の指標に用いられる．

C　治　療

妊婦梅毒では胎児も同時に治療するので，胎盤通過性がよく，胎児に害のないものが選ばれる．

ペニシリンの内服が第 1 選択である．ペニシリンの TP に対する MIC 値は 0.06 μg/ml と低く，現在までペニシリン耐性 TP の報告はなく，胎盤通過性もよい．中枢神経系の侵襲がない場合は，経口ペニシリン剤で投与する．

ペニシリンアレルギーの妊婦に対しアセチルスピラマイシン® 1.2 g/日（200 mg，6 錠）分 3 の処方[1,2]も行われるが，skin test を行い，脱感作療法後ペニシリン使用もすすめられる．エリスロマイシンは胎盤通過性が母体血の 1/100 程度と悪く，テトラサイクリンも胎児への薬害のため，妊婦には不適当である．

治療薬剤と治療期間は表 V.1-3 の通りであるが，治療期間については 1 期梅毒で 2～4 週間，

表 V.1-3　妊婦梅毒の代表的な治療薬剤

	製 品 名	商 品 名	用　　量	第 1 期梅毒	2 期以後
注射	ベンジルペニシリン	プロカインペニシリンG®	1 回 60 万単位	5～10 回	10～20 回
		バイシリン®	1 回 60 万単位	5 回	10～20 回
内服	ベンジルペニシリン	バイシリン V₂ 錠®	1 日 120～180 万単位（6～9 錠）	2～4 週間	4～8 週間
	PEPC	シンシリン®，マキシペン®	1 日 120～180 万単位		
	ABPC	ビクシリン®，ペントレックス®	1 日 1.5 g（250 mg 6 T）		
	AMPC	パセトシン®，サワシリン®	1 日 1.5 g（250 mg 6 T）		
	アセチルスピラマイシン	アセチルスピラマイシン®	1 日 1.2 g（200 mg 6 T）		

(大里和久[2]より改変)

2期梅毒では4〜8週間，晩期梅毒は8〜12週間内服することが一般的である．妊娠28〜32週と分娩時にSTS法を行い治療効果を判定する[3]．治療効果の判定はSTSの抗体価の1/4以上の低下，TPHA-IgM（2倍陽性以下）を指標とする．治療後6カ月以上経過しても抗体量が1/4以下と低下しなければ再治療を考慮する[4]．早期梅毒ではSTSの陰性化をもって最終的な治癒と判定する．

早期梅毒に治療開始すると初回の内服2〜3時間後に発熱，頭痛，悪心，全身倦怠感，発疹の増悪をみることがある．これはJarish-Herxheimer反応（現象）といい，プロスタグランジンの放出により生じたもので，ペニシリンアレルギーとは異なる．放置すると治り，治療中止の必要はない．

【文献】

1）日本感染症学会：日本性感染症学会誌　19：46-48（Guideline），2006.
2）大里和久：産婦人科治療　64(1)：29，1992.
3）一條元彦，矢田純一編：周産期の感染と免疫．p. 149，南江堂，1995.
4）CDC, Sexually Transmitter Diseases Treatment Guidelines 2006. MHWR MORB Mortal Wkly Rep 55：RR-11, 2006.

2. クラミジア感染症

クラミジア（*chlamydia*）は偏性細胞内寄生体で，宿主細胞の細胞質内で増殖し，封入体を形成する．クラミジア・トラコマティス感染症は世界で最も頻度の高い性行為感染症である．

1 頻度

妊婦の頸管内クラミジア抗原陽性率は2～6％とされる．20歳代で頻度が高い．

2 症状

性行為による感染後，2～3週間の潜伏期を経て子宮頸管炎（粘液膿性），尿道炎を生じることもあるが，約半数は無症状で見逃されやすい．

妊婦では頸管よりの上行感染によって羊膜炎・絨毛膜炎を生じ，前期破水，早産，そして分娩後には子宮内膜炎の発生することがある．

3 母児垂直感染

分娩の際の産道感染が主であり，新生児への感染率は50～60％程度とされるが，すべてが発症するわけでなく，15～50％が**新生児結膜炎**（5～10日頃，両側性に膿性眼脂著増）に，重症例では3～18％が生後4～11週に**新生児肺炎**に罹患する（図V.2-1）．

［母子感染防止方法］

① 妊娠後期にクラミジア感染のハイリスク妊婦（表V.2-1）に子宮頸管のクラミジアスクリーニング検査を行う．子宮頸管内擦過標本からクラミジア抗原または核酸を検出する．抗原検出には直接蛍光抗体法（マイクロトラック）または酵素抗体法（IDEIAクラミジア法）があり，核酸検出ではDNAプローブ法がある．

② 感染妊婦に治療を行う．アジスロマイシン（ジスロマック®）1000 mg（1錠250 mg 4錠）の1回投与またはクラリスロマイシン（クラリシッド®，クラリス®）400 mg/日，分2，7日間[1]またはエリスロマイシン1200 mg/日，分4，14日間の経口治療を行う（エリスロマイシンには保険上の適応はない）．パートナーはテトラサイクリン（ミノマイシン®）200 mg，分2，14日間あるいはクラリスロマイシンで治療する．治療後は治癒しているか否か確認する．

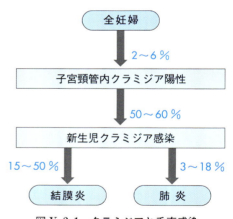

図V.2-1 クラミジアと垂直感染

表V.2-1 クラミジア感染のハイリスク妊婦

- 25歳以下
- クラミジア感染の既往歴，その他STDの既往歴
- 3カ月以内の新しい性交相手，複数の性交相手
- 妊娠中期以降に初めて受診する人

③感染妊婦より娩出された新生児の取り扱い

・点眼：エリスロマイシン点眼液あるいはテトラサイクリン眼軟膏または点眼液，7日間毎日．

・抗原・核酸検査：鼻咽頭，眼瞼結膜，腟・直腸部より行う．2カ月間フォローする．

・肺炎にはエリスロマイシンドライシロップ®

50 mg/kg/日，分4，14日間が有効．

【文献】

1）日本性感染症学会：性感染症診断の治療ガイドライン2008．日性感染症会誌　19：5708（ガイドライン），2008．

3. 性器ヘルペス genital herpes

単純ヘルペスウイルス（herpes simplex virus：HSV）の接触感染で発症する性行為感染症である．HSVはヘルペスウイルス科に属する2本鎖DNAウイルスでⅠ型とⅡ型がある．Ⅰ型（HSV-1）は脳，目，口唇など上半身に，Ⅱ型は下半身，ことに性器に感染する．しかしわが国の性器ヘルペスはⅠ型とⅡ型の比率はほぼ1：1である．

HSVは初感染後，末梢神経の軸索を伝わって神経後根細胞（Ⅰ型は三叉神経節，Ⅱ型は腰仙髄神経節）に運ばれて宿主の生涯にわたり潜伏感染する．ある条件下で再活性化されると再び神経の末梢に到達して増殖し同じ部位の皮膚・粘膜に病変をつくる（再発）．

成人では皮膚・粘膜の潰瘍病変が主で，全身性となったり重篤になることは極めて稀であるが，胎内感染により先天性ヘルペス，経産道感染で新生児ヘルペス症が起こると，児の死亡率はきわめて高く，重篤な後遺症を残すことが多い．

1 妊婦の臨床症状

(a) 初感染

性行為などの感染機会から3～7日後に発症する．風邪症状（微熱，倦怠感）に続いて外陰部に強度の疼痛を伴う丘疹が出現し，水疱，ついで浅い潰瘍に移行する．潰瘍は左右対称性に多発し（kissing ulcer），疼痛が強く，排尿困難をきたすこともある．しばしば38～39度の発熱を伴う．病変部よりウイルスが分離され，多くは約3週間で自然治癒するが，妊娠時は長期化する傾向があり，約半数は6カ月以内に再発するとされる．

(b) 再発型

神経節に潜伏したHSVの再活性化で発症する．症状は軽く，病変も小さく，5～10日間で治癒するが，再発を繰り返す．再発の誘因に過労，ストレス，紫外線，発熱，月経，免疫能低下（妊娠，免疫抑制剤使用）などがあげられる．

2 診断

(a) 臨床症状：外陰部の有痛性潰瘍

(b) 病原診断

潰瘍面の基底部を綿棒で強く擦過し，水疱性病変では水疱の皮の内側を塗抹して検体を採取．

① ウイルス分離：培養試験管に保存，提出．判定までに時間・費用を要する．

② ウイルス抗原検出（micro trak）：専用の2穴スライドグラスに塗布し，自然乾燥・アセトン固定．蛍光標識モノクロナール抗体を用いてウイルス抗原を証明する．HSV-1，HSV-2の型判定も可能，約2時間で判定．

(c) 血清抗体価測定（IgG抗体，IgM抗体）

症状出現時と2週後（治癒時）に測定し，異常高値ないし4倍以上の上昇で診断する．初感染初期は抗体陰性で，再発型では陽性である．病型の決定に役立つ．

3 HSVの母子感染

胎内感染は稀で，出生時の経産道感染が主である．妊娠初期の初感染では10％前後の流産[1]があると推測されるが，胎児奇形の発生はきわめて稀とされ，一般に人工妊娠中絶の適応とはならない．

(a) 胎内感染

妊娠初期にHSVの初感染があると胎児に先天性ヘルペスと呼ばれる胎内感染が発症する．

非常に少なく，大部分HSV-2によるものであ

る．胎内で病状が進行していることもあり，先天性 HSV 感染症は抗ウイルス剤による治療を行っても神経学的・眼科的予後は不良のことが多い．

経胎盤感染と上行性感染の二つが考えられ，経胎盤感染は臍帯静脈を経て HSV が全身に広がり，全身感染症（水無脳症，小頭症など）となって，重症化する可能性が高いが，上行性感染は絨毛膜羊膜炎による羊水感染後に，あるいは破水後に頸管内の HSV が羊水に入り感染するもので，胎児皮膚の水疱性病変，眼の病変（網脈絡膜炎など）など局所病変が主体となり，予後は前者ほど悪くない[2]．

（b）分娩時の経産道感染

外陰部に病変がある場合，初感染ではウイルス量も多く，抗体もないため，児への感染率は 33〜50％と高く，再発型では 4〜5％である．

新生児ヘルペスの 60〜80％は無症状の妊婦から出生している．この HSV 無症候性排泄者をチェックするため，分娩直前の妊婦全員にウイルス分離を行うことは現在は困難であり，出生後，新生児ヘルペスの疑われるときは，母体にヘルペス病変がなくてもウイルス分離を試みるべきとされる．

（c）新生児ヘルペス症

新生児ヘルペス症は生後 1 週以内に発症して肝・腎など多臓器不全をきたし 34％が新生児期に死亡し，生存した児も 20％に強い後遺症を残すとされる．

4 管 理

分娩開始時に外陰・腟・頸管をみて肉眼的に識別しうる病巣がなければ，経腟分娩をしても差し支えない．病変のある場合は，破水後 4 時間以上たっていても選択的に帝王切開を行う（表 V.3-1）．また，性器外の HSV 感染症は帝王切開は不要であるが，病変部は直接新生児に触れないようカバーする必要がある．重症の初感染病変をもつ産褥婦は個室に隔離する．

表 V.3-1　性器ヘルペス合併妊娠の管理

1．発症時
①診断の確定
ウイルス分離，ウイルス抗原や DNA の検出
②臨床型の決定
血清抗体の測定（IgG 抗体，IgM 抗体）
③治療
妊娠初期：アシクロビル軟膏による治療
妊娠中期〜末期：
初発　アシクロビル 1 g/日 7〜10 日間経口投与　重症例は入院静脈投与
再発　アシクロビル軟膏塗布 時にアシクロビル 1 g/日 5 日間投与

2．分娩様式の選択
①分娩時に外陰病変あり……………帝切
②分娩時に外陰病変なし
a 初感染
発症より 1 カ月以内……………帝切
1 カ月以上……………経腟
b 再発型または非初感染初発
発症より 1 週以内………………帝切
1 週以上………………経腟

3．新生児
a 目，口，耳，鼻，性器より出産時にウイルス分離検査
b 生後 1 週間以上は入院管理する

〔川名　尚，他：産婦の実際　50(9)：1141, 2001〕

5 治 療

妊娠中の治療にはアシクロビル（ソビラックス®）を用い，cytocine arabinoside（Ara-C）は使用しない．アシクロビルは胎児毒性の極めて低いことが判明しているが，初感染の場合，妊娠初期はなるべくアシクロビル含有軟膏の局所塗布で治療し，妊娠中期・末期では全身的投与を，①妊娠中の初感染に経口投与で，②広範なあるいは重症例では早期に静脈内投与で[3]，③性器に病変のある破水例にも行う．

性器ヘルペス既往例に対する妊娠末期の予防的投与については米国 CDC は消極的である．

アシクロビルの使用法は 200 mg 経口錠を 1 日 5 回，5 日間，症状により 10 日間まで延長する．

重症例は入院して点滴静注で5〜10 mg/kg を1
時間以上かけて1日3回，5〜7日間行う．症状
の軽いときは ACV 軟膏（ゾビラックス軟膏），
ビダラビン軟膏（アラセナ A® 軟膏）を局所に
数回/日5〜10日間塗布する．

【文献】
1）川名　尚：周産期医学　26：110，1990（増刊号）．
2）川名　尚，小島俊行：森川良行編：New Mook 小児科8．pp. 173-176，金原出版，1995．
3）川名　尚：ペリネイタルケア　1999新春増刊 pp. 20，メディカ出版．
4）川名　尚：産婦の実際　50(9)：1141，2001．

4．HIV感染症／AIDS

ヒト免疫不全ウイルス（human immunodeficiency virus：HIV）感染症が198□年に初めて世界にその存在を知られてから約40年が経過しようとしている。20世紀末にまたたく間に世界中に拡大し，当時，人類存亡の最大の脅威ともいわれたHIV感染症であるが，21世紀以降の新規感染者は減少傾向にあるといわれている。母子感染は20世紀末には10〜30％と高率に発生していたが，現在は1％未満まで抑制することが可能となった[1],[2]。

1 HIV 母子感染

HIV感染妊婦より児への垂直感染率は10〜30％とされていたが[3]，母子感染予防対策により母子感染率は劇的に減少し，現在日本での母子感染率は0.6％まで抑制可能となった[1],[2]。現在，感染リスク因子は表V.4-1のようにまとめられる。

（a）感染経路

垂直感染は主として，①分娩中血液に接触して（産道感染），ついで②経胎盤的（子宮内感染）に，あるいは③母乳を介して（母乳感染）生じる。

在胎14〜20週の胎児・胎盤・羊水などからHIVが分離され，出生時肝脾腫大・貧血・リンパ節腫大が認められていることなどから子宮内感染が，そして母乳からHIVが分離され，HIV感染妊婦からのもらい乳で児が感染することから母乳感染が，それぞれ実証されている。

表 V.4-1　HIV 母子感染のリスク因子

妊娠中の抗ウイルス薬未投与
HIV RNA 量 高値
経腟分娩
母乳哺育

（b）母子感染予防の方法

① 妊娠初期に妊婦全例にスクリーニング検査を行い，HIV感染を早期発見する。原則としてHIV-1抗原とHIV-1/2抗体を同時に測定する。

② スクリーニング検査陽性の場合，確認検査はウエスタンブロッド法とPCR法の両者を同時に実施する。また各地域のHIV/AIDS拠点病院に相談する。

③ 定期的にHIV RNA量を測定する。

④ すみやかに多剤抗HIV剤を投与する（cART：combination anti-retroviral therapy）。cART未実施のHIV感染妊婦，およびcART開始後であるが，HIV RNA量が検出感度未満に達していない妊婦に対しては，薬剤耐性遺伝子検査を行う。

⑤ すべてのHIV感染妊婦に対してcARTを実施すべきである。核酸系逆転写酵素阻害薬2剤とプロテアーゼ阻害薬またはインテグラーゼ阻害薬の組み合わせが推奨される（表V.4-2）。

⑥ 妊娠前からのcARTでコントロールできていれば，妊娠中はそのまま継続する。AZTが含まれていない場合やEFVが含まれている場合でも，そのまま継続する。

⑦ 以前は産道感染があることより全例帝王切開が望ましいとされていたが，最近では世界的な流れとして，HIV RNA量に応じて帝王切開か経腟分娩かどうかを決定する国が増えている。日本のHIV感染妊婦に関する診療ガイドライン[1]では，HIV RNA量にかかわらず陣痛発来前の選択的帝王切開を推奨し

表 V.4-2　未治療患者に推奨されるレジメン（カッコ内は商品名）[1]

推奨度	インテグラーゼ阻害薬〔single tablet regimen を含む〕	プロテアーゼ阻害薬	非核酸系逆転写酵素阻害薬〔single tablet regimen を含む〕	核酸系逆転写酵素阻害薬	CCR5 阻害薬
推薦	RAL（アイセントレス）	ATV＋rtv（レイアタッツ＋ノービア）DRV＋rtv（プリジスタナイーブ＋ノービア）		ABC/3TC(エプジコム)TDF/FTC(ツルバダ)TDF＋3TC（ビリアード＋エピビル）	
代替	DTG(テビケイ)DTG/ABC/3TC（トリーメク）	LPV/r(カレトラ)	ERV(ストックリン)RPV(エジュラント)RPV/TDF/FTC（コンプレラ）	AZT/3TC(コンビビル)	
データ不十分	EVG/cobi/TDF/FTC(スタリビルド)EVG/cobi/TAF/FTC(ゲンボイヤ)	FPV(レクシヴァ)		TAF/FTC(デシコビ)	MVC(シーエルセントリ)

表 V.4-3　HIV 妊婦における経腟分娩を行うために最低限満たすべき項目

〈施設基準〉
① 原則としてエイズ治療拠点病院あるいは周産期母子医療センター（総合・地域）であること．
② 産科，小児科，HIV 担当科，手術部および助産師，看護師，薬剤科，検査科などの協力体制ができており，分娩前後の母児の管理が十分に行える施設であること．
〈症例基準〉
① 妊娠 36 週までに HIV RNA 量が十分低く抑えられている（HIV RNA 量検出感度未満を示す）こと．
② 内科受診，産科受診が定期的にできて協力的であること．
③ 本人とパートナーに強い経腟分娩の希望があること．
④ 緊急帝王切開のリスクなども理解し，誘発のタイミング，破水時の対応，帝王切開のタイミング等については施設の方針に従うこと．
⑤ 以上をふまえ，本人とパートナーが説明を受け，同意書を提出していること．

てきた．現在でも，諸条件が解決されていないことを考慮すると，陣痛発来前の選択的帝王切開を推奨したい．しかし，場合によっては経腟分娩を行うケースが考えられる．この場合には，妊娠 36 週時の HIV RNA 量の結果を考慮し，分娩方法・時期を決めるとしている．

⑧ 分娩中の管理

cART を投与したにもかかわらず，妊娠 36 週の HIV RNA 量が検出感度以上の場合は，AZT の点滴を使用する．HIV 感染が不明の妊婦が陣痛発来のため来院した場合には，迅速 HIV 検査を行い，陽性であれば確認検査をまたずに AZT の点滴を開始する．

⑨ 児への対応

1. HIV 感染母体より出生したすべての児に対して，HIV 母子感染を予防する目的で，抗 HIV 薬の投与を行う．予防的抗 HIV 薬の投与はできる限り早く，出生後 6 ～12 時間以内に行う．

表 V.4-4　新生児の AZT 投与期間と投与量[4,5]

出生時期	2週まで	4週まで	6週まで※
35週以降	4 mg/kg×2回/日(内服)または 3 mg/kg×2回/日(静注)		
30週～35週未満	2 mg/kg×2回/日(内服)または 1.5 mg/kg×2回/日(静注)	3 mg/kg×2回/日(内服)または 2.3 mg/kg×2回/日(静注)	
30週未満	2 mg/kg×2回/日(内服)または 1.5 mg/kg×2回/日(静注)		3 mg/kg×2回/日(内服)または 2.3 mg/kg×2回/日(静注)

※母体が cART を受けていない HIV RNA 量が検出感度未満に抑制されていれば，4 週で終了可との意見もある．

2．母体の HIV RNA 量が検出感度未満の場合はジドブジン（AZT）を，HIV 感染リスクが高い場合は AZT を含む多剤を，それぞれ 6 週間投与する（表 V.4-4）．

3．AZT をはじめとする抗 HIV 薬の投与により貧血や好中球減少を来たすことが多いため，血算のモニタリングを慎重に行う．

4．児の HIV 感染の判定については，母体からの移行抗体の影響を受けるため，抗体検査ではなく，HIV の核酸増幅検査を実施する．

⑩ 母乳

　母体の抗 HIV 療法の有無や CD4 数，HIV RNA 量にかかわらず，児へは人工乳を与える．

　2017 年，英国 HIV 学会秋季大会では，授乳に関する検討において，HIV RNA 量が検出感度未満になり，乳房や乳首に感染や傷がなければ授乳可能で，実際そのような症例が多数存在していることが議論された．

（c）胎児管理

①超音波検査による胎児発育の経時的把握（FGR に注意する）

②切迫流・早産への注意

③妊娠 32 週以降は週 1 回ノン・ストレステストを行う（潜在的胎児機能不全に注意する）．

【文献】

1）喜多恒和：平成 29 年度厚生労働科学研究費補助金エイズ対策政策研究事業「HIV 感染妊娠に関する全国疫学調査を診療ガイドラインの策定ならびに診療体制の確立」班：平成 29 年度 HIV 母子感染全国調査報告書，2018．

2）HIV 母子感染予防対策マニュアル」第 4 版／厚生労働科学研究費補助金エイズ対策事業「HIV 感染妊婦の早期診断と治療および母子感染予防に関する臨床的・疫学的研究」班．

3）Goedert JJ, et al：Lancet. 1989 Dec 9；2(8676)：1351-4.

4）AIDSinfo：https://aidsinfo.nih.gov/,Last updated October 26, 2016；last reviewed October 26, 2016.

5）Schneider E, et al：MMWR Recomm Rep 2008；57（RR-10）：1-12.

5. サイトメガロウイルス（CMV）感染症

サイトメガロウイルスはヘルペスウイルス科に属する二本鎖 DNA ウイルスであり，胎児に先天異常を生じうる代表的なウイルスである．このウイルスは感染（初感染）後，病気が治癒し，血中に抗体ができた後も潜伏感染（唾液腺，腎臓，リンパ系細胞など）し，宿主の免疫機能が低下した場合に，再活性化がおこりウイルス血症となることがある．

胎内感染は初感染および再活性化のいずれによっても生じるが，初感染の場合，児に重篤な後遺症を残すとされる．一般に妊娠初期の初感染ほど，重症の後遺症がみられ，妊娠 23 週以降の感染では重度の障害を残した例はみられなかったとされる[1]．

a | 頻 度

日本では妊婦の 95 ％が妊娠初期に CMV 抗体を保有している[2]とされてきたが，近年，抗体保有率は約 70 ％程度[3]と低下が指摘されている．

沼崎らによると，この抗体陰性妊婦のうち 1.0 ％が CMV 初感染を起こす[4]．この初感染母体の 10〜30 ％に CMV 胎内感染児が出生し，そのうち 10〜15 ％（わが国で年間約 100 例）が症候性に，85〜90 ％が無症候性で出生する．

b | 症 状

① 母 体

CMV は患者の涙，精液，子宮頸管腔分泌物，唾液から排出されるが，成人の場合，初感染は主として性交感染であり，一部に経口感染があり，輸血による感染も知られている．

初感染の多くは不顕性感染で，感染に気付かれないことが多いが，ときに単核細胞症様の症状（発熱，咽頭痛，リンパ節腫脹など）や肝炎の型を示す．潜伏期は 5〜7 週である．

② 胎児・新生児

母児感染経路は経胎盤感染（リンパ球），出生時の経産道感染（頸管粘液），母乳感染（乳汁中リンパ球）に大別される．

経胎盤感染しても多く（約 90 ％）は無症候性であるが，5〜10 ％は出生時顕性発症し，いわゆる巨細胞封入体症の症状である皮下出血・血小板減少症（約 80 ％），肝脾腫（60〜76 ％），黄疸，小頭症（約 50 ％），脈絡網膜炎などが認められ，胎児発育不全を伴い，予後不良のことが多い．90 ％の出生時不顕性の児も乳児期（通常生後 2 年以内）になって精神発達遅延，感音性難聴，脈絡網膜炎を 13〜24 ％の症例に生じる．

産道感染は妊娠後期に子宮頸部で再活性化し，増殖した CMV が頸管粘液中に排泄されることで生じ，母乳感染は出生後 1 週間以降に，母乳中に排出される CMV により高率に成立することから母乳哺育は抗体獲得の重要な機会と考えられている．これら産道感染，母乳感染は母体由来の抗体のため，多くは無症状であるか，または生後 1，2 カ月より軽症の肝炎，肺炎を発症することもある．

c | 診 断

① 母 体

母体が罹患してもほとんど（99 ％）が無症状

表 V.5-1　CMV 感染のリスク因子

A．母体症状
1．原因不明の発熱，伝染性単核症
2．肝機能異常

B．胎児超音波所見
1．胎児腹水	7．小頭症
2．胎児水腫	8．肝脾腫
3．脳室拡大	9．羊水過多，過少
4．脳内石灰化	10．子宮内胎児死亡
5．腸管高輝度エコー	
6．胎児発育不全	

（文献 6 より）

であるため，妊娠中に診断される例は少ない．原因不明の発熱，倦怠感の持続，肝脾腫，異型リンパ球の出現が認められた時 CMV 感染を疑う（表 V.5-1）．診断には血清抗体検査〔間接赤血球凝集反応法（IHA），ELISA 法，発光抗体法（IFA）を．CF 法は不正確〕が有用である．抗体陰性が確認されていれば，抗体陽性で初感染と診断されるが，妊婦の 95 ％はすでに抗体を有しているので，抗体価の上昇（4 倍以上）で判定する．急性期の血清が採取できないときは，CMV 特異的 IgM 抗体（ELISA 法）で診断する．特異 IgM 抗体は初感染や再活性化で上昇し，感染後 8 ～ 18 週間陽性が続く．病原診断としては尿あるいは頸管分泌物から CMV を分離することによる．その際 2 ～ 6 週間の時間が必要である．また IgG Avidity（Avidity index）は感染後時間の経過と共に上昇するので，この測定である程度感染時期を判断する事が可能とされる[9]．

② 胎児感染の診断

超音波検査で頭囲も小さい FGR，肝脾腫，脳室拡大，脳内石灰化，小頭症を認めたときは，先天性 CMV 感染症を疑う．CMV 感染による胎児重症貧血から胎児水腫が，低蛋白血症・門脈圧亢進症から胎児腹水が生じるとされる．

胎児の CMV 感染は臍帯穿刺による胎児血から CMV 特異 IgM 抗体を検出すること，また妊娠 20 ～ 23 週の羊水穿刺で得られた羊水より胎児尿由来の CMV 分離で確定診断される．現在羊水から PCR 法により CMV DNA を検出する方法が多く行われているが，これの臨床的意義に関しては論議が多い．

新生児における子宮内感染の診断は臍帯血 CMV IgM 抗体陽性，もしくは生後 2 週間以内の尿からのウイルス分離が最も一般的である．胎児治療については確立されたものはない．

③ 管　理

CMV 抗体陰性の妊婦で，夫が抗 CMV-IgG 抗体陽性である場合には，初感染予防のため妊娠中の性交渉禁止，またはコンドーム使用を徹底させる．抗体価の変化から母体の CMV 感染が疑われる場合は，臍帯穿刺および羊水穿刺で胎児感染の有無を調べるが，なお完全な診断は困難な現状である．

母体の CMV 単核症の治療には，CMV 高単位 γ-グロブリン（CMV-IG）投与が有効[5]とされるが，胎内感染に対する効果は不明である．現在胎児治療について確立されたものはなく，したがって妊娠初期に CMV 単核症が診断される場合は，中絶を考慮する必要がある．ところが最近，CMV 胎内感染の診断を受けた妊婦に，胎児治療の目的で抗 CMV 抗体高力価 γ グロブリンを投与し有効であったとする報告が散見されている[7),8]．

先天性 CMV 感染症の児は長期にわたって尿・唾液に高率にウイルスを排泄し，感染源となることがある．また遅発性障害（難聴，精神運動発達障害）もあるので長期のフォローアップが必要である．

【文献】

1）Stagno S, Pass RF, Cloud G, et al：JAMA 256：1904-1908, 1986.
2）沼崎義夫：臨床とウイルス　7：267-269, 1979.

3）千場　勉：日本臨床　56：193-196，1998.

4）沼崎　啓，千葉峻三：産婦人科の実際　43：31-34，金原出版，1994.

5）友田　豊：周産期医学 24（suppl）. pp. 49-51，東京医学社，1994.

6）川名　尚：日母研修ニュース　6：19-23，1999.

7）山田秀人，他：産婦人科治療　101：563-568，2010.

8）丸山有子：日産婦誌　59：1089-1100，2007.

9）Revello MG, Gerna G：Clin Microbiol Rev 15：680-715, 2002.

6. 尖圭コンジローマ

ヒトパピローマウイルス（human papilloma virus：HPV）の 6 または 11 型による性行為感染症である．外陰部，子宮頸部，腟などに表面顆粒状で乳頭状〜鶏冠状に増殖する多発性の病変（疣贅）が認められる．

妊娠中は免疫能が低下するため，尖圭コンジローマに罹患しやすく，またコンジローマも急速に増大し，中絶・出産後は縮小することが知られている．

母子感染

胎内感染による異常児の発生はない．分娩時の産道感染により 1 〜 3 ％の頻度で，新生児・小児期（7 歳までに発症）に咽頭乳頭腫，若年性再発性気管乳頭腫症，外陰尖圭コンジローマを発生することがある．

［母子感染予防］

① 分娩までに治療を完了しておく．小さい尖圭コンジローマに対しては液化窒素による凍結療法，電気焼灼療法，CO_2 レーザーによる蒸散療法，イミキモドクリーム剤塗布などを行い，巨大な尖圭コンジローマは切除など，外科的方法が用いられる．ポドフィリン軟膏などは胎児毒性のため，妊娠中は使用してはならない．結婚している場合，配偶者の 2/3 が同時に罹患しているといわれるのでパートナーは全員，検査・治療をうけるのが望ましい．

② 分娩前に治療し，コンジローマが消失すれば経腟分娩を行い，分娩時に産道にコンジローマが残存する場合は帝王切開も考慮する[1]．経腟分娩の際は吸引チューブなどによる，口腔・鼻腔・気道粘膜の微少な損傷を生じない配慮が必要である．

若年性再発性気管乳頭腫症（JORRP）[2]

HPV の 6 型または 11 型の母子感染により，乳児から学童期（0 〜 7 歳）に発症する．気道粘膜全般に，良性の乳頭腫が形成され再発を繰り返す．声帯も含めた喉頭が最も好発部位で小児の嗄声原因の第 2 位である．治療は気管支鏡下の外科的手術が基本である．

【文献】

1）小島俊行：日産婦誌　59（9）：N 538，2004．
2）川名　敬，他：産婦人科の実際　55（3）：465，2006．

212　●———Ⅴ．母体感染症と胎児感染

B．その他の垂直感染

7．B群溶血性レンサ球菌感染症

　B群溶血性レンサ球菌（Group B *Streptococ-cus*：GBS）は妊婦自身が顕性感染（絨毛膜羊膜炎，膀胱炎）を起こすことは稀で，抗生物質も奏効する．しかし，新生児感染はひとたび発症すると敗血症，髄膜炎など重篤になり，30％以上が死亡ないし後遺症を残すので予防が重要となる．

　妊婦におけるGBS保菌者は10〜20％とされ，産婦が保菌者で新生児感染の危険因子をもつ場合，4％に新生児GBS感染症が発症する．

新生児GBS感染症

　発症が7生日以内の早発型（early onset type）と，日齢7以降に発症する遅発型（late onset type）に分類される．

1　臨　床

（a）早発型

　子宮内または産道感染によるもので，GBS感染の約80％を占める．通常，生後48時間（2/3は6時間）以内に発症し，死亡率[1]が14.2％，後遺症を残すものは7.7％とされる．菌型はⅠ型，Ⅱ型，Ⅲ型であるが，Ⅲ型が多く分類される．

　危険因子は表Ⅴ.7-1の通りであり，特に早産

児，preterm PROM例と関連が強い．初発病型は肺炎，ついで敗血症が多く，呼吸障害症状で発症する例が多い．

（a）遅発型

　生後1週以降に発症し，GBS感染症の約20％を占める．主原因は院内感染と考えられている．発症病型は敗血症，髄膜炎で，菌型はⅢ型が80％を占める．死亡率は18.8％であり，生存者中25％に神経学的後遺症を残す[1]．

2　新生児GBS感染症の予防

　妊婦に新生児GBS感染予防について説明し，すべての妊婦に妊娠35〜37週で「肛門周囲と腟（下1/3）」からGBS培養を行う．培養陽性妊婦には検出菌の血清型および血中GBS特異抗体価を測定するが，GBS保菌者に抗生物質投与を行っても，分娩時に再び保菌者となっている例も多いので，妊娠経過が正常であれば特に治療をしない．

　分娩中は，GBS保菌者に抗生物質の静脈内投与を行うと，早発新生児GBS感染の発生を減少させることが明らかにされているので，①保菌している妊婦，②新生児GBS感染症の危険因子（表Ⅴ.7-1）をもつ産婦には分娩より4時間以

表Ⅴ.7-1　早発型GBS感染症発症の危険因子

・妊娠37週未満の分娩←母体よりの抗体移行少ない ⎫
・37週未満の前期破水 ｜
・以前に出産した児にGBS感染症の既往 ⎬ 胎児の免疫能が低い
・保菌したGBS菌型に対する母体血中抗体価低値 ⎭
・遷延破水（18時間以上） ⎫
・分娩中の母体発熱（37℃以上） ⎬ 抗原の侵襲大
・GBS尿路感染症（今回妊娠中） ⎭

7．B群溶血性レンサ球菌感染症 ──●　*213*

分娩中抗菌剤投与
- 新生児 GBS 感染症の児の分娩歴あり
- 今回の妊娠中に GBS 細菌尿あり
- 今回の妊娠中 GBS スクリーニング検査で陽性
　〔除外：予定帝王切開（陣痛なし，未破水）〕
- GBS の保菌状態が不明（未検査，不完全だった，結果が未報告）で，以下のいずれかの場合：
　　- 37 週未満の分娩
　　- 破水から 18 時間以上経過
　　- 分娩中に 38℃以上の発熱

すべての妊婦
GBS 培養（腟と直腸）
（妊娠 35〜37 週）

除外 (GBS 尿路感染症（今回妊娠中）
浸潤性 GBS 疾患罹患児の分娩歴がある)

分娩中予防不要
- 前回の妊娠で GBS スクリーニング検査が陽性
　（今回の妊娠中は陰性）
- 陣痛発来や破水する前の予定帝王切開
　（母体の GBS 培養結果に無関係）
- 分娩中の危険因子にかかわらず，今回妊娠後期の腟と肛門からの GBS 検査が陰性

図 V.7-1　CDC による周産期 GBS 感染予防対策（文献 2）

表 V.7-2　周産期 GBS 感染症予防のための分娩中の薬剤投与方法（CDC, 2002[2]）

I．第一選択薬剤　ペニシリン G 500 万単位経静脈投与，その後分娩まで 4 時間毎に 250 万単位投与

II．代替薬剤　アンピシリンを初回 2 g，その後分娩まで 4 時間毎に 1 g 経静脈投与

ペニシリンアレルギーのある場合

1．アナフィラキシーのハイリスクではない
　セファゾリン初回 2 g 経静脈投与，その後分娩まで 8 時間毎に 1 g 投与
2．アナフィラキシーのハイリスク例
　- GBS がクリンダマイシンとエリスロマイシンに感受性があるとき
　　クリンダマイシン初回投与量 900 mg，その後 8 時間毎，分娩まで
　　エリスロマイシン 500 mg，分娩まで 6 時間毎に経静脈投与
　- GBS がクリンダマイシンかエリスロマイシンに耐性か感受性不明の場合
　　バンコマイシン 1 g，分娩まで 12 時間毎，経静脈投与

V.7-1 は米国 CDC（Centers for disease and prevention）2002 年の新生児 GBS 感染予防に関するガイドラインの一部である．

3　GBS 検査

　GBS の検査は培養検査が一般的である．検体は会陰，肛門周囲，腟の下 1/3 から採取し，増菌培養（Todd‐Hewitt 培地），ついで分離培養（寒天培地）して行う．結果が出るまで 24〜48 時間かかるのが難点である．

　分娩中などの急速診断のためにはラテックス凝集や ELISA による抗原検査法（B ストレプト AD など）がある．2〜3 時間以内に判定できるが，感受性が低く（60 %），10^5/swab 以上の菌量の多い場合に有効である．

【文献】
1）保科　清，他：日産婦雑誌　46(6)：497-502，1994.
2）CDC MMWR Recommend Rep 51(RR-11)：1-23, 2002.
3）de Cueto M, et al：Obstet Gynecol, 91：112-114, 1998.

前に[3]予防的抗生物質（ペニシリン系抗菌剤）投与（表 V.7-2）を行う．

　出生した児には sepsis work up を行う．図

8. トキソプラズマ症

原虫の一種 *Toxoplasma gondii* の細胞内寄生による感染症で，妊婦の抗体保有率は7〜16％とされる．妊婦が初感染（嚢子型虫体の経口感染　図V.8-1）すると，大部分は無症状か非特異的な症状で経過するが，増殖型に変わったトキソプラズマ原虫の経胎盤感染により，流早産や**先天性トキソプラズマ症**を生じる．

a 妊婦の診断

まず抗トキソプラズマ抗体（IHA，LAなど）を測定し，陽性であればトキソプラズマ特異IgG-IgM抗体（ELISA法）を測定する．
　①妊娠中に抗体が陽転
　②トキソプラズマ特異IgM抗体陽性
のとき，初感染の可能性が高いと診断する．
しかし特異IgM抗体は初感染後，約7日で産生された後，4カ月〜数年も陽性が続くので，血清診断のみで母体の感染時期を決定するのは困難である．最近，トキソプラズマIgG抗体のavidity（抗体結合力：感染後時間と共にaffinity maturationが起こりそのavidityが強力になる）を測定し，これが低い時（10％未満）は感染後200日以内であり[6),10)]，avidityが高値の場合，感染4カ月以上経過しているとの報告があり[12)]感染時期の診断がある程度可能となっている[7)]．初回の検査で抗体陰性の場合，初感染の診断には妊娠中定期的に（18週頃・36週頃再検）抗体価の測定を行う必要がある．

b トキソプラズマ症の母子感染

妊娠中に初感染した母体から，経胎盤的に胎児感染が生じる．胎児感染率は妊娠初期に低く，妊娠末期に高率であるが，感染児の症状は逆で，妊娠初期ほど重症で，妊娠末期は軽症である．妊娠10〜24週頃の感染が最も危険とされる．
第1トリメスターの初感染では，治療されないと胎児感染率は25％とされ[1)]，先天性トキソプラズマ症が発症すると症状は重症で，精神運動発達障害や視覚・聴覚障害，痙攣発作などの神経学的後遺症を残す．第2トリメスターの胎児感染率は54％であるが，不顕性感染児も多い．第3トリメスターの胎児感染率は65％と高率であるが，児の症状は軽く，ほとんどが不顕性である．
先天性トキソプラズマ症の症状は側脳室の拡大，頭蓋内石灰化，網脈絡膜炎，小眼球症，痙攣などであるが，出生時にこれらの症状をもつ児の予後は悪く，85％以上の児は精神発達障害，75％は

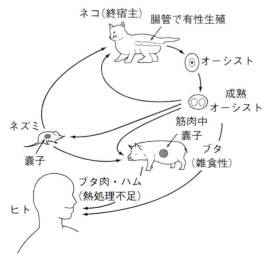

図 V.8-1　トキソプラズマの生活史
（矢野明彦，他[5)]より）

てんかんを，そして半数以上が視力障害を生じる．不顕性で血清学的検査のみ異常の児でも，治療されないでいると，小児期・思春期に82％が網脈絡膜炎を発症するとされる．

［胎内診断］

羊水穿刺を行い，羊水細胞のトキソプラズマ原虫特異的遺伝子をPCR法を用いて検出し，診断する[2]方法が迅速で感度が高い（胎児感染の診断感度は92.2％，陰性的中率98.1％，陽性的中率100％とされる[13]）．経胎盤感染のため，母体感染時より4週間以上たって検体採取する．

妊娠22週以降は胎児採血を行い，特異的IgM抗体や原虫を検出して診断する方法もあるが，抗IgM抗体の検出は，24週以前では感染児の10％，25～30週で30％，30週以降で60％とされ[3]，胎児血中のトキソプラズマ原虫は罹患児の70％に検出される．胎児血の好酸球増加，γGT上昇，血小板減少も診断の参考になる．また超音波断層法で側脳室の拡大，頭蓋内石灰化，小頭症，腹水を認めたときは，本症を考慮する．

［予防］

CDC[8]では母子感染の予防として

① 食用の肉はそれぞれ安全な温度で，よく火を通して調理すること
② 果物や野菜は食べる前によく洗うこと
③ 生肉や野菜に触れたあとは，暖かいお湯でよく手を洗うこと
④ 猫の尿や糞を処理するときは手袋を着用すること
⑤ 予防プログラムにより妊娠初期より，予防や血清検査に関する情報を与えること

などをあげている[9]．

C 管　理

第1トリメスターから第2トリメスター初期で，

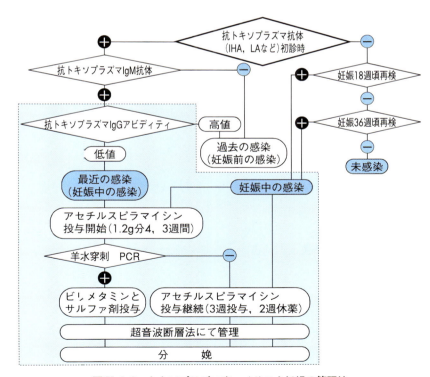

図 V.8-2　トキソプラズマ症ハイリスク妊婦の管理法
（日本産婦人科医会研修委員会（編），2002[11]）

胎児感染の強く疑われるときは，人工妊娠中絶も相談すべきである．妊娠20週後になると重症の先天性トキソプラズマ症の危険は少ないとされる．図V.8-2は小島ら[10]の行っている管理法である．

［治療］

初感染が疑われる場合の母体に薬物治療を行うと，

①胎児感染を予防する

②すでに感染している胎児の重症度を減らす

ことができる．

薬剤としては，アセチルスピラマイシン1200mg/日を分4（朝1，昼2，夕1，就寝前2錠）で，3週間投与し休薬2週間を1クールとし，分娩まで継続が一般的に用いられる．発疹・発赤が認められた場合は投与を中止する．スピラマイシンの治療により胎児感染頻度を60％低下させるとされる．羊水中にトキソプラズマのゲノムが検出されるなど胎児感染が確認できた場合は，アセチルスピラマイシンの効果に期待できないのでピリメサミン25mg/日＋サルファディアジン500mg/日を10日毎に妊娠終了まで追加投与するのがよいとする報告もある[4]．しかしわが国ではサルファディアジンが入手困難のため，ファンシダール®（sp錠：1錠中スルファドキシン500mg，ピリメタミン25mg）初日1日1回2錠，2日目以降1日1錠を投与する[7]．またピリメサシンには催奇形性があるので第1トリメスターには投与しない．ファンシダールは妊婦禁忌の薬剤であるため，患者にリスクとベネフィットを説明し，インフォームドコンセントをとる必要がある．投与に際しては副作用としての骨髄抑制に対し，母体

の血球計算を毎週行い，葉酸を10mg/日投与する．サルファディアジンは催奇形性，新生児の重症黄疸が知られているので臨界期・妊娠末期の投与は避けるべきとされる．

出生児の臍帯血のトキソプラズマIgM抗体を測定し，陽性の場合は1年間ピリメサシンとサルファディアジンによる治療を行う．頭部CT検査や眼科医による眼底検査を行う．

【文献】

1）Desmonts G, Couvreur J : N Engl J Med 290 : 1110-16, 1974.

2）Hohlfeld P, Daffos E, Costa JM, et al : N Engl J Med 331 : 695-699, 1994.

3）Bennett P, Nicolini U : Fisk NM, Moise KJ (ed) : Fetal Therapy Invasive and Transplacental. p. 103, Cambridge University Press, 1997.

4）Daffos F, et al : N Engl J Med 318 : 271-275, 1988.

5）矢野明彦，他：Medical Immunology 21：429-438，1991.

6）Lappalainen M, et al : J. Infect. Dis 167 : 391-697, 1993.

7）小島俊行，他：周産期シンポジウム18：9-19，1999.

8）CDC. MMWR Mortal wkly Rep 49 : 57-75, 2000.

9）野田俊一，他：産婦人科治療 88(2)：161-166，2004.

10）小島俊行，他：産婦人科治療 95(1)：63，2007.

11）日本産婦人科医会研修委員会（編）：研修ノート，No. 66，pp. 45-46，2002.

12）Pelloux H, et al : Diagn Microfiol infect Dis 32 : 69-73, 1998.

13）Wallon M, et al : Obstet Gynecol 115 : 727-733, 2010.

9. 風疹 rubella

3日ばしかともいわれ，飛沫感染によるウイルス感染後，2～3週間の潜伏期を経て発熱，発疹，耳介後部リンパ節腫脹の主要症状が現れるが，数日（3日）で軽快する予後良好の感染症である．

しかし，妊婦が妊娠初期に罹患するとウイルスは胎盤を経て胎児に達し，先天性白内障，心奇形，難聴を3主徴とする先天性風疹症候群（congenital rubella syndrome：CRS）をもつ児の生まれる可能性がある．

a 妊婦の風疹感染有無の判定

臨床症状に基づき風疹抗体検査を行う．初診時にはまだ抗体が産生されていない場合も多いので，1週間後に再び受診させ，この両日の血液を1組として，まずHI抗体を測定する．HI抗体価が上昇している時はすみやかに風疹特異的IgM抗体を測定する．

抗体の動きは図V.9-1の通りである．HI（赤血球凝集抑制）抗体（免疫グロブリン中の全抗体）は2病日から検出され始め，4病日以降は全例に認められ，7～10病日にピーク（512～2048倍）に達し，その後は1～2カ月最高値を維持した後，年余を経て徐々に減少する．IgM抗体（ELISA法）は発疹日を0として，3～5病日より検出し始め，急速に上昇して2週後にピークに達する．その後60～90日くらいで陰性化する．したがって，IgM抗体が陽性であれば，2～3カ月以内に感染したことになる．他方IgG抗体はやや遅れて上昇し，その後も上昇をつづける．

感染のリスクの低いときはHI抗体を測定し，リスクの高いときは「風疹特異的IgM抗体とHI抗体を同時に測定」して対応を考えるとよい[1]．

この両抗体の検出状況による風疹抗体の判定法

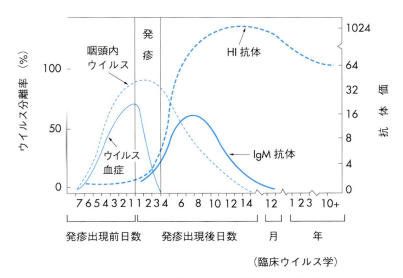

図V.9-1 風疹感染のウイルス排泄と抗体反応
（日本母性保護医協会：研修ノートNo.47 妊娠とウイルス感染，p.49，1994より改変）

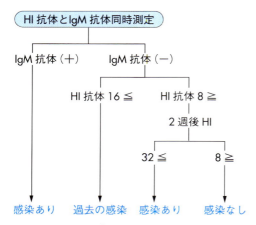

図V.9-2　風疹感染のリスクのある場合
(川名　尚, 他[1])

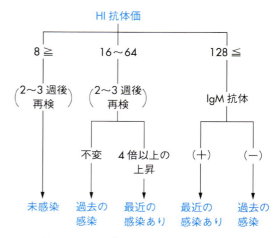

図V.9-3　風疹感染のリスクのない場合
(川名　尚, 他[1])

は図V.9-2,3の通りである．IgM抗体が検出されれば比較的最近の風疹感染と考えられる．IgM抗体が弱陽性の場合は，感染時期の推定が難しいので，IgG抗体のavidityも測定すれば初感染か再感染かの診断が可能となる[10]．IgM抗体陰性，HI抗体も陰性のときは，潜伏期間中のこともあるので2週間後に再検し，HI抗体が32倍以上になっていれば感染したと考える[1]．

妊婦がすでに抗体をもっている場合は，再感染を受けてもウイルスが血中に入ったとたんに不活性化されるので，胎児に影響を与えることはほとんどないとされるが再感染の場合でもまれにCRSの発症する場合がある．

b 胎児感染の診断

胎児の風疹ウイルス感染の診断は次の2つの方法による．

1 遺伝子診断[2]

採取した胎児検体（胎盤絨毛，羊水，臍帯血）からRT-PCR法により風疹ウイルスの特異的RNA断片を検出するもので，少量の検体（絨毛1〜2 mm³，臍帯血50 μl，羊水1.5 ml）で検出可能である．絨毛組織からの検出例では80％

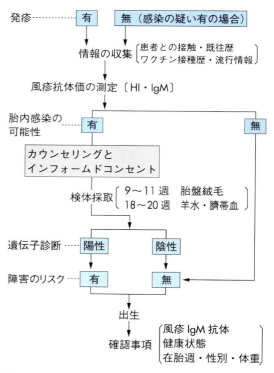

図V.9-4　出生前風疹診断のプロセス　(加藤茂孝[2])

以上にCRSの発生することが知られている．

加藤ら[2]は本法で胎児感染が陰性と判定された例には，CRSを認めなかったと報告し，さらに羊水のみ採取して陰性の出た症例から障害児は出生していないので，障害の有無の予測には羊水のみの遺伝子診断が実用的であるとしている．検査

に適した時期は発疹出現後20～30日以後とされる[7]．

2 胎児血中の風疹特異的IgM抗体の検出

IgM抗体は胎盤通過性がないため，胎児血中に風疹特異的IgM抗体を検出すれば，胎児感染と診断される．診断可能時期は，胎児が抗体を産出できるようになる妊娠21週以降である[3]．従って妊娠22週までに結論を出すには時間的制約が大きいことからあまり行われなくなっている．

c 先天性風疹症候群（CRS）の発生

CRSの発生頻度は研究者によりかなりの差があるが，Grillnerら[4]によると，妊婦の初感染が妊娠4週まででは50％以上の高率であり，妊娠8週まででは40～50％，12週まででは30～40％，16週まででは10～30％，20週まででは数％である．妊娠20週の罹患でも難聴例が観察されており，20週までの罹患はCRSの可能性があると考えられる．他方，発疹が最終月経前～最終月経後11日までに出現したものには，胎児感染はないとされている[5]．不顕性感染の場合，CRSの発生頻度は顕性感染の1/10程度とされている．

出現する障害は眼症状（白内障，緑内障，色素性網膜症），心奇形（PDA，PSなど）および感音性難聴が妊娠8週までの感染で生じる．妊娠12週以降の感染では器官が完成するため，奇形の発生は5％未満で，難聴のみが残る．

胎児期に風疹ウイルスに感染した児からは，生後数カ月にわたり，鼻咽頭腔や尿などからウイルスが排泄され，したがって感染源となり得るので，隔離が必要である．CRSは4類感染症（全数把握対象疾患）であるので診断後は7日以内に保健所に届け出を行う．CRSではIgM抗体は生後6～12カ月にわたり検出される．

d 予防と管理

1995年10月の予防接種法改正により，男女の生後12～90カ月（7歳半）の児に風疹ワクチン定期予防接種が行われている[8]．実施方法はこれまでの「義務」から「努力義務」に，また学校での定期の「集団接種」から，医療機関での「個別接種」に移行したため，接種率は91％から46％台に大幅に低下し，成人女性の抗体保有率も低率となった[9]．そのため今後妊婦の風疹罹患が懸念され，2004年風疹対策の強化が緊急提言された[11]．この提言には予防接種を①夫・子供など同居家族に②妊娠の可能性のある女性（10代後半～40代）③産褥早期の女性などに強く推奨することとか妊娠女性への対応診療指針（図V.9-6）が含まれている．

抗体陰性者には非妊時にワクチン接種を行い，接種後2カ月は避妊させる．万が一，接種後2カ月以内に妊娠が明らかになっても，これまでに風疹ワクチンによるCRSの発生は報告されていないため，妊娠を中断する必要はないとされる[11]．妊娠中は禁忌である．これは妊娠3カ月までに風

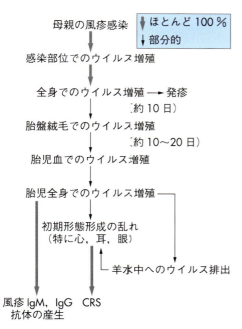

図 V.9-5　先天性風疹症候群の発生機序
（加藤茂孝[7]より改変）

疹生ワクチンを接種された妊婦の調査（米国）では，CRSの発生例は認められていないが，理論的には2.1％のリスクがあるためである．

抗体陰性者が風疹患者と接触した場合，その疾患を緊急に予防する方法として杉下[6]は免疫グロブリン療法が有効であるという．家族などの一次患者発病日を含めて3日以内に，標準ヒト免疫グロブリン（50〜150 mg/ml）を体重1 kg当たり100〜200 mg あるいは静注用を1回20 ml 用いると，妊婦の発病は阻止されるという．免疫グロブリンの半減期は3〜4週間であり，一回の注射で2〜3カ月は感染が予防される．

妊娠初期の風疹感染が診断された妊婦に対しては，家族と一緒に児のCRS発生のリスクに対するカウンセリングを行い，人工妊娠中絶を考慮する．

【文献】

1) 川名 尚, 他：産婦人科の実際 44：1571, 1995.
2) 加藤茂孝：臨床婦人科産科 50：248, 1996.
3) Enders G, et al: Infection 15：12, 1987.
4) Grillner L, et al: Scand J Infect Dis 15：321, 1983.
5) Enders G, et al: Lancet 1：1445, 1988.
6) 杉下知子：周産期医学 21：93, 1991（増刊号）.
7) 加藤茂孝：産婦人科の実際 47：318, 1998.
8) 国立予防衛生研究所学友会編：予防接種法と結核予防法の改正について，ワクチンハンドブック（2刷追補）. 丸善, 1996.
9) 杉下知子：産と婦 4(3)：431, 2000.
10) 小林重光：日産婦誌 56(9)：N 542, 2004.
11) 平原史樹, 他：風疹流行および先天性風疹症候群の発生抑制に関する緊急提言．厚生労働科学研究費補助金分担研究班, 2004年8月.

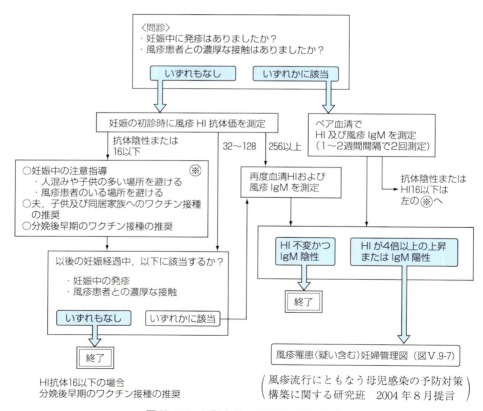

図V.9-6　妊娠女性への対応診療指針[11]

9. 風疹 ── ● *221*

風疹罹患（疑い含む）妊婦管理

ケースによって CRS のリスクはさまざまであり，無用な不安をあおらないよう留意する．

| 各地区ブロックごとの相談窓口（2次施設）との間で報告用紙（2次施設より送付）等を用いて正確かつ適切な情報の交換をおこなう（2次施設一覧：下記資料参照） |
症例の検討．
予測されるリスクの情報等を返信．

↓

| 主治医よりケースに即したリスク説明 |　別途データ，資料を参照．

↓2次施設でのカウンセリング要請，胎児診断等の希望がある場合

| 各地区ブロックごとの相談窓口（2次施設）への紹介 |

↓

| 各地区ブロックごとの相談窓口（2次施設）でのカウンセリング |

図 V.9-7　風疹罹患（疑い含む）妊婦管理図

（最新情報は http://www.niid.go.jp/niid/images/epi/rubella/rec_20180122.png）

V

10. 水痘　varicella, chickenpox

　水痘と帯状疱疹を発症させるウイルスは同一で，ヘルペスウイルス群の DNA ウイルスに属し，水痘帯状疱疹ウイルス（varicella-zoster virus：VZV）と呼ばれている．VZV は初感染で水痘を，脊髄後根神経節に潜伏した後再活性化して帯状疱疹を発症する．

　水痘は主に小児期にかかり（接触感染と飛沫感染），終生免疫を得るので，成人の 95 ％が抗体を有し，成人の発症は非常に少ない．しかし，妊婦がかかると重症になる傾向があり，水痘性肺炎を併発しやすく，その致命率は 41 ％といわれる[1]．また経胎盤感染により，児に先天異常あるいは出生後の感染症を生じることがある．水痘ワクチンは生ワクチンのため妊婦への接種は禁忌である[7]．

a 臨床症状

　13～17 日間の潜伏期を経て，発熱と皮疹が現れる．皮疹は頭部に始まり，躯幹に広がり，2～5 日で新しい皮疹が出るため，あらゆる皮疹（水疱，膿疱，痂皮）が混在する．肺炎は皮疹の出現後 2～6 日に咳嗽，胸痛で始まり，重症では血痰，呼吸困難がみられる．

　水痘患者では皮疹出現の 48 時間前から感染力を有し，すべての発疹が痂皮化するまでの 6～7 日間感染性が持続する．

b VZV の母子感染

　VZV の胎内感染による病変，予後は妊婦の水痘罹患時期により異なる（図 V.10-1）．

　妊娠 7～19 週に罹患すると，0.7～3.0 ％の頻度で先天性水痘症候群（CVS：表 V.10-1）の発生することが知られている[2]．この時期以降（妊娠 7 カ月をピーク）の罹患では，ときに（0.7 ％）新生児期・乳児期に帯状疱疹を発症すること

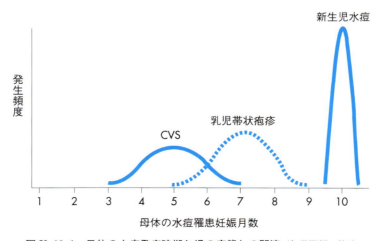

図 V.10-1　母体の水痘発症時期と児の病態との関連（加藤賢朗，他[4]）

表 V.10-1　先天性水痘症候群の臨床像

症　　　　　状	出現率
皮膚の瘢痕性病変（片側性）	70 %
眼異常（脈絡網膜炎，白内障，小眼症）	66 %
四肢の低形成	46 %
低出生体重	50 %
大脳皮質萎縮/精神発達遅延	46 %

(Gershon AA[1]より一部改変)

がある[3]．これは胎内感染による VZV が神経節に潜伏し，生後数カ月して再活性化したためと考えられ，軽症で後遺症は残さない．

妊娠末期で，皮疹の出現する 2 日前から 5 日後までの間の分娩では，VZV は経胎盤的に感染するが母体の抗体が十分量胎児に移行していない（母体に抗体が産生され児に移行するのは発症後 4 ～ 5 日）ため，25 ～ 50 ％の新生児は生後 5 ～ 10 日以内に水痘を発症する．その新生児水痘は重症化し，播種性水痘，出血性水痘を生じる危険性が高く，死亡率は 31 ％に達する．

なお，母体の帯状疱疹では，一般には児の異常を生じない．

c ｜ VZV 感染妊婦の管理

妊娠早期の水痘罹患による先天奇形の発生は稀であるので，説明はすべきであるが，まず人工妊娠中絶の対象とならない．

抗体をもたない妊婦が水痘患者に接触した場合は，直ちに（3 日以内）varicella-zoster 免疫グロブリン（VZIG）（125 単位/10 kg で最大値 625 単位，筋注）の投与が勧められている[2]．Enders ら[3]の VZV 曝露後に VZIG を投与した 97 例では，

CVS を発症しなかったとの報告がある．

管理は免疫を有する医師・看護師が行い，重症妊婦にはアシクロビル（ゾビラックス®）投与や呼吸管理を積極的に行う．アシクロビル（1 回 5 ～ 10 mg/kg を 1 日 3 回，8 時間毎に 1 時間以上かけて 7 日間点滴静注）のほかには，ビダラビン（アラセナ A®）（10 ml/kg を 12 時間以上かけて，5 日間）[5]が用いられる．妊娠末期に発症した場合は，VZIG（100 mg/kg 2 回）[6]を投与し，子宮収縮抑制剤を投与して，少なくとも 5 日間は分娩にならないよう管理する．その際感染性がなくなるまで他の患者から隔離する．

出生前 5 日以内～出生後 2 日以内に母親が発症した場合には，新生児に VZIG（200 mg/kg 以上）を投与するとともに母親から隔離し，他の新生児からも 3 ～ 4 週間隔離する．児が発症すればアシクロビル（15 ～ 30 mg/kg/日を 3 回に分けて，7 日間点滴）[6]を投与する．産褥 3 日以降に母親に水痘が発症した場合は，皮疹が痂皮化するまで児を母親から隔離する．

【文献】
1）Gershon AA：Remington JS, Klein JO（ed）：Infectious Diseases of the Fetus and Newborn Infants（4th ed）. p. 566, W.B. Saunders, 1995.
2）Nicholas MF, Mois KJ（ed）：Fetal Therapy. pp. 99-100, Cambridge University Press, 1997.
3）Enders GM, et al：Lancet 343：1548-1551, 1994.
4）加藤賢朗，川名　尚：周産期医学　27(3)：346, 1997.
5）Cox SM, et al：Am J Perinat 7：300, 1990.
6）森島恒雄：臨婦産　50(3)：266，1996.
7）庵原俊昭：産婦実際，特集周産期感染症ハンドブック　55：413～421, 2006.

11. 肝炎ウイルス感染症

日本ではA型肝炎ウイルス（RNAウイルス），B型肝炎ウイルス（DNAウイルス），C型肝炎ウイルス（RNAウイルス）の3種が知られているが，母子感染で問題となるのはB型肝炎ウイルスHBVとC型肝炎ウイルスHCVである．

HBV，HCVは共に肝細胞で増殖する点およびその感染に一過性感染（急性肝炎）と持続性感染（抗原キャリア）のある点で類似している．しかし臨床像は異なり，B型肝炎では大多数が激しい炎症後，HBe抗原がHBe抗体にseroconversionして肝炎は消退し，一部がキャリアとなり，肝硬変，肝癌へと進展する可能性をもつのに対し，C型慢性肝炎は自然経過ではほとんど治癒することなく，慢性肝炎から肝硬変，肝細胞癌へと進行する．

a ｜ B型肝炎ウイルス（HBV）

B型肝炎ウイルスはDNAウイルスであり，感染は血液，精液，唾液を介して生じるので，輸血による感染，母子感染のほか，性行為感染，家族内感染などで生じる．現在，輸血などの医療行為に伴うHBV感染が激減したため，母子感染が主要な感染ルートとされ，とくにHBe抗原陽性妊婦からの出生児は約85％がキャリアとなるので問題となる．

この母子感染に対して1986年1月から厚生省「B型肝炎母子感染防止事業」が開始され，1994年度には妊婦のHBs抗原陽性率は0.83％となり，HBs抗原陽性妊婦のHBe抗原陽性率は25％前後とされる[1]．

1 HBV母子感染

HBVキャリア妊婦からの児への感染は，陣痛発来以前の胎内感染は稀であり，しかもHBウイルスは胎児に対し，病原性を有しないと考えられている．

母子感染のほとんどが分娩時に生じ，それも産道通過のときであるが，直接胎児皮膚・粘膜からと経胎盤感染がある．しかし，分娩は経腟分娩でよく，帝王切開の必要はない．母乳からの感染も否定的であるので，HBVキャリアであっても母乳栄養を禁止する必要はない．

2 B型肝炎母子感染防止事業

厚生省「B型肝炎母子感染防止事業」は出生児のHBVキャリア化防止を目的としたものであり，1995年4月に改定されて，全妊婦に行うHBs抗原検査のみが公費負担で行われ，それ以降の対応はすべて健康保険適用となった．

また，2016年8月に実際の予防措置が図V.11-1のように改正となった[2]．

1）HBs抗原陽性妊婦のHBe抗原検査ならびに母子感染危険度の把握と妊婦の健康管理．

2）出生直後（12時間以内が望ましいが，もし遅くなった場合も生後できるかぎり早期に行う）にHBIGとHBワクチンの2種類を投与：

・HBIG 1.0 ml（200単位）を2カ所に分けて筋肉注射（大腿前外側部）

・HBワクチン0.25 ml皮下注射（上腕後外側部，三角筋中央部または大腿前外側部）

添付文書にはHBIGは0.5〜1.0 ml（100〜200単位）筋注との記載があるが，日本小児科学

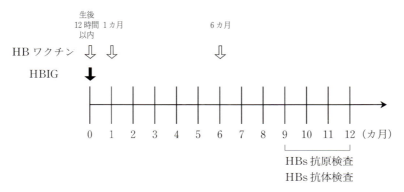

図 V.11-1 B型肝炎ウイルス母子感染予防の管理方法
（日本小児学会：B型肝炎ウイルス母子幹線予防のための新しい指針（III）http://www.jpeds.or.jp/uploads/files/HBV20131218.pdf［2016.8.7］）

会では1.0 ml（200単位）を推奨している．

なお，HBIGはヒト血漿製剤であることを両親に伝え同意を得る．HBワクチンと同じ部位には注射しない．

HB母子感染予防に使用する0.25 mlワクチンが入手できない場合は，0.5 mlワクチンを使用しても保険請求が可能である．この場合，レセプトには「1/2使用（残量破棄）」のように記載することが望ましい．

3）生後1カ月，HBワクチン0.25 mlを児に皮下注．

4）生後6カ月，HBワクチン0.25 mlを児に皮下注．

5）生後9〜12カ月，児のHBs抗原検査，HBs抗体検査実施．

HBs抗原陰性かつHBs抗体≧10 mIU/ml
……予防処置終了（予防成功と判断）

HBs抗原陰性かつHBs抗体<10 mIU/ml
……HBワクチン追加接種

HBs抗原陽性……専門医療機関への紹介（B型肝炎ウイルス感染を精査）

なお，HBs抗原陽性の妊婦より出生した児のフォローアップを小児科医に要請する場合には「HBVキャリア妊婦からの児」であることを明確に伝える．また，出生体重が2,000 g未満の低出生体重児の場合には4回接種など別途指針が作成されている．

b C型肝炎ウイルス（HCV）

C型肝炎ウイルスは1本鎖RNAウイルスであり，従来，非A非B肝炎ウイルスとよばれていたものの一つである．感染経路は血液（輸血50％，血液透析など）媒介が主であるが，輸血によるHCV感染は1989年11月に献血者のHCV抗体スクリーニングが開始されて以来，ほとんどなくなり，今後HCVキャリアの成立は母子感染が主要なルートと考えられている．

HCV感染の診断はまず妊婦に第二世代HCV抗体スクリーニングを行い，抗体陽性者にはPCR法でHCV-RNAの検出を行い，現在HCVが持続的に存在する（ウイルス血症）か否か確定診断する．第二世代抗体はHCV感染後6〜8週で陽性となり，HCV-RNAは1〜2週間の早期に陽性となる．妊婦の抗体（第二世代）陽性率は0.5〜1.0％であり，その70〜80％がHCVキャリア（ウイルス血症）になっている[3]とされる．以下はHCV母子感染に関する厚労省白木班の管理指導指針[5]を一部変更したものである．

1 HCV 抗体陽性の妊婦に対しては[4),5)]

①肝機能検査と HCV‐RNA 検査を行い,HCV‐RNA 陽性の場合,可能なら妊娠後期に HCV‐RNA 定量検査を行う.

②児への HCV 母子感染率が高くなるので HIV 抗体検査も行うことが望ましい.ただし社会的状況を充分考慮する必要がある.

③母子感染に関する説明を充分に行い不安を除く(母子感染率,感染要因,児の経過,治療,妊婦自身の管理など)

④妊婦自身の適切な指導,治療のため肝臓専門医に紹介し受診を勧める

⑤原則として HCV 感染者に対する生活制限は必要ない

2 HCV 母子感染の要因

抗体が陽性でも HCV‐RNA 陰性の母から出生した児においては,母子感染はみられないとされている.HCV‐RNA 陽性の母親から出生した児の持続感染率は 2.3〜10％であり,その多くは出生直後から生後 1 カ月以内に HCV‐RNA が陽転している.

母子感染の危険因子は母体の,

① HCV‐RNA 量が 10^6copies/ml 以上の高値(ウイルス量と母子感染率は正の相関)

② HIV の重複感染がある(児の感染率は 6.0〜44.4％)

③肝機能異常がある(sALT 値＞110 IU/ml)

場合であり,HCV 遺伝子型については一定の傾向は認められていない.

母子感染の経路は経胎盤的(分娩前)あるいは経産道的なものが推定され危険度の高い妊婦では選択的帝王切開も考慮されるが,まだ不明な点が多い.出生後の水平感染については否定的であり,授乳による HCV の母子感染には否定的な見方が多い.

3 HCV‐RNA 陽性妊婦からの出生児に対して[4)5)]

①母乳は原則として禁止しない

②出生後 3〜4 カ月に血清トランスアミナーゼ,HCV‐RNA を検査する.陽性の場合は再度検査して確認する.

③生後 3〜4 カ月で HCV‐RNA が陽性の場合は,生後 6 カ月以降半年毎にトランスアミナーゼ,HCV‐RNA,HCV 抗体を検査し感染持続の有無を確認する.

④母子感染例の約 30％は 3 歳頃までに血中 HCV‐RNA が自然に消失するので,原則として 3 歳までは治療を行わない.

【文献】

1)白木和夫:厚生省心身障害研究 B 型肝炎母子感染防止対策の追跡調査及び効果判定に関する研究.平成 8 年度研究報告書.

2)日本小児学会:B 型肝炎ウイルス母子感染予防のための新しい指針(III):http://www.jpeds.or.jp/uploads/files/HBV 20131218.pdp [2016.8.7].

3)乾あやの,小松陽樹,藤沢知雄:周産期医学 27(3):365,1997.

4)稲葉憲之,他:産婦人科の実際 55(3):423,2006.

5)白木和夫,他:日小児会誌 109:78-79,2005.

12. パルボウイルス B19 感染症

ヒトパルボウイルス B 19 は小型の一本鎖 DNA ウイルスであり，飛沫感染あるいは汚染した手などの接触感染で伝播する．小児の**伝染性紅斑（リンゴ病）**として春先～初夏に流行を生じるが，成人に感染した場合，約 25％は無症状であり，顕性の場合も感冒様症状，関節炎（手首，足首，膝）が主で，紅斑（頬部にみられる蝶翼状）のみられないことも多い．

潜伏期は 5～10 日で骨髄の赤芽球細胞に感染，増殖し，ウイルス血症（その期間は約 5 日間持続する）を起こす．伝染性は 7～10 日位であり，発疹が出ると伝染性は失われる（図 V.12-1）．

「1 度かかると 2 度かかりなし」の終生免疫型感染と考えられている．

a 妊婦の管理

わが国の妊婦の抗体保有率は 30％前後とされるので，約 60％は感染の可能性がある．そのため伝染性紅斑の小児に接触した妊婦に対しては，まず B 19 IgG 抗体を測定し，陽性であれば過去に感染しているということで，胎児水腫の心配はない．ついで B 19 IgM 抗体（感染後 10 日頃より上昇し，約 3 カ月検出できる）の検査を行い，陽性であれば最近感染したと診断し，α-fetoprotein も測定しておく．

不顕性感染も胎児感染を生じるので胎児感染の危険性（胎児貧血，胎児水腫，死産）について説

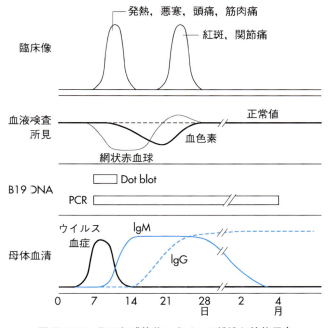

図 V.12-1　B19 初感染後のウイルス排泄と抗体反応
（Brown ら[3]より一部改変，千坂らより引用[4]）

明し，母体IgMが陽性となったときより6〜8週間は，週1回の超音波検査で胎児水腫の出現をチェックする．児の致死的危険率は約10％と推定されている．B19-1gM抗体陰性，B19-1gG抗体陰性の場合は今後IgM抗体陽性となる可能性があるので2週間ないし4週間後にもう一度両者を検査する．

b 胎児感染

　パルボウイルスは経胎盤的に胎児に移行し，胎児感染率は25〜33％とされる．B19ウイルスは胎児に奇形を生じる可能性は少ないが，在胎期間中，いつでも造血障害を生じる．

　B19ウイルスは赤芽球系細胞に限定して感染し，増殖し組織を破壊して赤血球造成を一時的に抑制する．そして胎児の赤血球寿命は45〜70日と短いので，そのため胎児は急激な貧血を生じる．特に妊娠9〜24週頃は赤血球数が30倍以上に増生するほど赤芽球産生が盛んであるので，この肝臓造血期に感染すると，ウイルス増殖（免疫機能が未発達でウイルス増殖阻止能が弱い）に伴って胎児の赤血球は無形成発作の状態となり，ヘモグロビンは1〜2g/dlまでに減少する．

　重症貧血が長期間続くと，うっ血性心不全となり，肝障害による低アルブミン血症とあいまって，胎児水腫が発症し，死亡に至る．母体感染から胎児水腫発症まで6〜8週間とされ，胎児水腫が発見されるのは妊娠17〜28週の間が多い．妊娠20週未満の感染では約24〜30％に胎内感染が成立し，その1/3（母体感染の9〜10％）が胎内水腫や胎児死亡となる[5]．

　妊娠30週以降の感染では貧血，稀に死産を生じるが，胎児水腫にはならない．

1 診断

　胎児感染は，実際は超音波検査で胎児水腫が発見されたときに検索が始まる．母体血清中のα-フェトプロテイン値の上昇も参考となるが，母体のB19感染源との接触，母体の症状およびパルボウイルスB19 IgM抗体の有無が重要な診断根拠となる．胎児B19感染の診断は羊水中のB19-DNAの証明か臍帯穿刺により，胎児血中のB19ゲノムDNAをPCRを利用して検出し確認して行う．胎児感染の臍帯血では貧血，間接クームス陰性，網赤血球減少，時に血小板数減少，IgM上昇，肝酵素上昇が認められる[1]．なお胎児貧血の診断にはMCA-PSV（中大脳動脈の収縮期最高血流速度）の測定（p.43参照）が有用である．

2 治療

　現在本ウイルスに有効な抗ウイルス剤はないので，妊娠週数，胎児超音波所見，胎児採血・MCA-PSV測定による貧血の程度などをみて判断する．

　胎児水腫を発生してから1〜7週間で自然軽快する例がある．これは母体よりの移行抗体と自己の免疫機能の発達により，胎児のウイルスが排除されたためと考えられる．

　持続感染で臍帯穿刺による胎児血のヘモグロビン5g/dl以下の場合は，妊娠32週以降であれば娩出して胎外治療を行い，32週以前であれば胎児輸血を考慮する．胎児輸血は胸水の貯留期間の短いうちに行うのがよいとされ[2]，胎児輸血（Ht値30％を目標）で貧血がなくなれば，数週間して胎児水腫は改善され，救命が可能となる．

【文献】

1) Peters MT, Nicolaides KH : Obstetrics & Gynecology 75 : 501-504, 1990.
2) Maeda H, Shimokawa H, Nakano H : Fetal Ther 3 : 198-209, 1988.
3) Brown KE, et al : Adv Pediatr Infect Dis 13 : 101-126, 1998.
4) 千坂　泰，八重樫伸生：周産期医学31，増刊号：96-98，2001.
5) 研修ノート　No70，妊娠と感染症：日本産婦人科医会　pp.74，2004.

13. HTLV-I 感染症

ATL は成人 T 細胞白血病（adult T cell leukemia）の略称で，40 歳以上（50〜60 歳をピーク）で発症する難治性で，多剤併用化学療法によっても寛解になる例は少なく予後不良の疾患である．発症から死亡までの生存期間は平均 8 カ月である．特定地域（沖縄，九州，四国西南部）に多い．この原因ウイルスの HTLV-I（human T-lymphotropic virus type I）感染から ATL 発病まで 40 年以上の期間が必要であるので，ATL の発病予防に母子感染を防ぐことが最も重要とされる．

HTLV-I はレトロウイルスで，血液中にはウイルスとして存在せず，末梢血 T 細胞（CD_4 リンパ球）内にプロウイルス DNA として存在する．したがって，感染は血液中の感染 T 細胞が生きたまま他の個体に移行することで行われる．

a 診 断

血清中の抗 HTLV-I 抗体をゼラチン粒子凝集法（PA 法）または酵素抗体法（ELISA）でスクリーニングし，陽性の場合は間接蛍光抗体法（IF 法）またはウェスタン―ブロット法で確認検査を行う．現在 HTLV-I 検査は妊娠 30 週頃までの標準検査とされ[3]，妊婦全例でのスクリーニングが勧められている[4]．

b HTLV-I 母子感染

母子感染の原因は主に母乳哺育であり，母乳中に含まれる，HTLV-I ウイルス感染リンパ球が感染源である．その母乳感染率は 45.5 ％とされる．また，わずかであるが 4 〜 5 ％の胎内感染も

あるとされる[1,2]．

胎内感染による奇形児の発生はない．

[母子感染予防]

①妊娠 20 週までに妊婦の同意を得て抗 HTLV-I 抗体のスクリーニングを行い，陽性の場合さらにウェスタン―ブロット法での確認試験を行う．

②陽性妊婦には，妊娠 32 週以降に本人にのみ告知し，家族への説明は妊婦本人の希望した場合にのみ行う．分娩後の哺乳方法を選択させる．

・人工乳哺育とする．

・除感染処理後（−20℃，12 時間凍結後に解凍）の母乳哺育とする．

・短期間（3 カ月未満）の母乳哺育．母体からの移行抗体が母乳中にある短期間母乳哺育を行い，その後人工哺育を選択する．

短期間の母乳哺育で児の陽性率が低いと報告されている．しかし，安全とは言いきれないとされる．また人工乳哺育しても，少数ながら母子感染が成立することをあらかじめ説明しておく必要がある．HTLV-I キャリア妊婦の分娩時は臍帯血の HTLV-I 検査を行う．

【文献】

1）森山郁子，斉藤　滋，島本太香子：周産期医学 27(3)：371-375，1997.

2）森山郁子：周産期医学　29：supplement, p 115-120，1999.

3）厚労省雇児母発 1006 号第 1 号（平成 22 年 10 月 6 日）．

4）日本産科婦人科学会／日本産婦人科医会　産婦人科診療ガイドライン　産科編 2011，pp. 270, 2011.

VI

合併症・異常妊娠
と胎児の管理

1. 糖尿病合併妊娠

糖尿病のコントロールが悪く，高血糖があると，胎盤を通過したブドウ糖は胎児膵ランゲルハンス島β細胞を刺激し，胎児の過インスリン血症を生じ，先天奇形・巨大児・胎児肺成熟障害を引き起こす．

母体では妊娠中，糖尿病の増悪することが少なくなく，その合併症（増殖網膜症，腎症）は増加し，さらに妊娠高血圧症候群，羊水過多症，尿路感染症の合併頻度が増加するので，妊娠前から治療計画をたて，積極的に管理（計画妊娠）することが重要である．

a | 糖尿病の胎児・新生児に及ぼす影響（図 VI.1-1）

① 妊娠7週までの高血糖：胎児奇形

奇形の発生が通常の4～5倍となる．Miller[1]らは HbA1c 6～8％で約5倍，10％以上で約25％と報告している．

奇形は心臓血管系から中枢神経系までいろいろであるが，頻度は少ないながら caudal regression syndrome（仙骨無形成や神経欠損など骨盤の形成不全を主徴）など，特有の重症奇形もある．奇形の発生を予防するためには妊娠5～8週（器官形成期）の血糖コントロールが重要であり，そのため妊娠前から血糖コントロールを行い HbA1c 7.0未満（理想は6.0％未満）になるよう十分管理したうえで計画妊娠させることが推奨される．

② 妊娠中期（20～32週）の高血糖：巨大児，胎児発育不全

胎児の高血糖─高インスリン血症により，グリコーゲン蓄積，蛋白・脂肪の合成増加を生じ，胎児発育は異常亢進し，巨大児（丸く赤ら顔，トマトベビー）となる．巨大児は頭部に比して軀幹の発育が過剰となり，分娩時に肩甲難産の危険性が増す．

重症例では早期発症型妊娠高血圧症候群を合併しやすい．これは微小血管障害により発症する高血圧型で，子宮胎盤循環が障害され，胎児は胎児発育不全，慢性低酸素症となる．病状進行は急速で，妊娠30週以前に緊急帝切となることが多いが，超未熟児出生で知能発達遅延など神経系後遺症を残すことも多い．

③ 妊娠後半期（36週以降）の高血糖：RDS

胎児の高インスリン血症は肺成熟における phosphatidilcholine-transferase の活性をおさえ，肺サーファクタントの合成を阻害するため，RDS をはじめ，新生児呼吸障害の頻度が高くなる．

④ 新生児

出生直後，低血糖，低カルシウム血症などによる痙攣を起こしやすく，呼吸窮迫症候群，低マグネシウム血症，高ビリルビン血症，多血症の頻度が高い．

b | 妊娠の糖尿病に与える影響

妊娠・産褥を通じて，炭水化物代謝は変化する．妊娠20週頃，胎盤の完成とともに，胎盤で産生されるインスリン拮抗作用をもつ HPL やステロイドホルモンの増加，さらに胎盤でのインスリン分解能の高まりなどによって，糖尿病妊婦のイン

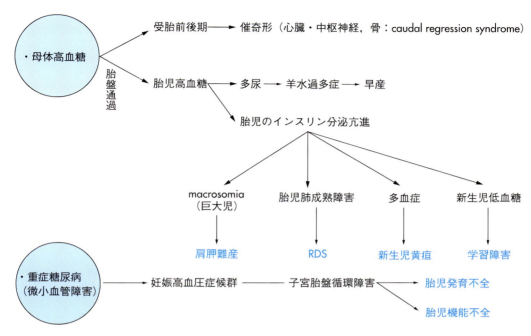

図 VI.1-1　糖尿病の妊娠に及ぼす影響

スリン需要量は妊娠前の1.5〜2倍に増加する．

合併症（網膜症，腎症，神経症）がすでにある場合，とくに網膜症は悪化し，網膜剥離→失明の危険性も高いので，妊娠許可は網膜症病変scott IIまで，または光凝固治療後になされるべきである．妊娠中は単純網膜症も増悪することがあるので頻回（月1回）の検査を行い，増殖性網膜症に至った場合，光凝固法なども難治性のことが多いが，光凝固療法を行って妊娠を継続するか，母体適応として妊娠中期分娩を行うかを眼科医と慎重に相談する．妊娠前から糖尿病がわかっている場合の妊娠許可基準は表VI.1-1の如くである[3]．

表 VI.1-1　妊娠許可基準（日本糖尿病学会）

・血糖コントロール：HbA1c＜6％が目標　＜7％なら許可
・網膜症：単純網膜症まで可　前増殖，増殖性網膜症は光凝固後に許可
・腎症：クレアチニンクリアラレス＞70 ml/分　尿蛋白＜1.0 g/日　正常血圧

C 管 理

1 血糖の管理

管理の主眼を胎児におき，胎児を高血糖にさらすことをさけるため，非妊時よりも厳しい血糖管理を行う．

(a) 目標血糖値

血糖コントロール目標値は早朝空腹時≦95 mg/dl 食前100 mg/dl 以下（70〜100 mg/dl），または食後2時間値120 mg/dl 以下[1]，HbA$_1$c 6.2％（HbA1c（JDS）≦5.8％）である．glycated albumin 15％以下[3]が許容範囲である．

(b) 血糖自己測定　self monitoring of blood glucose (SMBG)

頻回に行い，1週間に1回，1日血糖（毎食前30分，毎食後2時間および就寝前の1日7回測定を標準とする）曲線をとらせ，HbA1c（月1回），血漿グルコアルブミンも測定し，総合的に判断してインスリン注射量を決定する．

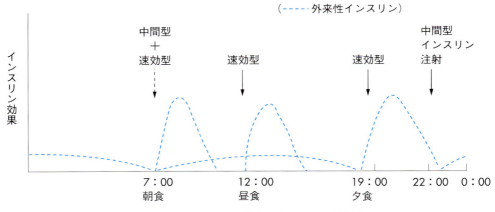

図 VI.1-2　IDDM に対するインスリン療法例

(c) インスリン療法

投与インスリン量は頻回の血糖測定により修正するが，一般に妊娠末期は需要量が増加し，非妊時の約2倍の量となることが多い．

食事療法（1日5～6分割食）で，上記血糖値が保てない場合，NIDDM（インスリン非依存糖尿病）や，GDM（妊娠糖尿病）に対しても積極的に頻回皮下インスリン注射を行う．

ⅰ）強化インスリン療法

食後1時間値 140～180 mg/dl では速効型インスリンを毎食前（30分）の3回皮下注射．朝食前血糖値の高いときは，さらに中間型インスリンを眠前（22時）1回あるいは眠前・朝食前の2回皮下注射する（図VI.1-2）．

ⅱ）持続皮下インスリン注入療法

通常の強化インスリン療法で血糖コントロール困難症例では持続皮下インスリン注入法（continuous subcutaneous insulin infusion therapy：CSII）の有効な場合がある．

分娩中は食事摂取が困難となり，インスリン需要量は減少するので，インスリンを中止し，低血糖に注意する．また分娩直後よりインスリン需要量は著減するので，速やかに約1/2に減量し，規則的な食事摂取の開始で通常の皮下注射法に戻す．

2　妊娠末期・分娩時の管理

妊娠34週以降は胎児体重（HFD，IUGR），羊水量（羊水過多），胎児機能不全に対する監視を厳重に行う．そのため週1回 biophysical profile scoring を外来で行い，妊婦自身による自覚胎動数記録も行わせる．インスリン欠乏によるケトアシドーシスは，非妊娠時に比べ低い血糖レベルで容易に起こりうるので，尿ケトン体をチェックする．母体のケトアシドーシスで胎児機能不全所見が出現するが，ケトアシドーシスの改善で所見の消失する場合が多い．必要によっては臍帯血による胎児アシドーシスの検討を行う．

病態が悪化して早期娩出の必要なときは，羊水穿刺により胎児肺成熟度を調べる．その際，成熟 L/S 比であっても RDS の可能性があるので，phosphatidyl glycerol を測定する．3％以上存在すれば RDS はないとされる．

経腟分娩にあたっては，肩胛難産に注意し，推定体重 4,500 g 以上あるいは分娩第Ⅱ期遷延例では帝王切開も必要である．

分娩中の補液は，5％ブドウ糖を 100～125 ml/時で持続注入し，1～3時間毎に母体血糖を測定し，血糖レベルを 80～120 mg/dl に保つよう，必要に応じて速効性インスリンを別ルートより静脈内投与する．分娩後はインスリン需要量が低下するので，投与量を速やかに約1/2にする．

［妊娠糖尿病　gestational diabetes mellitus］

　妊娠糖尿病は「妊娠中に初めて発見，または発症した糖代謝異常をいう．しかし妊娠時に診断された明らかな糖尿病 overt diabetes in pregnancy は含めない」と定義されている．

　妊娠糖尿病のスクリーニングは妊娠初期と中期の２段階法で表 VI.1-2 のごとく行う．妊娠初期には随時血糖（カットオフ値は各施設で設定）で，妊娠中期には GCT（グルコースチャレンジテスト，カットオフ値は 140 mg）あるいは随時血糖法で行う．

　スクリーニング陽性の場合は 75 g OGTT を行い，表 VI.1-3 の１つ以上を満たす場合妊娠糖尿病と診断する．またスクリーニング時，表 VI.1-4 の１つ以上を満たした場合は妊娠時に診断された明らかな糖尿病と診断する．妊娠中の管理，とくに胎児・新生児合併症の予防・対策は糖尿病合併妊娠と同じであるが，羊水中インスリン量を測定し，そのレベルにより胎児のインスリン状態を判定し母体にインスリン投与を行うことも試みられている．

　GDM の分娩後の管理方針は次のように示されている[5]．

①分娩後 6 〜12 週に必ず 75 g 糖負荷試験を実施して耐糖能を再評価し，非妊娠時の糖尿病診断基準により正常，境界型，糖尿病型に再分類する．

②分娩後境界型を示すものは，その後 3 〜6 カ月毎の反復検査を行いつつ，経過を観察する．

③分娩後正常型を示すものも，将来の糖尿病発症が高率であることから，1 年毎の反復検査を行いつつ，経過をみることが望ましい．

表 VI.1-2　妊娠糖尿病のスクリーニング方法

妊娠初期	**随時血糖値を測る** ↓ カットオフ値（各施設で設定）以上なら 75 g OGTT を実施	
妊娠口期 （24〜23 週）	**随時血糖値を測る** ↓ 100 mg/d*l* 以上なら 75 g OGTT を実施	**50 gGCT を実施** ↓ 140 mg/d*l* 以上なら 75 g OGTT を実施

グルコースチャレンジテスト（glucose challenge test：GCT）
　食事摂取の有無にかかわらず 50 g 糖負荷を行い，1 時間後に静脈血を採取し，血糖値（血漿ブドウ糖値）が 140 mg/d*l* 以上の場合を陽性とする．陽性妊婦には改めて 75 g 糖負荷試験を行う．

表 VI.1-3　75 gOGTT による妊娠糖尿病（GDM）の判定基準

	静脈血漿ブドウ糖値（mg/d*l*）
空腹時値	≧92 mg/d*l*（5.1 mmol/*l*）
1 時間値	≧180 mg/d*l*（10.0 mmol/*l*）
2 時間値	≧153 mg/d*l*（8.5 mmol/*l*）
以上のうち 1 点以上を満たすものを妊娠糖尿病とする．	

（文献 4 より）

VI. 合併症・異常妊娠と胎児の管理

表 VI.1-4　妊娠時に診断される明らかな糖尿病の判定基準

① 空腹時値	$\geqq 126\,\mathrm{mg/d}l$
② HbA1c	$\geqq 6.5\,\%$ （HbA1c（JDS）$\geqq 6.1\,\%$）
③ 確実な	糖尿病網膜症がある
④ 随時血糖値	$\geqq 200\,\mathrm{mg}$，あるいは $75\,\mathrm{g}$ OGTT で 2 時間値 $200\,\mathrm{mg/d}l$ で①〜③のいずれかがある場合

（文献 4 より）

【文献】

1）平松祐司：産科的立場から糖尿病の栄養指導 2007．診断と治療社　173〜177，2007．

2）木戸口公一編：ハイリスク妊娠．p.174，医薬ジャーナル社，1996．

3）大森安恵編：糖尿病妊婦治療のてびき（2版）.

pp.49-71，1996．

4）産婦人科診療ガイドライン　産科編 2011，pp.16，17，日本産婦人科学会／日本産婦人科医会，2011．

5）荒木　勤：日産婦誌　54(4)：11-14，2002．

6）栄養代謝問題委員会報告．日産婦誌　36：2055-2058，1984．

2. 急性膵炎 acute pancreatitis

　妊娠中の合併頻度 0.03％以下．発症時期は妊娠後期に多く，進行すると多臓器不全をきたし，ショック，呼吸不全，腎不全，DIC を引き起こし，母体死亡率は 10〜20％，流早産が増加し，胎児死亡率は 30％程度となる．

　胎児への影響は軽症例では少ないが，重症例では早産低体重児また低血圧・低酸素血症・アシドーシスにより胎児機能不全，胎内死亡をきたすことがある．母児の罹病率・死亡率の低下には早期診断，早期入院がきわめて重要である．

表 VI.2-1　急性膵炎臨床診断基準

1．上腹部に急性腹痛発作と圧痛がある．
2．血中，尿中あるいは腹水中に膵酵素の上昇がある．
3．画像で膵に急性膵炎に伴う異常がある．
　上記 3 項目中 2 項目以上を満たし，他の膵疾患および急性腹症を除外したものを急性膵炎とする．ただし慢性膵炎の急性発症は急性膵炎に含める．また手術または剖検で確認したものはその旨を付記する．
　注：膵酵素は膵特異性の高いもの（p-amylase など）を測定することが望ましい．

（厚生省特定疾患難治性膵炎調査研究班，1990）

a ｜ 診　断

　主な自覚症状は上腹部の激痛（背部に放散）と

表 VI.2-2　重症度判定基準

重症度判定基準の予後因子
A．臨床徴候
　ショック*，呼吸困難*，神経症状*，重症感染症*，出血傾向*
B．血液検査
　BE≦−3 mEq/l*，Ht≦30％（輸液後)*，
　BUN≧40 mg/dl または Cr≧2.0 mg/dl*
　Ca≦7.5 mg/dl**．FBS≧200 mg/dl**，PaO$_2$≦60 mmHg（room air)**，LDH≧700 IU/l**，
　TP≦6.0 g/dl**，PT≧15 秒**，血小板≦10 万**
C．画像所見
　CT：検討中
　US：CT の判定法に準じて判定し参考資料とする

重　症：1）予後因子：*が 1 項目陽性
　　　　2）予後因子：**のみ 2 項目以上
　　　　3）次の合併症を伴うもの（発生時期にかかわらず）：消化管出血，腹腔内出血（Cullen 徴候，Grey-Turner 徴候を含む），重症感染症（膵膿瘍，腹腔内膿瘍，敗血症），DIC
中等症：1）全身状態良好（明らかな循環不全，重症臓器機能不全の徴候はみられない）
　　　　2）臨床徴候の予後因子*はみられない
　　　　3）血液検査*は異常値を示すが陽性にならない
　　　　4）予後因子**が 1 項目のみ陽性
軽　症：1）全身状態良好
　　　　2）予後因子*および**共にない
　　　　3）血液検査も正常に近い

判定時期：原則として入院 48 時間以内に行い，以後経時的に検索して重症度を判定し，経過を追跡

（厚生省特定疾患難治性膵炎調査研究班，1990）

238　●────── VI. 合併症・異常妊娠と胎児の管理

表 VI.2-3　急性膵炎における抗膵酵素薬の投与法

I. 重症時

　　重症時 1 日投与量（持続点滴）

　　　FOY（gabexate mesilate）（エフオーワイ®）：30〜40 mg/kg/日

　　　UR（urinastatin）（ミラクリッド®）：0.5〜1.0 万単位/kg/日

　　　CDP（citicoline）（ニコリン®）：1 g/kg/日

　　　FUT（nafamostat）（フサン®）：2.4〜4.8 mg/kg/日

　　①FOY＋UR（＋CDP）

　　②FUT＋UR（＋CDP）

　　重症時投与法

　　　重症時 1 日投与量を 12 時間で持続静脈内投与，続いて第 3 〜第 7 日までは重症 1 日量を 24 時間毎に投与し，1 週間前後で自覚症状の消失，膵酵素の正常化が認められれば投与量を 2 〜 3 週にわたって各週毎の評価に基づいて漸減する．

II. 軽度〜中等症

　　①UR（＋CDP）　　　5〜15 万単位/日（＋1 g/日）

　　②FOY（＋CDP）　　　200〜600 mg/日（＋1 g/日）

　　③FUT（＋CDP）　　　10〜60 mg/日（＋1 g/日）

　　軽症〜中等症投与法（持続または間欠投与）

　　　1 日投与量を 12 時間で持続点滴後，第 7 日までは 1 日量を 24 時間投与，以後 2 〜 3 週の間に各週毎の評価に基づいて漸減，間欠投与とし，中止とする．

（水島　裕，宮本昭正編著：今日の治療薬'97，p.667，南江堂より一部改変）

悪心，嘔吐である．急性膵炎の臨床診断基準を表 VI.2-1 に，急性膵炎重症度判定基準を表 VI.2-2 に示す．

　血中の膵酵素は総アミラーゼ，*p* 型アミラーゼ，リパーゼ，エラスターゼの上昇があり，エラスターゼは最も早期より上昇する．画像診断（超音波検査，MRI，CT）では膵の腫大，内部エコーの不均一，膵周囲の液貯留がみられる．胸水・イレウス合併があるので胸腹部 X 線検査を行う．

b ｜ 治　療

　非妊時と同様に治療する．

①絶飲・絶食，持続経鼻胃液吸引，胃酸分泌抑制（H_2受容体拮抗薬：ガスター®，ザンタック® などの使用）．

②中心静脈栄養管理（十分な輸液・糖蛋白補給，電解質異常是正，アシドーシス補正，中心静脈モニター）．

③抗膵酵素薬（フサン®，FOY®，ミラクリッド®，フォイパン® など）大量投与（表 VI.2-3）．

④疼痛緩和．

⑤感染防止（グラム陰性菌対象）．

　重症例では血漿交換，後腹膜ドレナージなどの行われることがある．

3. 心疾患合併妊娠

心疾患合併妊娠における胎児のリスクは，母体の心疾患が重症であるほど強い．母体心疾患の悪化による，①子宮内胎児死亡が認められ，母体適応による人工早産で，②早産児・低体重児の出生が増加する．チアノーゼ性心疾患では，③胎児発育不全も生じやすく（50％以上），先天性心疾患合併母体からは，④児先天性心疾患の発生頻度が高い（2〜8％）．したがって周産期死亡率も高い．

心予備能の低下している母体のリスクは高く，妊娠・分娩に伴う循環動態の大きい変動のため，代償不全を生じ，母体死亡をきたすこともあるので，高次医療機関で循環器専門医と共に管理するのが望ましい．なお2005年に日本循環器学会を中心として「心疾患患者の妊娠・出産の適応・管理に関するガイドライン」が刊行され[4]，心疾患合併妊娠に対する指針が示されている．

a 妊娠の許可条件

1 心疾患の種類では表 VI.3-1 に示されるように，肺高血圧性のある先天性心疾患と後天性弁膜疾患の弁置換例はきわめてリスクが高く，

表 VI.3-1　妊娠を避けるべき心疾患

1. 高度肺高血圧（Eisenmenger 症候群）
　　　　　　　　　　　　母体死亡率　50％
2. 流出路狭窄（大動脈弁高度狭窄，収縮期圧格差
　　　　＞40〜50 mmHg）　母体死亡率　17％
3. 心不全（NYHA 3 度以上，LVEF＜35〜40％）
　　　　　　　　　　　　母体死亡率　7％
4. マルファン症候群（大動脈拡張期径＞40 mm）
5. 人工弁
6. チアノーゼ性疾患（酸素飽和度＜85％）
7. フォンタン術後

（文献 2 より引用）

表 VI.3-2　母体死亡率に基づいた心疾患の重症度分類

疾患名	母体死亡率（％）
Group 1　　　低リスク ASD，VSD，PDA，肺動脈・三尖弁の疾患 TOF（修復後），生体弁による弁置換 MS（NYHA Class I, II）	0〜1
Group 2　　　中リスク 2 A：MS（NYHA Class III, IV），AS 　　　　大動脈縮窄症（弁に病変がない） 　　　　TOF（未修復），心筋梗塞の既往 　　　　Marfan 症候群（大動脈病変がない） 2 B：MS（心房細動あり），人工弁置換	5〜15
Group 3　　　高リスク 肺高血圧症 大動脈縮窄症（弁に病変あり） Marfan 症候群（大動脈病変あり）	25〜50

（Clark SL：Clinics in Perinatology　13(4)：695-703, 1986）

原則として禁忌である．

2 NYHA の心機能分類で I 度，II 度は可とされるが，II 度においても約 15％は心不全に陥っているとされるので，実際には心機能検査（心エコー図，心電図，胸部 X 線，呼吸機能検査，動脈血ガス分析など）の結果による．III 度，IV 度はすでに心不全が顕性の状態になっているので中絶が望ましい．妊娠中絶も麻酔科管理の下に，妊娠 14 週までのできるだけ早期に厳重に管理して行う．表 VI.3-2 の group II は妊娠が許可される場合もあるが，group III は禁忌とされる．

3 妊娠中の母体合併症としては①不整脈，②心不全，③血栓・塞栓症と④感染症が重要であり[4]，症状悪化時には心エコー，ホルター心電図，血中脳性利尿ペプチド（BNP）検査を行う．

b 妊娠中の胎児管理

母体の慢性的な低酸素症の影響を受け，胎児発育不全の可能性があるため，超音波検査によって，

①胎児発育の評価，胎児 well‐being の評価を繰り返し行う．先天性心疾患母体からは発生学的に同系統の胎児心疾患を認める確率も高いので，

②胎児の心臓・大血管の詳細な観察（第 1 回目妊娠 18〜20 週頃）

が必要である．

[母体先天性心疾患の児への遺伝率[1]]

心房中隔欠損症　3〜11％

心室中隔欠損症　4〜22％

ファロー四徴症　5〜6％

大動脈縮窄症　2％

他の心疾患発生率　6％

マルファン症候群　50％

心疾患患者の塞栓症予防に用いられるワーファリン®は，妊娠初期には催奇形性（胎児性ワーファリン症候群；表 VI.3-3）があるので，妊娠 13 週までは使用をさける．さらに妊娠のどの時期にも胎児出血を生じる可能性があるが，とくに妊娠後期，分娩予定日前 3 週間は胎児頭蓋内出血予防のため，胎盤通過性のないヘパリン（未分画ヘパリン，低分子量ヘパリン）にかえるのが望ましい．

表 VI.3-3　胎児性ワーファリン症候群
　　　　　（warfarin embryopathy syndrome）

鼻……形成不全 眼……小眼球症，視神経萎縮 骨……小頭症，指の奇形 脳……知能障害 　妊娠初期ワーファリン投与群の 15〜25％に発症する．

(Shabetai R[3])

【文献】

1）村田雄二編：合併症妊娠　pp.74-79，メディカ出版，1993．

2）池田智明：産婦人科治療　93(2)：129-136，2006．

3）Shabetai R: Creasy, Reskik (ed): Maternal Fatal Medicine (3rd ed). p. 771, W. B. Saunders, 1994.

4）合同研究班．Circulation Journal 69. suppl IV. 1267-1342, 2005.

5）Siu SC et al: Circulation 104: 515-520, 2001.

4．腎疾患合併妊娠

慢性腎疾患患者の妊娠については，腎疾患が安定した状態にあって，腎機能が正常か軽度低下であり，高血圧のない場合は，妊娠はうまく経過して健児を出産でき，腎疾患も妊娠によって増悪することがないとされる．

a 腎機能障害の程度と妊娠結果

Davison ら[1]は妊娠前の腎機能障害を3群に分け，それぞれの妊娠結果を報告し（表 VI.4-1），Jones らは血清クレアチニン 1.4 mg/dl 以上の場合は，生児分娩率は 93％ と高率であっても，低体重児 59％，発育不全 37％ であり，腎機能の増悪 43％ と報告している[2]．

腎機能低下例（GFR 50 ml/分以下），高血圧合併例では自然流産，胎児機能不全，子宮内胎児死亡が多く，また妊娠とは無関係に，腎疾患の自然経過として腎機能低下をみることが多い．妊娠中の血液透析導入などにより妊娠は不可能ではないが，合併症・予後の点で問題が多く，あらかじめ透析・腎移植後妊娠の問題を考えるべきである．

尿蛋白顕著例では母体低蛋白血症により，低出生体重児，特に FGR の増加傾向がある．さらに腎疾患合併妊娠では，易感染性から，子宮頸管炎・絨毛膜羊膜炎を合併し，これにより卵膜の脆弱化が起って破水し，早産となる危険性がある[4]．

b 妊娠許可基準について

表 VI.4-2 は厚生省（1989 年）により作成された慢性腎炎・ネフローゼ症候群患者の妊娠出産に関する指導指針である．

腎生検による組織病型との関係では膜性増殖性腎炎，巣状糸球体硬化症，IgA 腎症は妊娠により進行性の経過をとり，妊娠結果が悪いとされているが，阿部（1997 年）[2]は原疾患の自然経過が明らかとなってきた現在は，組織診断より妊娠前（初期）の腎機能や血圧の状態を重要視する方向に変ってきたとしている．

腎炎患者がすでに妊娠して受診した場合は，妊娠中に腎機能が低下して表 VI.4-3 に該当する場合は，腎機能が永久的に障害される恐れがあるので，妊娠中絶を考えるべきとされる．

c 管　理

腎機能評価と血圧が管理の中心となる．高血圧症の存在は妊娠予後・腎疾患予後の両面からきわめて重要であるので，早期発見・コントロールに努める．

表 VI.4-1　慢性腎疾患の妊娠前腎機能と妊娠予後

腎機能障害の区分	血清クレアチニン値	妊娠合併症	生児分娩率	長期予後の問題
軽度腎機能障害	1.4 mg/dl 未満	25 %	96 %	3 %以下
中等度腎機能障害	1.4≦〜<2.8 mg/dl 未満	47 %	90 %	25 %
高度腎機能障害	2.8 mg≦	86 %	47 %	53 %

（Davison JM[1]より改変）

242 ●────── VI. 合併症・異常妊娠と胎児の管理

表 VI.4-2　腎炎・ネフローゼ患者の妊娠・出産に関する指導指針

　　腎炎・ネフローゼ患者が妊娠・出産を希望するときには，以下に示す臨床病態を基本にした分類に沿って指導することが望ましい．なお，経過の予測には腎生検像が参考となる．

1．急性腎炎（症候群）：蛋白尿が陰性化して 12 カ月を経たものの妊娠・出産は一般に差し支えない．

2．反復性あるいは持続性血尿症候群（無症候性血尿・蛋白尿）：一般に差し支えない．

3．慢性腎炎（症候群）：妊娠前の腎機能（Ccr）で 5 ランクに区分する．

　　　1）≧90 ml/分　　　　　　｝一般に差し支えない
　　　2）90〜70 ml/分
　　　3）70〜50 ml/分　　　　原則として勧められない
　　　4）50〜30 ml/分　　　　｝勧められない
　　　5）30〜透析導入前

（注）1）これらの基準は原則的なものであり，とくに区分 1）2）の病期では病態が安定している状態に適用する．
　　　2）尿所見，血液生化学検査値，腎機能などの経過をみて調整することが必要．
　　　3）尿蛋白の多いもの（2.0 g/日以上），高血圧の合併（拡張期血圧 95 mmHg 以上）では区分を低いランクとする．
　　　4）急速進行性腎炎は要治療のため，この表には加えない．

4．ネフローゼ症候群：治療効果，腎機能で 6 ランクに区分する．

　　　1）完全寛解：治療打ち切り後 6 カ月を経て再発をみない場合は一般に支障はない．なお，6 カ月以内は原則として勧められない．
　　　2）不完全寛解 I 型（尿蛋白 1〜2 g/日程度）
　　　　Ccr≧70 ml/分：治療打ち切り後 6 カ月を経て病態の安定が認められる場合は一般に支障はない．なお，6 カ月以上にわたり病態が安定していても治療中の場合には原則として勧められない．
　　　3）不完全寛解 I 型（尿蛋白 1〜2 g/日程度）
　　　　Ccr 70〜50 ml/分：原則として勧められない．
　　　4）不完全寛解 II 型（尿蛋白 2〜3.5 g/日程度）
　　　　Ccr≧70 ml/分：原則として勧められない．
　　　5）不完全寛解 II 型（尿蛋白 2〜3.5 g/日程度）
　　　　Ccr<70 ml/分：勧められない．
　　　6）治療無効（尿蛋白 3.5 g/日以上）：勧められない．

（注）拡張期血圧 95 mmHg 以上を持続する場合，あるいは病態が不安定な場合には区分を低いランクにする．

〔参考事項①〕腎炎・ネフローゼ患者の組織病型（腎生検像）と妊娠・出産について

　　　妊娠が既存の腎炎・ネフローゼの経過にとって増悪因子となるか否かに関しては意見の分れるところであるが，腎炎・ネフローゼ妊婦での妊娠高血圧症候群の合併の頻度は糸球体病型によって異なっていることが指摘されている．

　　　1　微小変化型ネフローゼ：一般に病態（尿蛋白・血圧の程度）が安定している限りは妊娠による影響は少ないといわれている．2　膜性腎症：一般に微小変化型に同じ．3　増殖性腎炎（含 IGA 腎）：病変のひろがりの程度が合併症の発生率と相関するといわれ画一的な判断が難しい．4　膜性増殖性腎炎：しばしば高度の尿蛋白を呈するとともに進行性の経過を示すので，妊娠・出産については問題が多いとされている．5　巣状糸球体硬化症：一般に膜性増殖性腎炎と同じ．6　半月体形成腎炎：一般に急速進行性の経過をとるので妊娠は勧められない．

〔参考事項②〕腎炎・ネフローゼ患者がすでに妊娠している場合

　　　患者および家族が出産を希望する場合には，データに基づいて妊娠・分娩までの見通しを本人と配偶者（夫）などに説明し，生児を得る確率が健康妊婦の場合に比べて低いこと，また腎炎の悪化をきたす場合もあることなどについて理解・納得を得たうえで妊娠の継続に協力することを原則とする．

　　　指導指針は前掲のものを基本とし，妊娠による生理的反応を加味して（血清クレアチニン，尿酸，腎機能および血圧などの所見）判断する必要がある．また，産婦人科医との密接な連携が重要である．

（厚生省特定疾患「進行性腎障害」調査研究班，1989[3]より一部改変）

表 VI.4-3　異常妊娠・分娩をきたす可能性が大きい基準

1．妊娠中，安静臥床，抗凝固療法などを行っても 　　GFR　50 m*l*/分以下 　　血清クレアチニン　1.5 mg/d*l* 以上 　　血清尿酸値　6.0 mg/d*l* 以上
2．妊娠中，降圧薬を使用しても血圧　160/110 mmHg 以上
3．腎生検所見 　　ⅰ）膜性増殖性糸球体腎炎，硬化性糸球体腎炎 　　ⅱ）その他の糸球体腎炎であっても糸球体病変が中等度以上か，軽度であっても 　　　　a）尿細管，間質変化が 20 ％以上 　　　　b）細小動脈硬化がある 　　　　c）巣状硬化がある

(阿部ら[2]の基準)

① 検査

- 尿検査・尿沈渣，尿蛋白定量．
- 腎機能検査：血清クレアチニン，BUN，血清 β_2 ミクログロブリン（GFR の評価），尿酸値を測定する．
- 胎児評価：超音波断層法で定期的に通常より頻回に評価し，発育遅延を認めた場合，NST, biophysical profile scoring を行い，胎児死亡に移行しないよう，娩出時期を決める．

② 尿中蛋白量は妊娠により増加するので，ネフローゼ合併妊娠ではステロイド療法（プレドニゾロン）の導入も考慮する．

③ 急激な体重増加・浮腫，拡張期血圧 100 mmHg となり，症例に即した生活規制で軽快のない場合，入院管理を行う．蛋白制限食，降圧薬（α, β 遮断剤，Ca 拮抗剤）により血圧を 140/90 mmHg に保つ必要がある．

d　妊娠中の腎機能・血圧評価の注意点

1　腎機能

妊娠中，腎機能（GFR, RPF）は軽度亢進するため，血清クレアチニン，尿素窒素は低下し（平均値はそれぞれ 0.6 mg/d*l*，9 mg/d*l*），24 時間クレアチニンクリアランスは $117 \pm 18 \sim 136$ ± 11 m*l*/分（妊娠初期〜中期）となる．そのためクレアチニン 0.9 mg/d*l*，尿素窒素 15 mg/d*l* 以上は異常値であり，血清尿酸値も平均 4.0 mg/d*l* 以下であって，5.5 mg/d*l* 以上のときは妊娠高血圧症候群の合併が疑われる．

［妊婦の腎機能］

① 糸球体濾過率（GFR）：平均 143 m*l*/分（非妊娠時 96 m*l*/分）と約 50 ％亢進．

② 腎血漿流量（RPF）：妊娠 13 週は 805 m*l*/分で非妊娠時の 45 ％・妊娠中期で約 70 ％亢進し，妊娠末期には非妊娠の値に近づく．

③ 尿細管再吸収（ブドウ糖，Na，アミノ酸，尿酸）の変化．尿糖は出現しやすく，血漿中 Na 濃度は低下し，尿酸濃度も軽度低下する．

2　血　圧

血圧の管理は特に重要である．

妊娠中は心拍出量増加・末梢血管抵抗低下により血圧は下降する．そのため，妊娠第 2・第 3 三半期の拡張期血圧上限は，それぞれ 75 mmHg，85 mmHg とされている．

【文献】

1）Davison JM, et al : Renal disorders, in Creasy, Resnik（ed）: Maternal Fetal medicine（3rd ed）. p. 844-859, W.B. Saunders, 1994.

2）阿部信一：日本医学新報　3838：89，1997．

3）宮原　正：厚生省特定疾患「進行性腎障害」調
　査研究班　昭和63年度研究業績．253-259，1989．

4）腎疾患患者の妊娠．日本腎臓学会編，pp. 75，東
　京医学社，2007．

5．高血圧合併妊娠

頻度は全妊娠の1〜3％．

慢性高血圧（①妊娠前あるいは②妊娠20週以前に140/90 mmHg以上の高血圧が持続する．③産後42日以降も高血圧が持続する）（表VI.5-1）の女性が妊娠すると，軽症（表VI.5-2）では妊娠高血圧症候群を合併しない限り胎児への影響は少なく，正期産までよく耐えることができるが，重症になるにつれ母体に妊娠高血圧症候群（5〜50％），胎盤早期剝離（5〜9％）の合併が多くなり，胎児には胎児発育不全（15〜25％），早産の頻度が高く，周産期死亡率が高くなる．

a 管　理

計画妊娠が望ましく，妊娠前にカウンセリングを行い，妊娠中の降圧薬について相談する．妊娠初期には一般に血圧が下降するため，薬剤の減量，一時中断も可能である．

妊娠初期に訪れたときは，既往歴・検査・診察より二次性高血圧の基礎疾患を除外して，診断を確定する．

1　母体 well-being の評価

健診回数を多くし，妊娠13〜16週で尿検査，Ht・血小板数，血清電解質・血清尿素窒素・クレアチニン・尿酸，血糖の測定，EKG・胸部X線検査・眼底検査を行い，また妊娠高血圧症候群の合併に備え肝酵素の基礎値を知っておく．血液生化学検査は妊娠25〜28週，33〜36週で，あるいは母体悪化症状のあるときに繰り返し行う．

表 VI.5-1　慢性高血圧の重症度分類

	収縮期血圧		拡張期血圧
軽　症	140〜159 mmHg	または	90〜109 mmHg
重　症	＞160 mmHg	または	＞110 mmHg

表 VI.5-2　慢性高血圧をきたす疾患

本態性高血圧	90 %	
二次性高血圧	10 %	
(a)慢性腎疾患	腎炎，糖尿病性腎硬化症，SLE 嚢胞腎，腎腫瘍	
(b)脈管性	先天性心疾患，大動脈炎症候群，腎動脈狭窄 筋線維性過形成	
(c)内分泌性	下垂体性　末端巨大症 甲状腺性　甲状腺機能亢進症 副　腎　性　褐色細胞腫，クッシング症候群 副腎性器症候群，原発性アルドステロン症	
(d)薬剤誘発性		

妊娠高血圧症候群が併発すれば即入院して妊娠の継続を図り，重症妊娠高血圧症候群が進行するときは，28週以降であれば遂娩を考慮する．

2　胎児 well-being の評価

高血圧による胎盤循環障害→胎児発育不全，胎児機能不全の早期検出に努める．

①超音波検査はまず妊娠初期に行って妊娠週数を確認し，妊娠24週以降は3〜4週毎に胎児発育（BPDと腹囲測定）を評価し，胎児発育不全（asymmetrical typeと関連）をスクリーニングする．

②妊娠30週頃（重症例で26〜28週頃，軽症例で32〜34週頃）よりNST（ノン・ストレステスト）と羊水量の測定を2週毎に行い，もし胎動減少，胎児発育不全，羊水過少，NST異常があるか，高血圧著明のときは入院管理をして，biophysical profile scoringを毎週行う．臍帯動脈血流波形の測定も胎児機能不全予測のために行う．拡張末期血流の減少・途絶（PI値上昇）は胎児予後悪化と関連する．

3　分娩時期の決定

胎児に悪影響を及ぼすのは拡張期血圧である．治療を行っても拡張期血圧が110 mmHg以上を維持する場合は，児の娩出を考慮する．

妊娠34週末満であれば娩出に先立ち，胎児肺成熟のためステロイド投与を行う．

b　治　療

二次性高血圧では基礎疾患に応じた治療を行う．血圧は母体の脳血管障害を生じないレベルに調節する．降圧薬によって高血圧の増悪・顕著な蛋白尿・周産期死亡率が減少させられる．降圧薬の使用にあたっては次のことを配慮する．

①アンギオテンシン変換酵素（ACE）阻害剤（カプトリル®）は投与をさけ，既に服用中であれば中止し，他剤に変更する．胎児の腎不全，乏尿，羊水過少，頭蓋骨形成不全，新生児低血圧の報告[1]がある．また，サイアザイド系利尿薬は循環血液量を減少させ，胎盤血流も減少するので，うっ血性心不全のない場合は投与しない．

②拡張期血圧100 mmHg以上（または＞150/100 mmHg）で投与開始を考える．拡張期血圧100〜109 mmHgでは経口投与とし，≧110 mmHgではまず静脈注射で改善させ，ついで経口維持する．

③過度の降圧は胎盤の灌流不全を生じ，胎児の予後を悪化させる．

④効果が短時間で出現し，持続時間の長くないものを用いる．

1　hydralazine（アプレゾリン®）

30〜40 mg/日分3〜4で開始し，60〜200 mg/日で維持．効果は緩徐であるので降圧効果の弱いときは他剤との併用を検討する．

2　メチルドーパ（アルドメット® など）

250〜750 mg/日，分1〜3分．

3　β遮断薬アテノロール（テノーミン®）

50〜100 mg/日，分1．

4　Ca拮抗薬ニカルジピン（ペルジピン®）

子癇発作で使用するMgと併用すると，重篤な低血圧，子宮収縮の抑制が報告されている．原液10 mg/10 mlを1〜2 μg/kg/minで投与開始．

【文献】

1）Mastrobattista JM：Seminars in Perinatology 21(2)：124-134, 1997.

6. 甲状腺疾患合併妊娠

甲状腺疾患は妊娠中の軽快・出産後の増悪が顕著な自己免疫性疾患の一つである。日本甲状腺学会のガイドラインには甲状腺疾患に豊富な専門的知識と経験のある医師に紹介，相談する事が勧められると述べられている[1]。

[正常妊娠と甲状腺ホルモン]

妊娠初期8〜13週には胎盤からのhCG（胎盤性ゴナドトロピン）が増加するため，その甲状腺刺激作用によってFT$_4$（遊離サイロキシン）は軽度に増加し，negative feed backによってTSH（甲状腺刺激ホルモン）が低下（ときに感度以下）する。

この甲状腺ホルモンの増加は一過性で，hCGの減少とともに軽快する。妊娠中・後期の甲状腺機能（FT$_4$，FT$_3$，TSH）は非妊娠女性と変わらない（図VI.6-1, 6-2）。

[胎児・新生児への影響]

胎児の甲状腺は妊娠12〜18週頃より機能し始めるが，母体のTSHは胎盤通過性がなく，甲状腺ホルモンもほとんど通過せず，正常では胎児は独自にTSHや甲状腺ホルモンを分泌する。

他方，母体のTSH受容体抗体（TRAb）*はIgGに属し，容易に胎盤を通過して（母体血と臍帯血で値はほぼ同じ），妊娠22週以降の胎児甲状腺を刺激するので，TRAbの力価が高いと胎児に甲状腺機能亢進症が起こりうる。また抗甲状腺薬も容易に胎盤を通過し，胎児甲状腺の機能を抑制する。しかし，過量の甲状腺薬による一過性甲状腺機能低下症は生後の心身の発育に影響しないとされる[1]。

a ｜ 甲状腺機能亢進症

1 留意点

甲状腺機能亢進状態で妊娠すると，外表奇形の発生率が増加する[2]とされ，流死産率も増加するが，治療中で甲状腺機能が正常化している場合は起こらない。妊娠中はしばしば耐糖機能異常，妊娠高血圧症候群が合併する。

母体からのTRAbにより胎児・新生児に甲状腺機能亢進症の発症することがある。

2 診断

(a) 臨床症状

多汗，頻脈，手指の細かい振戦，びまん性甲状腺腫。

(b) 検査

FT$_4$，FT$_3$（遊離トリヨードサイロニン），TSHを測定する。

バセドウ病ではFT$_4$高値，FT$_3$高値かつTSH低値（検出感度以下）。TRAb（TSH受容体抗体）は陽性（5％以上を陽性とする）。TRAbはバセドウ病の病勢をよく反映する。なおTRAb高値または抗甲状腺薬治療中の母体は胎児超音波検査で，成長遅延，水頭症，甲状腺腫大，心不全を含めた胎児甲状腺異常を調べなければならない

---

* TSH受容体抗体（TRAb）：TSH-binding inhibiting immunoglobulins（TBII）とthyroid-stimulating antibodies（TSAb）が代表的なものである。TBIIの測定はキット化されているが，TSAbの測定は煩雑・高価である。

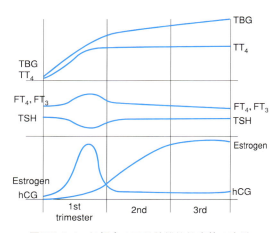

図 VI.6-1　妊娠中の甲状腺機能検査値の変動

(文献8より引用)

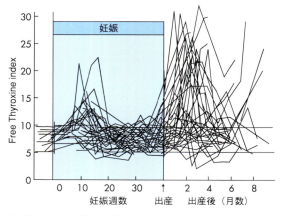

図 VI.6-2　寛解バセドウ病における妊娠時の血中甲状腺ホルモンの自然変動

(網野信行他：産婦治療　68：610-615, 1994)

表 VI.6-1　妊婦の甲状腺機能亢進症の鑑別

	バセドウ病	gestational transient hyperthyroidism	無痛性甲状腺炎
機能亢進の時期	さまざま 中期から寛解傾向	妊娠8〜13週が最多	初期のみ？（その後一過性甲状腺機能低下を経過することがある）
甲状腺腫 　大きさ 　硬さ	さまざま 軟〜弾性硬	小 軟	小さいことが多い 比較的軟
眼症状	（−）〜（+）	（−）	（−）
FT_4高値の程度	さまざま	多くは5.0 ng/dl 以下	5.0 ng/dl 以下が多い
血中 hCG	妊娠週数相当	しばしば妊娠週数の割に高値	妊娠週数相当
TBII	（−）〜（+）	（−）	（−）
産　後	しばしば増悪	甲状腺機能正常を維持	一過性甲状腺機能異常再発症

(百渓尚子：日本医師会雑誌　108：64, 1992より改変)

表 VI.6-2　バセドウ病合併妊婦に発生する可能性のある問題（文献9より）

	妊娠経過・母体	胎児・新生児
妊娠初期	・流産	・チアマゾール特有の奇形？
20週〜周産期	・流早産 ・妊娠高血圧症候群 ・甲状腺クリーゼ	・TRAbによる甲状腺機能亢進症 ・抗甲状腺薬過剰投与による低下症 ・母体甲状腺ホルモン過剰による中枢性甲状腺機能低下症

とされる[10].

3 経過

妊娠初期一過性に増悪し，妊娠中・後期軽快して，出産後，しばしば数カ月以内に増悪する（図VI.6-1）．妊娠初期の増悪は主にhCG上昇のため（gestational transient hyperthyroidism）である（表VI.6-1）．

中・後期の軽快はTRAbの産生が妊娠中抑制されることによる．出産時には甲状腺機能亢進が高度の場合，分娩時のストレスを契機とする甲状腺クリーゼ（高熱，頻脈，意識障害）の発症に注意する．出産後は増悪に対応するため，1カ月後にFT$_4$，TSH，TRAbの再検査の必要がある．

4 治療

薬物療法を行い，FT$_4$，TSH，TRAbで経過を追う．抗甲状腺薬は母体より胎児の甲状腺機能を強く抑制するので，過量投与は胎児の甲状腺機能低下やFGRにつながる．そのため妊娠中期以降は，FT$_4$をその週数の正常域の上限前後に維持する最少有効量を投与する．思いきった減量が可能であり，TRAbが10％近くまで下降した場合は，抗甲状腺薬を中止することができる．

(a) 抗甲状腺薬

チアマゾール（MMI，メルカゾール®）とプロピルサイオウラシル（PTU，チウラジール®，プロパジール®）の2種類がある．両剤とも治療量では催奇形性はない．胎盤通過性も，単回投与ではプロピルサイオウラシルの方が小さいが，続けて投与する場合は母児の濃度が平衡に達するので，胎児に対する効果は実際上は差がない[1]．

まず効果の確かなメルカゾール®を選択し，さらに亢進の程度の著しい場合は無機ヨード（内用ルゴール液，ヨード約6.3 mg/1滴）を併用し，早期に機能の正常化をはかる．メルカゾール®は30 mg/日分2の投与で始め，FT$_4$が正常化（投与開始後2〜4週間）すれば20 mg/日分2，または15 mg/日分1に減量し，FT$_4$・FT$_3$正常，TSH正常で5 mg/日分1とする．そして抗甲状腺薬1錠で正常機能を持続でき，TRAbが下降線をたどり15％以下に到達すれば中止とする[1]．

i) 授乳

メルカゾール®の母乳中濃度は血中濃度とほぼ同じであるが，PTUの母乳移行率はメルカゾール®の1/10であるので，授乳する場合はPTUに変更することが望ましい．

PTUは1日300 mgまでなら問題ないとされる（日本甲状腺学会ガイドライン）．メルカゾール®からPTUに切り替えてすぐ授乳しても問題ない．PTUでコントロールが不良となった場合は，メルカゾール®の再内服とし，1日10 mgまでなら授乳は安全であるとされる[11]．

ii) 産後

バセドウ病では産後悪化することが多いので，1カ月毎にFT$_4$，TSHを，2カ月毎にTRAbを測定し，抗甲状腺薬の量を加減する[1]．

iii) 副作用

無顆粒球症（発生頻度は0.1〜0.4％，投与開始後4〜8週．咽頭痛・発熱より始まる），肝障害を認めれば直ちに中止してヨード薬に変更し，皮膚過敏症の軽症では抗ヒスタミン薬を併用してそのまま続ける．

(b) 手術療法

妊娠期間中でも抗甲状腺薬でコントロール不良の場合，重篤の副作用で使用できない場合には，甲状腺亜全摘などの手術療法が行われる．この場合，術前処置として無機ヨード薬を投与して，ある程度甲状腺機能をおさえ，必要あればβ遮断薬を追加する．

[胎児・新生児甲状腺機能亢進症]

母体から移行したTRAbが胎児の甲状腺を刺激して生じる．発症予測の指標としてBS Index**が提案され，BS Indexが15以上であると高率に発症するとされる[3]．伊藤ら[1]は妊娠末

期の TRAb が強陽性（50〜60％以上）で，母体に明らかな眼症状のある場合は発症が予測され，TRAb が陰性で眼症状のない場合，新生児バセドウ病の可能性はないとしている．

甲状腺手術後で母体に症状なく，抗甲状腺薬の投与を受けていない場合も，TRAb が高値のままであると胎児甲状腺機能亢進が起こりうる[3]．この場合，胎児心拍数が増加し，手根骨が出現する．最近では臍帯血採取により診断可能である．

胎児の治療は母体に抗甲状腺薬（カルバマゾールやメチマゾールなど）を投与し，母体が機能低下に陥らないようサイロキシンを併用して行われる[4]．

新生児甲状腺機能亢進症は頻脈，不穏，振戦，多呼吸，眼球突出などの症状を増し，FT4高値，TRAb 陽性である．母体が抗甲状腺薬の投与を受けていた場合は，出生時の機能は正常であるが，TRAb 半減期は約3週間であるので，母体からの抗甲状腺薬が消失した後，出生後5〜10日で発症する．母体由来の TRAb の消失とともに（1〜2カ月）治癒する．

b 甲状腺機能低下症

慢性甲状腺炎（橋本病），特発性粘液水腫および甲状腺の外科的摘除後・放射性ヨード治療後のものがある．

＊＊ BS Index＝TBII（TSH 結合阻害抗体）（U/ml）
　　　　 ×TSAb（甲状腺刺激抗体）（STHμUEg）

1 診 断

① 臨床症状：傾眠，皮膚の乾燥，slow speech，浮腫（non-pitting）．
② 検査成績：TSH 高値，FT4低値．

2 治 療

非妊時と同様で，甲状腺ホルモン薬の補充により完全に治療される．甲状腺ホルモンはほとんど胎盤を通過しない．

T4製剤（チラーヂンS®）を用い，初期投与量50-100 μg/日 分1から1〜2週間毎に漸増し，TSH が正常になる量を維持量（平均100 μg）とする．その後もTSHの値を指標とし，低値であれば減量，高値であれば増量する．チラーヂンS® 服用中の授乳は全く問題ないとされる．

3 胎児・新生児への影響

無治療の場合，初期流産率は50％，子宮内胎児死，低出生体重児，早産，児の精神発達遅延，妊娠高血圧症候群・胎盤早期剥離なども高率であるとの報告がある[5]．胎児甲状腺機能低下症では胎児徐脈，心拡大が観察される．胎児治療としてはサイロキシンが胎盤を通過しないためレボサイロキシン 250〜500 mg を胎児甲状腺腫の超音波所見が改善するまで毎週羊水内に注入することが試みられている[6]．

［新生児一過性甲状腺機能低下症］

母体の甲状腺機能低下があり，TRAb 陽性の場合（特発性粘液水腫），この TRAb は抑制型の

表 VI.6-3　甲状腺機能低下症合併妊婦に発生する可能性のある問題

妊娠週数	妊娠経過・母体	胎児・新生児
妊娠初期	・流早産	・母体ホルモン不足による脳の発達遅延？
20週〜周産期	・流早産 ・妊娠高血圧症候群	・母体ホルモン不足による脳の発達遅延？ ・特発性粘液水腫で甲状腺機能抑制性 TRAb による甲状腺機能低下症

（文献9より）

TSH 受容体抗体（TSBAb）によるものであるから，力価が高い（30〜50 倍以上に希釈した血清でも TRAb 値が 50 ％を示す）と，新生児に甲状腺機能低下症の発症が予測される．

　出産まで過量の抗甲状腺薬を投与された場合も，新生児に一過性機能低下が引き起こされる．

　抗甲状腺薬による一過性の機能低下は精神発達に影響しないとされるが，TRAb 高値の母体より生まれた機能低下（臍帯血にて TSH 高値 80 μU 以上，T_4 低値 6.0 μg/$\mathit{d}l$ 以下）[7]の児については，早期に治療を行わなければ知能障害を残す可能性があるので速やかに甲状腺製剤投与を行う．

　なお，新生児のクレチン症に対して，わが国では 1979 年よりマス・スクリーニング（TSH 法）が行政実施されている．

【文献】

1）日本甲状腺学会編，バセドウ病治療のガイドライン 2006，東京：南江堂，117-126（ガイドライン），2006.

2）Momotani N, et al : Clin Endocrinol 20 : 695-700, 1984.

3）Tamaki H, et al : Am J Perinatol 5 : 152-158, 1988.

4）百渓尚子：医学のあゆみ　178(5)：377-380, 1996.

5）Ross DS : Overview of thyroid disease in pregnancy, Up to Date 2010 : version 18.3（Review）.

6）宗田　聡：医学のあゆみ　207：406，2003.

7）Polk DH, Fisher DA : Spitzen AR（ed）: Intensive Care of the Fetus and Neonate. p. 965, Mosby –Year Book, 1996.

8）Kimura M, et al : Clin Endocrinol 38 : 345, 1993.

9）網野信行，他：周産期医学　36(9)：1151，2006.

10）Amino N, et al : J Clin Endocrinol Motab. 2006.

11）百渓尚子：産婦人科治療　93(2)：163-169, 2006.

VI

7. 自己免疫疾患合併妊娠

　自己免疫疾患は自己の組織構成成分に対しても非自己と認識し，異常な免疫反応が起こり，その結果生じる自己抗体が何らかの組織障害をきたした場合である．周産期においては胎児・新生児の合併症から診療対象となり，無症状妊婦に自己抗体を認めることがあるが，臨床的な症候を伴っていない場合は自己免疫疾患には含まれない．

　自己免疫疾患は臓器障害と自己抗体の性状から3群に大別される（Roitt 1994の分類）．I群はある特定の臓器だけが特異的に障害され，自己抗体もその臓器と特異的なもの，例えばバセドウ病，特発性血小板減少性紫斑病など．II群はある特定の臓器が障害されるが，自己抗体は臓器に非特異的なもの，例えば原発性胆汁性肝硬変，シェーグレン症候群．III群は多臓器が障害され，自己抗体も臓器に非特異的なもの，例えば全身性エリテマトーデスである．

　診断は障害された臓器の機能検査と疾患標識抗体の証明で行われる．自己免疫疾患の胎児に及ぼす影響として，
　① 自然流産・死産が多い
　② 胎盤機能障害による胎児発育不全
　③ 母体血中の自己抗体が胎盤を介して胎児に移行して生じる障害

が問題となるが，これらの症状は自己抗体の種類によって異なる．

a　特発性血小板減少性紫斑病
idiopathic thrombocytopenic purpura / immune thrombocytopenic purpura (ITP)

　骨髄での血小板の産生障害がなく，末梢での血小板破壊の亢進が血小板減少の原因と考えられるものをいう．血小板に循環抗血小板抗体が結合し，この抗体でおおわれた血小板はIgGのFcレセプターを介して網内系に取り込まれ，破壊されて，持続的な血小板減少（10万/μl以下）を生じる疾患である．自己免疫疾患であり，原因が明らかでないものをいう．胎児に対する危険は抗血小板抗体が胎盤絨毛上のFcγレセプターを介して胎児に移行し，胎児の血小板減少を引き起こして生じる頭蓋内出血である．

1　診　断
(a) 母　体

　妊娠前に診断されていることが多いが，妊娠初期の血液検査でたまたま発見されることもある．本症の診断基準は表VI.7-1の通りであるが，ITPが疑われる症例には骨髄穿刺を行い，巨核球（mega-karyocytes）の増加によって確診する．

　抗血小板抗体（platelet-assosiated IgG：PAIgG）は約80％に陽性となるが，各種自己抗体をもつ可能性があるので抗カルジオリピン抗体，ループスアンチコアグラント，抗SS-A，抗SS-B抗体も測定する．全身性エリテマトーデスとの鑑別が重要である．

(b) 胎　児
胎児血小板数は母体の，
① 血小板数
② PAIgG値

と全く相関しないため，母体情報から予測するのは困難である．そのため超音波下に臍帯血を採取して，胎児血小板数を測定する．その際，母体血小板数を5万/μl以上に治療しておく必要がある．

表 VI.7-1　ITP の診断基準試案

1．血小板減少（10万/μl以下）．
2．末梢血塗抹標本で3系統すべてに明らかな形態異常を認めない．
3．以下の検査所見のうち 3），4），5）のいずれかを含む 3 つ以上を満たす．
　　1）貧血がない
　　2）白血球数が正常
　　3）末梢血中の抗 GPIIb/IIIa 抗体産生 B 細胞の増加
　　4）血小板関連抗 GPIIb/IIIa 抗体の増加
　　5）網状血小板比率の増加
　　6）血漿トロンボポエチンは軽度上昇にとどまる（<300 pg/μl）
4．他の免疫性血小板減少性紫斑病（SLE，リンパ増殖性疾患，HIV 感染症，肝硬変，薬剤性など）を除外できる．

ITP の診断には上記の 4 項目全てを満たすこと．
ただし，4 項目を満たしても ITP として非典型的な所見を認める場合は骨髄検査を行うことが望ましい．

(桑名ら[10]，2005)

2　管 理

(a) 妊娠中の管理

妊娠初期，中期，後期と定期的に血小板数を測定する．血小板数 $5×10^4/\mu l$ 以上あれば無治療で経過観察し，$5×10^4/\mu l$（症例によっては $3×10^4/\mu l$ 前後[1]）で治療を開始する．まず，

①副腎皮質ステロイド剤（1 mg/kg/日，プレドニゾロンで 20～40 mg/日）

を経口投与する．普通 3～10 日して血小板数は増加し始めるので，その後は血小板数を $10×10^4/\mu l$ 以上に保つのに必要な最低量（大体 10 mg/日程度）となるよう，週 5～10 mg の割合で漸次減量する．抗潰瘍剤を併用する（治療は胎児に悪影響を生じない[1]とされているが，ステロイドは血小板と抗血小板抗体の結合を阻害するため，循環血小板抗体が増加し，胎児血小板減少症のリスクが増加するとの報告もある[2]）．

ステロイドが無効の場合は，

②免疫グロブリン大量療法（400 mg/kg/日，5日間連続点滴静注）

が有効である．製剤は Fc 部分が保たれている Fc インタクト型 IgG を用いる．本法は副作用が少なく，血小板増加効果が確実であり，速効性で血小板数は投与後 3 日前後で上昇を始め，4～7日目に最高となり，摘脾無効例にも有効である．

しかし効果は一過性であり，またきわめて高価であるので，適応は他剤が無効であり，出血傾向があり，出産など一時止血管理を必要とする場合に限られる（この静注 IgG は胎盤表面上の Fc レセプターをブロックし，抗血小板抗体の胎児移行を減少させるという仮説がある[2]）．

③血小板輸血

は緊急出血例，重症 ITP の帝王切開時に一時的な救命手段として行うが輸注された血小板も抗血小板抗体により急速に破壊される．製剤は単一ドナーからのアフェレーシスで得られた PC_{10} を使用し[3]，副作用防止のため放射線照射を行った後，血小板製剤用白血球除去フィルターを用いて投与する．

免疫抑制剤は原則的には使用しない．

(b) 胎児・新生児管理

ITP 母体より出生した児の約 10％に血小板数 5万/μl 以下の，4.2％に 2万/μl 以下の血小板減少症がみられる[4]．摘脾例では母体血小板数は多くても，抗血小板抗体は高値のため，重症の胎児血小板減少症を生じることがある．

胎児に重症の血小板減少症（特に 2万/μl 以下）があると，稀ではあるが頭蓋内出血が問題となる．その際，胎内発症は非常に稀で，主として分娩時発症である．そこで分娩方法選択のため，

妊娠37・38週頃の陣痛発来前に胎児採血を行い，その血小板数が$5\times10^4/\mu l$（あるいは2万$/\mu l$）以下の場合は帝王切開を行い，それ以外の場合は経腟分娩とする．最近は経腟分娩中に頭蓋内出血が起こる確率はきわめて低いので，帝王切開の必要性が疑問視されるようになっている．

新生児については臍帯血あるいは出生直後に採血し，血小板数・PAIgG を測定する．新生児の血小板数はほぼ5・6生日に最低値となるが，血小板減少は一過性であるので放置してもよく，母体からの抗体消失に伴い，3～4週で次方に回復する．

血小板数$5\times10^4/\mu l$以下・点状出血・紫斑が進行するときはステロイド治療，免疫グロブリン，血小板輸血を行う．抗血小板抗体は乳汁中に分泌されるが，新生児の腸管で破壊される．

（c）分娩管理

分娩は経腟自然分娩が原則である．分娩時には血小板数$5\times10^4/\mu l$以上を確保するため，分娩の2週間前から副腎皮質ステロイドの投与を行うか，投与中であれば増量する．これが無効の場合は，分娩の5日前より免疫グロブリンの大量投与を行う．

ITP において，分娩時の出血は実際は正常範囲に留まる．しかし裂傷や切創からは出血しやすいため，損傷や切創を避け，緩徐な分娩を行う必要がある．この際，吸引あるいは鉗子分娩は避ける．

b 全身性エリテマトーデス systemic lupus erythematosus（SLE）

20～30歳代の女性に好発し，全身の結合組織に病変を起こす自己免疫疾患で，腎臓をはじめ多臓器が障害され，増悪と寛解を繰り返す難病である．寛解期には妊娠・分娩は十分可能である（表VI.7-2）が，習慣流・死産（23～31％），FGR（39％），妊娠高血圧症候群（29％），早産（18～28％）の発症率が高い．

表VI.7-2　SLE 妊娠許可条件

1．SLE が6カ月以上非活動性であること（プレドニン® 15 mg/日以下）
2．腎症が活動性でないこと
3．重要臓器に障害がないこと
4．血小板減少のないこと
5．免疫抑制剤の併用がないこと
6．妊娠・出産に伴うリスクを理解し，育児の協力者がいること

1　診　断

臨床症状と抗体の証明による（表VI.7-3）．SLE の疾患標識抗体は抗核抗体であり，そのうち胎児管理上問題となるのは抗2本鎖DNA 抗体，抗リン脂質抗体，抗 SS-A/Ro 抗体である[5]（図VI.7-1）．

（a）抗2本鎖 DNA 抗体

SLE の約60％に陽性で，SLE の病勢に特異性が高く，SLE 腎症と関連が深い．低血清補体も病気の活動性に関係するので，したがって本抗体強陽性の場合は血清補体価（C_3，C_4，CH 50）の低下に気をつけ，特に C_4 低下がある場合は腎症状発現の可能性が高い．また CH 50 が25単位未満の場合，胎児死亡も多いとされる．

（b）抗リン脂質抗体

SLE の約20％に陽性で，生体内で血栓形成やフィブリン沈着などの凝固病変を生じる．APTT（活性部分トロンボプラスチン時間）が延長する．ループスアンチコアグラント，抗カルジオリピン抗体，抗カルジオリピン-β_2グリコプロテイン1抗体が検査基準としてあげられているがこれらの陽性は胎盤の塞栓による習慣流・死産，胎児発育不全と強く相関し，また妊娠高血圧症候群とも関連が深い．

流産は妊娠12～14週以降と通常の流産よりも遅れて発症するが，3者のうち特に抗カルジオリピン-β_2グリコプロテイン1抗体陽性は胎児喪失率が高い．

胎盤は絨毛間腔に perivillous fibrinoid change

表 VI.7-3 抗リン脂質抗体症候群の診断基準

【臨床基準】

1. 血栓症
   1回以上の動脈もしくは静脈血栓症の臨床的エピソード．血栓症は画像診断，ドプラー検査，または病理学的に確認されたもの．

2. 妊娠合併症
   a) 妊娠10週以降で，ほかに原因のない正常形態胎児の死亡，または，
   b) 重症妊娠高血圧症候群，子癇または胎盤機能不全による妊娠34週以前の形態学的異常のない胎児の1回以上の早産，または，
   c) 妊娠10週以前の3回以上続けての他に原因のない流産．

【検査基準】

1. ループスアンチコアグラントが12週以上の間隔をあけて2回以上陽性（国際血栓止血学会のガイドラインに沿った測定法による）
2. 抗カルジオリピン抗体（IgG型またはIgM型）が12週以上の間隔をあけて2回以上中等度以上の力価（>40 GPL [MPL]，または>99th percentile）で検出される（標準化されたELISA法による）
3. 抗カルジオリピン β_2 GPI抗体（IgG型またはIgM型）が12週以上の間隔をあけて2回以上検出される（力価>99th percentile．標準化されたELISA法による）

＊臨床基準を1つ以上，かつ検査基準を1つ以上満たした場合，抗リン脂質抗体症候群と診断する．したがって，検査基準を満たしても臨床基準に該当する既往がなければ，抗リン脂質抗体症候群と診断されない．

(Miyakis Sら：J Thromb Haemostat, 2006, 吉田[12]より引用)

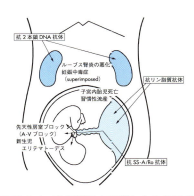

図 VI.7-1 胎児管理上問題となる自己抗体
(寺尾俊彦：日産婦誌 42：803, 1990)

が多くみられ，割面には多発性の血栓や梗塞が，母体面の基部のみでなく中央部にまでみられる．

ⓒ 抗SS-A/Ro抗体

SLEの40～60％に陽性で，経胎盤的に胎児に移行し，胎児心臓の房室ブロックなどに代表される新生児ループスエリテマトーデス症状を生じる．房室ブロック（A-Vブロック）は抗体が胎児心臓の刺激伝導系，特に房室結節に沈着し，その変性と線維化を起こして生じるもので，2度から完全（3度）までみられ，妊娠16週以降に発症するが，通常不可逆性で回復は難しく，著明な徐脈例では心不全，胎児水腫を引きおこし，救命できても新生児期にペース・メーカーの埋め込みが必要である．

この抗SS-A抗体には52 kD・抗SSA抗体と60 kD・抗SSA抗体の2種類があり，52 kD・抗SSA抗体が心伝導系と親和性があり，また52 kD抗体SSA抗体と抗SS-B抗体（48 kD）の両者が陽性であると房室ブロックを起こしやすいとされる[6]．

新生児ループスの皮膚所見は環状の紅斑～丘疹で生後6～8週頃に発症し，日光過敏性で可逆性病変であり，生後6カ月以内に自然治癒する．

2 管理

妊娠時に非活動性であれば，SLEが妊娠中・分娩後に悪化する可能性は低い．妊娠中は定期的に内科受診および検査（表VI.7-4）を行い，高血圧の出現，尿蛋白の出現など，急性増悪に注意する．

妊娠中ステロイド剤は治療量で胎児発育に影響はないとされ，妊娠初期は 1.5～2 倍に増量し[7]，胎盤形成後維持量とし，症状の増悪（補体価低下など）した場合は 30～60 mg/日に増量すると十分対応可能であるが，対処できない場合はステロイドのパルス療法の適応となる．なお，妊娠中のステロイド治療では，骨粗鬆症・大腿骨骨頭壊死などの併発に対して注意が必要である．

抗リン脂質抗体，抗SS-A抗体陽性例では児のリスクが高いので，抗リン脂質抗体陽性例にはできれば妊娠前より，または妊娠12週頃から低用量アスピリン（30～60 mg/日・程度）の投与を，また特に胎児喪失歴のある場合，高抗体価（抗52 kD抗体が70 Index以上のもの）の場合は低用量アスピリンにさらに5000単位/日の低分子ヘパリンの小型携帯ポンプによる持続静脈内注入の併用を行うが[8]，不十分な例には妊娠初期（10～12週頃）より血漿吸着療法（週1回，分娩まで20～30回）が有効である[9]（図VI.7-2）．

抗SS-A抗体陽性で，前児が房室ブロックまたは死産の場合は，妊娠早期（5～12週）より二重膜濾過血漿交換療法を週1回，分娩までに15～30回の実施が勧められる[9]．

表VI.7-4　全身性エリテマトーデス（SLE）の管理

定期的に評価すべき項目	
SLE活動	自己抗体増加（抗核抗体，抗二本鎖DNA抗体，抗Sm抗体など），補体価低下（C3，C4，CH50），汎血球減少，発熱などを指標とする．
腎機能	24時間クレアチニンクリアランス，尿蛋白定量などを評価．
血液凝固系	とくに抗リン脂質抗体陽性の場合，血栓症に注意．
胎児への影響	胎児発育，Biophysical Profile Scoring，超音波パルスドプラー法による胎児血流波形を用いたwill-beingの評価．抗SS-A・抗SS-B抗体陽性の場合は胎児房室ブロックに注意．

（文献11より）

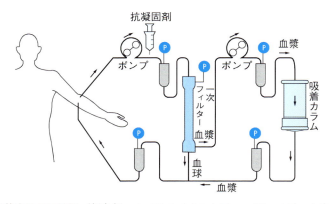

図VI.7-2　血漿吸着療法の回路図（新島新一：ペリネイタルケア．p.88，メディカ出版，'97新春増刊[9]）

【文献】

1) Eddleman KA, Bussel JB, Chervenak FA : Kurjak A, Chervenak FA (ed) : The Fetus as a Patient. pp. 508-510, Parthenon Publishing Group, 1994.

2) Heppard MCS, Garite TJ : Acute Obstetrics (2nd ed). pp. 85-90, Mosby-Year Book, 1996.

3) 藤田富雄：木戸口公一編：ハイリスク妊娠．p. 212, 医薬ジャーナル社，1996.

4) Pillai M : Br J Obstet Gynecol 100 : 201-204, 1993.

5) 寺尾俊彦：自己免疫疾患．日産婦誌 42 : 861-866, 1990.

6) Buyton JP, Winchester RJ, Slade SG, et al : Arthritis Rheum 36 : 1263, 1993.

7) 木戸口公一編：ハイリスク妊娠．医薬ジャーナル社，pp. 222-228, 1996.

8) 木戸口公一編：ハイリスク妊娠．医薬ジャーナル社，p. 253, 1996.

9) 新島新一：ペリネイタルケア．pp. 84-93, メディカ出版，1997（新春増刊）．

10) 桑名正隆，他：血栓止血誌 16(6) : 607-613, 2005.

11) 日本産婦人科学会：産婦人科研修の必修知識 2007．p. 242, 2007.

12) 吉田幸洋：産婦人科治療 100(2) : 154-162, 2010.

VI

8. 結核

結核は，結核菌群による感染症であり，初期感染後に一定期間の潜伏期を経て発症する慢性進行性の感染症である．感染経路のほとんどが空気感染であるため肺結核が最も多いが，肺外結核もある．感染症法による「二類感染症」のため，最寄りの保健所に届け出なければならない．

a 症 状

全身症状として，発熱や寝汗，全身倦怠感，食欲不振，などの一般的なものに加えて，肺結核では呼吸器症状としての長引く咳嗽，喀痰，血痰などがみられ，肺外結核では侵される臓器により，その症状をきたす．呼吸器症状に乏しく，全身症状が前面に出る時は肺結核に思い至らない場合が有り，結果的に排菌患者の診断が遅れて他の妊婦への感染が拡大することがないよう常に結核も念頭においておくことが重要である．

b 診 断

各種画像診断，ツベルクリン反応，IGRA（インターフェロンγ遊離試験），膿，尿，体液，分泌物など病巣由来の検体で結核菌の塗抹培養検査や結核菌核酸増幅法検査（遺伝子検査）を行うことが確定診断に役立つ．

現場においては肺結核が疑われた時点で迅速に呼吸器専門医に紹介する．

c 治療・管理

二類感染症として，以下の二つの場合は保健所への届出対象となっている．

1 妊婦，授乳婦 本人が結核に罹患している場合

米国胸部疾患学会・CDC・米国感染症学会共同声明，日本の結核診療ガイドラインともに妊婦・授乳婦の標準治療として INH，RFP，EB の3剤による治療が推奨されており，これらの薬はすべて胎盤を通過するが，催奇形性はないと考えられている[1,2]．

INH＋RFP＋EB の3剤併用で6ヵ月治療後，INH＋RFP（＋EB）の2剤（3剤）併用で3ヵ月の計9ヵ月間の治療が行われる．

アミノグリコシド系の SM は先天聾の危険があり使ってはならない．また PZA は安全性が確立していない点で使用しない．

SM，KM，AMK などのアミノ配糖体系薬および LVFX，TH は禁忌である．

INH による末梢神経障害予防のため必ずピリドキシン（VB 6）の併用を行う．

結核治療を開始した妊娠可能な患者には服薬終了まで妊娠は避けるよう指導するが，もし妊娠しても結核標準治療であれば積極的な人工中絶の理由にはならない[1]．

標準治療で治療を行っている女性においては母乳の中に分泌される薬の濃度は低いため，乳児に害はなく，感染性が消失していれば服薬継続下でも授乳してよい．逆に，母乳に含まれる薬剤は低濃度のため，乳児の結核あるいは潜在的結核感染に効果はないため注意が必要である[1]．

2 潜在性結核感染症（latent tuberculosis infection：LTBI）

結核患者との濃厚接触，他疾患の合併や各種使用薬剤などにより発病リスクの大きい人は，症状が発現していなくても結核に感染している状態は潜在的な疾患であるという考え方に基づき「潜在性結核感染症（latent tuberculosis infection：LTBI）」という概念が提唱され積極的に治療する方向が示された[3,4]．

LTBI治療の要否の決定にあたっては，患者の発症リスク要因，胸部画像診断を含めた多面的な検討が必要であり他科主治医，呼吸器科医との連携が不可欠である．

日本結核病学会による「LTBI指針」[4]では治療期間はINHの6ヵ月または9ヵ月投与であり，INHが使えない場合は，RFPを4ヵ月または6ヵ月投与することとなっている．

INH，RFPともに肝障害が最も問題となるため定期的な血液検査が必要である．INHを内服しているすべての妊婦または授乳婦は，ピリドキシン（VB6）を内服する．

外来においてはマスク着用を促し，診察予約時間，診察室なども考慮して他人への感染を予防する．

排菌の持続している母や，活動性の或結核の治療が終了していない場合には分娩直後から新生児を母親から隔離する．妊娠，分娩時の児への感染については，まれではあるが結核が経胎盤的に臍静脈を介して感染することがある．性器結核の合併や出生時に汚染された羊水の吸引，嚥下そして出生後の空気感染で感染することがあるとされる．このため母体が活動性結核である場合は，新生児に対して予防的なINH投与が行われるため，小児科医と綿密に連絡を取っておく．

※抗結核薬　INH：イソニコチン酸ヒドラジド，RFP：リファンピシン，PZA：ピラジナミド，SM：硫酸ストレプトマイシン，EB：エタンブトール，LVFX：レボフロキサシン，TH：エチオナミド

【文献】

1）Blumberg HM：American Thoracic Society/ Centers for Disease Control and Prevention/ Infectious Diseases Society of America：treatment of tuberculosis. Am J Respir Crit Care Med 167：603-662, 2003.

2）日本結核病学会編：結核診療ガイドライン（改訂第3版），南江堂，東京，p. 90-91, 2015.

3）American Thoracic Society（ATS），Centers for Disease Control and Prevention（CDC）：Targeted tuberculin testing and treatment of latent tuberculosis infection. Am J Respir Crit Care Med 161：S 221-S 247, 2000.

4）日本結核病学会予防委員会・治療委員会：潜在性結核感染症治療指針．結核 88：497-512, 2013.

9. 気管支喘息

気道の慢性炎症を本態とし，臨床症状として変動性を持った気道狭窄（喘鳴，呼吸困難）や咳で特徴付けられる疾患である．

a 妊娠，胎児・新生児との関連

気管支喘息は妊婦の4〜8％にみられ，妊娠によって軽快，不変，悪化例がそれぞれ1/3ずつを占める．軽快例は妊娠早期からその影響がみられるが，悪化例では妊娠28〜36週に特に増悪するとされ，妊娠前の重症例ほど悪化の傾向がある．しかし妊娠36〜40週には軽快することが多く，陣痛・分娩中に喘息発作を生じることは稀である．

妊娠中の症状の改善因子として，母体血中のfree cortisol，プロジェステロン，プロスタグランジンEの増加による平滑筋の弛緩，気道抵抗の減少があげられ，増悪因子として細胞性免疫の低下，過換気，肺残気量の減少などが考えられている．母親の喘息と，周産期死亡率の増加，子癇前症，早産ならびに低出生体重児，発育不全，出生児の在院期間，母親の在院期間などとの間に相関が認められているが，適切な喘息のコントロールが得られれば母体や胎児に対するリスクを増大させることなく正常な妊娠を維持することが可能である．急性増悪時に，高度の低酸素血症（PaO_2 60 mmHg以下）が長時間続くと，胎児のhypoxiaが問題となる．したがって発作時の管理はもちろんであるが，発作を生じさせないために安定期においてもいかにして継続治療を受けさせるかが母児にとって重要であり，指導のポイントである．両親に喘息が存在すると出生した児の喘息発病リスクは3〜5倍程度高くなるとされる．

喘息の発病には複数の遺伝子が関係し，一卵性双生児で38〜62％，二卵性で9〜26％がともに喘息を有すると報告されている．

b 診断

1 臨床症状

喘鳴，咳，呼気性呼吸困難，乾性ラ音を特徴とする．喘鳴や呼吸困難は早期には認めることは少ない．長引く咳は喘息の発作であることがあり注意を要する．

2 検査所見

最近はピークフローメーターで，毎日ピークフロー（PEF：peak expiratory flow 最大呼気流量）値を測定し，自己管理が行われている．PEF値の日内変動が20％以上の変動を示すときは喘息を示唆する．β_2刺激薬の吸入前後の呼吸機能検査により，気流制限の可逆性を知ることができる．気流制限の可逆性は，β_2刺激薬吸入により1秒量が12％以上増加かつ絶対量で200 ml以上増加する場合に有意とされている．

気道炎症の評価には呼気中一酸化窒素（FeNO）測定や喀痰好酸球検査が用いられる．

c 治療

治療方針は非妊婦に対すると同様である．現在使用されている薬剤で催奇性や胎児発育に不都合と報告されたものはない．妊娠中の喘息患者に使用できると考えられている薬剤と注意点を記す．妊婦が薬剤の使用に不安をいだき治療を自己中断

表 VI.9-1　妊娠中の喘息患者に使用できると考えられている薬剤と注意点

1.　吸入薬
1）吸入ステロイド薬*1
2）吸入 β_2 刺激薬（吸入ステロイド薬との配合剤を含む）*2
3）吸入抗コリン薬*3
4）クロモグリク酸ナトリウム（DSCG）
2.　経口薬
1）経口ステロイド薬*4
2）ロイコトリエン受容体桔抗薬*5
3）テオフィリン徐放製剤*6
4）経口 β_2 刺激薬
5）抗ヒスタミン薬*5
3.　注射薬
1）ステロイド薬
2）アミノフィリン
3）ボスミン® （0.1％アドレナリン）*7
4.　その他
・貼付 β_2 刺激薬：ツロブテロール*8

＊1　ヒトに対する安全性のエビデンスはブデソニドが最も多い．

＊2　短時間作用性吸入 β_2 刺激薬（SABA）に比べると長時間作用性吸入 β_2 刺激薬（LABA）の安全性に関するエビデンスはまだ少ないが，妊娠中の投与の安全性はほぼ同等と考えられている．

＊3　長期管理薬として用いた場合の妊娠に対する安全性のエビデンスはなく，発作治療薬としてのみ安全性が認められている．

＊4　プレドニゾロン，メチルプレドニゾロンは胎盤通過性が小さいことが知られている．

＊5　妊娠中の投与は有益性が上回る場合のみに限定するべきであるが妊娠を知らずに服用していたとしても危険性は少ないと考えられている．ロラタジン，セチリジン，レボセチリジンの使用は比較的安全とされている．

＊6　中毒域の血清レベルをモニターが必要．血中濃度を 5〜12 $\mu g/ml$ を目標にする．

＊7　子宮動脈の収縮を惹起するためアナフィラキシーなどの場合のみ使用する．

＊8　吸入薬，経口薬に準じて安全と考えられているが，今後のエビデンスの集積が必要である．

（喘息予防・管理ガイドライン 2018 より[1]）

表 VI.9-2　妊娠中の喘息患者の長期管理

重症度	症状	PEF or FEV$_1$	推奨される治療薬
軽症間欠型	≦ 2 日/週 あるいは ≦ 2 晩/月	≧80 ％	SABA 頓用（日常的な治療薬は不要）
軽症持続型	3〜6 日/週 あるいは ≧ 3 晩/月	≧80 ％	低用量 ICS （必要に応じて LTRA，テオフィリン徐放製剤，DSCG）
中症持続型	ほぼ毎日 あるいは ≧ 1 晩/週	61〜79 ％	低用量 ICS＋LABA あるいは 中用量 ICS±LABA （必要に応じて LTRA，テオフィリン徐放製剤を併用）
重症持続型	持続的 あるいは夜間に 頻回の発作	≦60 ％	高用量 ICS ＋ LABA 必要に応じて経口ステロイド薬 （60 mg/日以下）

ICS：吸入ステロイド薬　SABA：短時間作用性吸入 β_2 刺激薬　LABA：長時間作用性吸入 β_2 刺激薬
DSCG：クロモグリク酸ナトリウム　LTRA：ロイコトリエン受容体桔抗薬　PEF：peak expiratory flow

（喘息予防・管理ガイドライン 2018 より[1]）

VI. 合併症・異常妊娠と胎児の管理

表 VI.9-3　コントロール状態の評価

現在薬物治療中の患者であれば，表 VI.9-3 コントロール状態の評価を参考にし，コントロール良好なら現在の治療の継続あるいは良好な状態が 3 〜 6 カ月持続していればステップダウンを考慮する．コントロール不十分なら現行の治療ステップを 1 段階アップ，コントロール不良なら現行の治療ステップを 2 段階アップする．

	コントロール良好 （すべての項目が該当）	コントロール不十分 （いずれかの項目が該当）	コントロール不良
喘息症状（日中および夜間）	なし	週 1 回以上	コントロール不十分の項目が 3 つ以上あてはまる
発作治療薬の使用	なし	週 1 回以上	
運動を含む活動制限	なし	あり	
呼吸機能 （FEV_1 および PEF）	正常範囲内	予測値あるいは 自己最高値の 80 ％未満	
PEF の日（週）内変動	20 ％未満	20 ％以上	
増悪	なし	年に 1 回以上	月に 1 回以上*

＊増悪が月に 1 回以上あれば他の項目が該当しなくてもコントロール不良と評価する．

することがないよう前もって説明しておく（表 VI.9-1）．

薬剤は喘息の急性増悪を起こさせないようにする長期管理薬と，発作時に短期的に使用する発作治療薬に分類される．慢性期，急性発作時ともに日本アレルギー学会の「喘息予防・管理ガイドライン 2018」にしたがって治療をすすめるのが望ましい．

現在の喘息の症状や肺機能から重症度と推奨される治療薬が決定される（表 VI.9-2）．

日常的な長期管理薬としては，吸入ステロイド薬が第 1 選択薬であり，妊娠中も安全である．長時間作用型 β 刺激薬との合剤も使用可能である．

コントロール良好（表 VI.9-3）となれば治療のステップダウンを，コントロール不十分な場合は LABA やテオフィリン徐放製剤などの追加や有益性が上回ると考えられる場合には，LTRA の投与も考慮する．吸入薬は吸入手技の優劣により大きく効果が左右されるので効果的に吸入するために必ず薬剤師に「吸入指導」を依頼することが大切で，経過中にも再度吸入指導を依頼する．喘息は慢性疾患であり，一見自覚症状が落ち着いているように見えても，気道炎症は持続しており，

喘息発作が胎児および妊婦に及ぼす危険性を考えれば，喘息のある妊婦はたとえ無症状であっても日頃から継続して十分な対策（薬剤，抗原対策，禁煙ほか）を行い，常に発作を予防する配慮が必要であり，患者にも強調しておく．

喘息のコントロールが悪いときにはまず，治療ステップをアップする前に服薬アドヒアランスが良好か，吸入手技が正しいかを確認する．

d | 急性増悪時の薬物療法

胎児がいるので，速やかに酸素投与を行い，PaO_2 80 mmHg 前後あるいは SaO_2 を 95 ％以上保つよう投与し，$PaCO_2$ 45 mmHg 以上は挿管を準備し入院を考慮する．

主な薬剤は β 2 刺激薬のネブライザー吸入，アミノフィリン点滴，ステロイド点滴であり，エピネフリン皮下注射はやむをえないときのみに限られる．喘息の 1 〜 2 割にアスピリン喘息があるため，ステロイド注射使用時は oneshot 静注は絶対禁忌であり点滴で行う．またステロイドの種類もリン酸エステル型製剤（デカドロン，リンデロン）の点滴の使用が望ましい．ガイドラインによ

る喘息発作の強度に対応した管理法に従う．入院が必要な発作状態は救急専門医や呼吸器科専門医での対応が望ましい．

e│分　娩

経腟分娩が原則であり，分娩時にプロスタグランジン F2a は禁忌である．気管支攣縮作用があ

るためである．オキシトシンを選択する．

【文献】
1）社団法人日本アレルギー学会喘息ガイドライン専門部会監修：喘息予防・管理ガイドライン 2018．協和企画．
2）日本医師会雑誌第 145 巻・特別号（1）アレルギー疾患のすべて　p.116-152，2016 年　日本医師会

VI

10. 神経・筋疾患合併妊娠

a | てんかん epilepsy

妊婦の0.3〜0.6％に合併する．妊娠によって，てんかんの病態はほとんど影響されないが，薬物代謝の変化とか薬剤の服用忘れなどで抗てんかん薬の血中濃度が低下し，また睡眠障害などのため，約25％[1]に発作が起こりやすくなる．

1 妊娠前カウンセリング

妊娠3カ月前より表VI.10-1のようにカウンセリングを行い，計画妊娠とする．妊娠初期からの抗痙攣薬の服用により，小奇形を含めた先天異常（口唇・口蓋裂，神経管欠損，心奇形，尿道下裂）の頻度は4〜8％と対照群の2〜3倍に増加[2]するが，反復する母体痙攣で引き起こされる低酸素症による胎児脳障害の方がより危険であることを説明し，大部分の患者は妊娠中も薬物療法を継続する．しかし，2年間以上発作のない場合は，ゆっくりと減量し休薬する．休薬中に発作が再発する場合，ほとんどが妊娠24週以前とされる．

2 薬物療法

原則は四主要薬剤（バルプロ酸，カルバマゼピン，フェニトイン，フェノバルビタール）の一つを最少有効量で，単独投与することである．トリメタジオン（ミノ・アレビアチン®）は催奇性が高いので妊婦には用いない．VPAも奇形頻度の高さと葉酸による予防効果の不確実性から考えると妊娠前に中止し他剤に変更することが望ましいとされる．

妊娠前から薬剤の血中濃度を測定し，最少有効量を決めておくことが望ましく，妊娠中は1〜2カ月間隔で定期的に血中濃度を測定する．妊娠中期以降は肝・腎機能亢進により，薬剤の血漿濃度が低下するので，慎重に投与量を増加する．

①抗痙攣薬の催奇性（表VI.10-2）：薬剤の催奇形効果は妊娠10週までに完全となる．神経管欠損は受胎後21〜28日までの薬剤曝露で，口唇・口蓋裂は35〜70日まで，心奇形は42日までの曝露で生じる[3]．

②抗痙攣薬（特にVPA，CBZ）服用妊婦は葉酸欠乏になりやすいので，神経管欠損，巨赤

表 VI.10-1　抗痙攣薬服用患者への妊娠前カウンセリング

1．抗痙攣薬の催奇性について説明する
2．先天異常の胎内診断方法とその限界について説明する
3．反復する痙攣発作で母児の予後が悪化することを説明する
4．発作が十分コントロールできるまで妊娠を延期する
5．2年間発作のない場合，休薬を検討する
6．薬剤を中止できない場合，患者にもっとも良い薬剤の，単独投与に変更を試みる
7．発作を予防できる最少有効濃度確認のため血漿濃度とEEGを測定する
8．適当な睡眠，食事，エクササイズを勧める
9．妊娠する3カ月前より**葉酸 5 mg/日**を補充する
10．葉酸の十分な補充のため葉酸血漿濃度測定を検討する（血漿濃度4 mg/m*l*未満は先天異常のハイリスク）

(Malone FD, et al[3]より一部改変)

10. 神経・筋疾患合併妊娠

表 VI.10-2 抗てんかん薬と先天奇形および投与量

一般名	バルプロ酸 VPA	カルバマゼピン CBZ	フェニトイン PHT	フェノバルビタール PB
商品名	デパケン デパケンR セレニカ	テグレトール	ヒダントール アレビアチン	フェノバール フェノバルビタール
先天奇形	頻度1〜2%	頻度0.5〜1%	頻度2〜5%	
	心奇形	—	心奇形	心奇形
	口唇・口蓋裂	—	口唇・口蓋裂	口唇・口蓋裂
	尿道下裂	—	尿道下裂	
	神経管欠損 （二分脊椎・髄膜瘤）	神経管欠損 （二分脊椎・髄膜瘤）	—	—
	dysmorphic syndrome（扁平な鼻橋，細く長い指，精神運動発達遅延など）	dysmorphic syndrome（鼻の低形成，手指の爪の低形成，発育遅延など）	30%に胎児ヒダントイン症候群（短い鼻，爪低形成，糸状母指など）	dysmorphic syndrome
新生児のリスク	肝障害 低フィブリノゲン血症		出血傾向 （ビタミンK依存性血液凝固因子の低下による）	出血傾向 （同左） 呼吸抑制 離脱症状（7生日より）
通常投与量	20〜30 mg/kg/日 分3 （妊娠中：1000 mg/日）	5〜20 mg/kg/日 分2-3 200〜1200 mg/日	100〜300 mg/日 分3	30〜150 mg/日 分1-3
治療域血中濃度	40〜100 μg/ml （妊娠中：70 μg/ml以下）	4〜10 μg/ml	5〜20 μg/ml 15以上で濃度の急上昇あり中毒域に達しやすい	10〜25 μg/ml
半減期（時間）	6〜12	12〜24	24	100
蛋白結合率（%）	84〜95	60〜80	80〜95	45〜60
母乳中濃度／血漿中濃度	0.15	0.24	0.19	0.35

芽球性貧血予防のため，妊娠の3カ月前より葉酸（フォリアミン®）5 mg/日，分1を投与する．また抗痙攣薬（特にPHTやPB）服用者にはビタミンK依存性血液凝固因子（第II，VII，IX，X因子）低下による重症の新生児出血傾向が生じることがあるので，妊娠36週以降，ビタミンK（K₁10 mg/日）を内服させ，出生直後の新生児にビタミンKの予防的投与を行い，新生児期にはヘパプラスチンテスト，PT（プロトロンビン時間）測定などを行って，必要ならビタミンKを内服させる．

266 ●————VI. 合併症・異常妊娠と胎児の管理

表 VI.10-3　抗痙攣薬服用妊婦に合併する奇形の診断方法

| 1. 母体血中 α-フェトプロテイン測定（妊娠 16 週） |
| 2. 超音波検査 |
| 　a）妊娠 11〜13 週：経腟スキャンで神経管欠損を |
| 　b）妊娠 18〜20 週 |
| 　　・心四腔断面，流出路断面で心奇形を |
| 　　・頭蓋（レモン・バナナ徴候）と脊椎観察 |
| 　　・顔面観察（口唇・口蓋裂） |
| 3. 羊水穿刺（1. 2. で神経管欠損の疑われる場合） |
| 　羊水中 α-フェトプロテイン，アセチルコリンエステラーゼ測定 |

3 妊娠中管理

てんかんの全妊婦に表 VI.10-3 のように出生前診断を行う．バルプロ酸を除く抗痙攣薬服用者には上述のように妊娠 36 週よりビタミン K を内服させる．

4 分娩方法

分娩は経腟分娩でよく，分娩後は薬剤中毒予防のため 2 〜 3 週毎に血漿濃度を測定する．乳汁中に抗痙攣薬は移行するが，バルプロ酸（15 ％以下），フェニトイン（5 ％以下），カルバマゼピン（25 ％）は授乳は許可してよく，フェノバルビタール（40〜60 ％）投与時は鎮静・離脱症状などに注意が必要である．

5 妊娠中の発作重積状態の治療

① 血管確保し，採血（抗痙攣薬濃度測定，血糖値，BUN，血清電解質，Ca・Mg・CBC 測定用）を行い，EKG 装着し，血中ガス測定のための動脈血採血後 O$_2$（8 l/分）マスク投与を行う．

② ジアゼパム（セルシン®，ホリゾン®）10 mg をゆっくり 2 分以上かけて静注する．

③ 発作が止まらなければ 10〜20 分後にジアゼパム 10 mg を 2 mg/分の速度で追加投与する．

④ さらに注射用アレビアチン® を 50 mg（1 ml)/分以下の速度で総量 10〜15 mg/kg（750〜1000 mg）まで投与する．投与中低血圧が生じれば速度を落とし，また不整脈，心室細動に注意する．

⑤ 痙攣が続くときはフェノバルビタール 50 mg を筋注し，筋弛緩薬を用いて，挿管・人工呼吸管理を行う．

b 筋緊張性ジストロフィー症
myotonic dystrophy

10 万人に 1 〜 5 人の頻度．常染色体優性遺伝．原因遺伝子は第 19 染色体長腕 19 q‾-13.3 に位置し，myotonin protein kinase 遺伝子内の CTG（cytosine, thymine, guanine）配列の繰り返し数の増加により発生する．反復回数は健常人の 5 〜27 回に対し，罹患者は 50〜3000 回と異常増加し，その増加の有無はサザン法と PCR 法の組み合せで容易に解析される．

1 症　状

筋緊張亢進と筋萎縮・筋力低下（顔面，頸部，四肢末端）による嚥下障害，鶏歩が主症状で，知能低下，白内障，心筋障害，多発性内分泌障害（糖尿病，甲状腺機能低下，副腎皮質機能低下など）もみられる．妊娠 24 週頃より筋症状の悪化をみて CPK 上昇し，分娩まで増悪し，分娩後軽快するものが多い．罹患者の重症度は世代を経るごとに強まる表現促進現象がみられる．

症状の軽い妊婦からも先天性筋緊張性ジストロ

フィー症（CMD）が発生することがあり，その出現率は10％とされるが，既往CMD児妊娠母体からの出現率は40％に増加する．

2 先天性筋緊張性ジストロフィー症（CMD）

(a) 診 断

罹患児の嚥下運動の減少で羊水嚥下が低下し，羊水過多症を伴う．超音波検査で呼吸様運動の低下，四肢運動の低下（胎動徴弱）がみられる．胎児心拍のbaseが低い（100〜120）．

遺伝子診断が絨毛組織（妊娠10週より可能），臍帯血より行われる．増幅遺伝子の長さと重症度とは必ずしも相関しないとされる[4]．

(b) 新生児

筋緊張低下したfloppy infantとして出生し，呼吸も弱く嚥下困難で，関節拘縮（特に下肢）などの症状を示す．

経管栄養・人工呼吸器による管理を必要とし，呼吸器合併症などによる新生児死亡の頻度が高く，Readonら（1993）[5]は10〜17％は生後2日以内に，18〜29％は新生児期に死亡すると報告して

いる．この時期を過ぎると軽度の精神発達延滞を残しながら，青年期に成人型DMに収束する．

3 管 理

妊娠は母児両者に重症の症状を生じる危険性があるので，新生児科医とともにカウンセリングを行う．

切迫早産に対するリトドリン使用で症状の増悪，CPK上昇をみることがあるが，硫酸マグネシウム，イソクスプリンは問題ないとされる．筋緊張増悪時にはphenytoin等の薬物が用いられる．麻酔時には全身麻酔は避けるべきとされ，硬膜外麻酔が好まれる．

【文献】

1 ）Devinsky O, Yesby MS : Neurol Clin 12 : 479-495, 1994.

2 ）Yesby MS : Neurol Clin 12 : 749-771, 1994.

3 ）Malone FD, D'Alton ME : Seminars in Perinatology 21(2) : 114-123, 1997.

4 ）Hojo K, et al : Am J Perinatol 12 : 195-200, 1995.

5 ）Readon W, et al : Arch Dis Child 68 : 177-181, 1993.

11. 子宮頸部初期病変合併妊娠

　妊娠に合併する悪性腫瘍の中で，子宮頸癌は2000〜2500妊娠に1例とされ，頻度としては最も多い．

　全妊婦に対し子宮頸部細胞診を行い，異常があればコルポスコピー下に狙い組織診を行い，図VI.11-1[1]に示される如くに管理する．妊娠時に細胞診異常（ベセスダ分類：ASC-US，ASC-H，LSIL，HSIL，AGC，AISなど）が認められた場合の取り扱いは，原則として，非妊娠時と同様である[2]．

　上皮内癌以下の場合は定期的に（2〜4カ月毎）にコルポ診・細胞診を反復しながら妊娠を継続し，経腟分娩を行う．ただし，狙い組織診で上皮内腺癌の場合は診断的円錐切除を行い，浸潤がないことを確認しなれればならない．妊娠中に，病変の進行を疑う時は，再度狙い組織診を行い，浸潤癌が完全に否定できない場合は，妊娠中でも診断的円錐切除術を行なう．円錐切除の術式には，メスを用いたコールドナイフ円錐切除，各種レーザーを用いたレーザー円錐切除術，ループ型電極を用いたLEEP，超音波メス（Harmonic scalpel ™）を用いた円錐切除術などがあり，それぞ

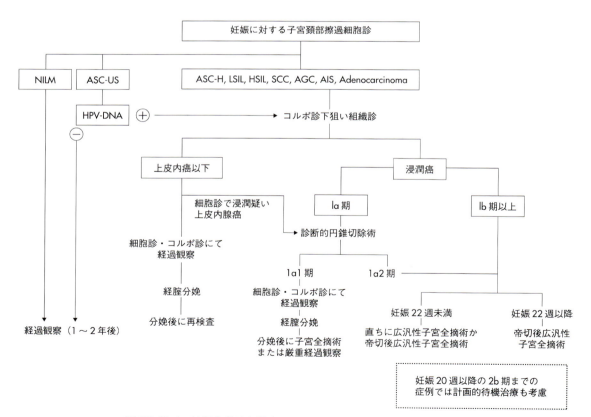

図 VI.11-1　妊娠合併子宮頸癌の取り扱い（高野忠夫，他[1]より改変）

れ一長一短がある．円錐切除術と同時に，その後の流早産予防の目的で頸管縫縮術を行う場合もあるが，その有効性に関する一定の見解はない．また，妊娠中の円錐切除術は，妊娠週数が進むにつれて手術操作が困難となり出血量が増えるだけでなく，流早産率が高くなるため，できれば15〜16週までに行うのが望ましい．

微小浸潤癌（Ia1期）の場合，妊娠中期では診断的円錐切除術を行い，摘出標本で，それ以上の病変はなく，脈管侵襲陰性，癒合浸潤陰性で十分に摘出されている場合は，定期的に細胞診・コルポ診で経過観察し経腟分娩とする．

浸潤癌Ia2期以上と診断されれば速やかに広汎子宮全摘術などの根治治療を開始すべきであるが，Ib1期までは16〜18週間の待機は安全とする報告[3]もあるので，週数によっては児の成熟を待っ

て帝王切開術後根治手術を行う． 妊娠初期に発見された侵潤癌（Ia2期からIb1期）に対しては中絶後に治療を行うことになるが，最近挙児希望が強い例では，広汎性子宮頸部摘出術が試みられることがある．非妊娠例では従来の術式に比べ再発率に差がない[4]とされているため，今後，症例数の増加が予測される．

【文献】

1）高野忠夫，他：臨床婦人科産科 56(8)：974-978，2002.

2）Wright TC Jr, et al：Am J Obstet Gynecol 197：346-355, 2007.

3）Method NW, et al：Semin Surg Oncol, 16：251-260, 1999.

4）Plante M：Gynecol Oncol 111：S105-S110, 2008.

12. 血液型不適合妊娠

　胎児の血液型抗原が母体に欠如している場合を血液型不適合妊娠という．問題となるのは，胎児の血液型抗原に対する抗体が，母体に産生され（同種免疫），そのなかの IgG 抗体が胎盤を通って胎児に移行し，胎児赤血球を覆うと，その赤血球は細胞内皮系で破壊され，溶血が生じ，胎児・新生児溶血性疾患（hemolytic disease of the fetus and newborn：HDN）が引き起こされる場合である．胎盤を通過する抗体量が多いと，貧血は高度になり，胎児の肝・脾は腫大し，全身的な浮腫（免疫性胎児水腫）を示し，胎盤も水腫状に肥大する．

　重篤な溶血性疾患を生じる血液型不適合妊娠は限られており，臨床的意義の大きいものは Rh 式血液型の抗 D 抗体によるものである．最近抗 D 免疫グロブリンの普及により，発症頻度・重症例は激減してきているが，今なお相対的頻度は高い．

表 VI.12-1　代表的な不規則性赤血球抗体と胎児・新生児溶血性疾患の重症度

血液型システム	抗　体	胎児・新生児溶血性疾患の重症度	妊娠中の管理
Rh	D	軽症〜重症，水腫型	羊水検査
	C	軽症〜重症	羊水検査
	E	軽症〜重症（水腫型）	羊水検査
	c	軽症〜重症（水腫型）	羊水検査
	e	軽症〜中等症	待機
−D−	Rh 17	軽症〜中等症，水腫型	羊水検査
MNSs	M	軽症〜重症（水腫型）	羊水検査
	N	軽症〜中等症（重症）	待機
P	P	軽症〜重症（初期流産あり）	羊水検査
	PP_1P^k	軽症〜重症（約 60 ％初期流産）	羊水検査
Duffy	FY^a	軽症〜重症（水腫型）	羊水検査
	FY^b	なし	
Kidd	JK^a	軽症〜重症	羊水検査
	JK^b	軽症	待機
Diego	Di^a	軽症〜中等症	（羊水検査）
	Di^b	軽症〜重症	羊水検査
Lutheran	Lu^a	軽症	待機
	Lu^b	軽症	待機
Kell	Ko	軽症	待機
	Ku	軽症〜中等症	待機
Jr	Jr^a	ごく軽症	待機

羊水検査（羊水検査または胎児採血）：抗体価 16-32（64）倍以上，必要に応じて子宮内胎児輸血，母体血漿交換
待機：正期産まで待機しても胎児死亡の恐れなし
（　）：稀なもの

（浮田昌彦[12]より改変）

［抗 D 抗体以外の血液型不適合妊娠］

妊婦に不規則赤血球抗体（以下，不規則抗体と略）が検出されると，抗体を同定し，ついでIgM 抗体（IgM 抗体は胎盤を通過しない）を非活性化した血清で，抗体価を測定する．夫にその対応抗原のある場合は，D 不適合妊娠の場合に準じて定期的に抗体価を測定する．しかし抗体の種類により，HDN の重症度はかなり差があるので（表 VI.12-1），抗体価 32〜64 倍以上の場合も，妊婦の抗体がこれまで中等度以上の HDN を引き起こしている抗体であれば，羊水検査・胎児採血，胎児心拍モニタリングなどで胎児評価を行い，必要に応じて人工早産，胎児輸血，血漿交換を考えるが，軽度のみが報告されている抗体であれば，これらの検査・処置は必要でなく，自然分娩を期待する[1]．

Rh 血液型では抗 D 抗体についで，抗 E，抗 C 抗体の頻度が高い．しかし抗 E 抗体は 1/3 が IgM 型であり，IgG 型による HDN も軽症例が多い．抗 C 抗体によるものは HDN が多く，しかも交換輸血の頻度が高いとされる[1]．

ABO 式血液型不適合では，抗 A・抗 B の抗原性が低いため，胎児溶血性疾患を起こすことはほとんどない．

a 診　断

1 赤血球不規則抗体の証明

妊娠と診断されると，速やかに血液型と間接クームス試験を含む不規則抗体スクリーニングを施行し，不規則抗体が陽性であると，血液型不適合妊娠と診断し対応抗原を検索する．不規則抗体の抗体価により，ある程度胎児溶血の重症度が推測されるとされる．

2 羊水中ビリルビン様物質の測定

羊水の吸光度を計測し，得られた OD 450 は妊娠 28 週以降の胎児貧血の重症度と相関する所よ

り，LiLey グラフが作成されこれに基づいて妊娠中の管理がなされてきた．以下は実施の手順と評価法である．

羊水を 15〜20 ml 採取し，直ちにアルミ箔で遮光し（室温で 4 時間程度は安定），3000 rpm，15 分間遠沈する．その上清を濾過して分光光度計で，蒸留水をブランクとして波長 300〜600 nm 間で，10〜20 nm 毎に吸光度を測定して半対数グラフ紙上にプロットする．ビリルビン様物質が存在する場合，450 nm にピークを示す曲線が得られる．365〜375 nm から 520〜550 nm の吸光度を結ぶ直線を引き，450 nm における実際の吸光度と，この基線の差を求める．この吸光度差が，△ OD 450 である．

この吸光度は日光照射（冬の日光 12〜18 分で半減），血液の混入（吸光度 410 nm 酸化ヘモグロビン），胎便の混入（吸光度 410〜415 nm にピーク），羊水過多などで影響を受けるので注意が必要である．

結果判定には LiLey の予後判定図（図 VI.12-3，表 VI.12-2）や Goodlin の改変版が用いられている．

3 超音波検査

- ・超音波断層法で胎児の腹水，皮下浮腫，胸水，心囊液の貯留，胎盤肥厚像を検査する．
- ・超音波ドプラー法で胎児中大脳動脈の最高血流速度（MCA-PSV）を測定する．胎児新生児溶血性貧血では MCA-PSV は上昇し，Mari らは軽度の貧血例の予測は困難であるが，中等度以上の貧血で感度 100 ％，偽陽性率 12 ％と報告している．

4 臍帯血採取（☞ p. 20）

胎児採血は羊水 OD 450 や超音波検査などと異なり，胎児貧血の程度を正確に診断できる．

b | Rho（D）陰性妊婦の管理
（図 VI.12-1）

1 抗 D 抗体陰性（未感作）の場合

最初の抗 D 抗体が陰性の場合，妊娠 18 週，26〜28 週と妊娠 36 週に抗体検査（間接クームステスト）を行う．

胎児血経胎盤移行による感作の予防を行う．

① 妊娠 28 週で抗 D 抗体陰性であれば，妊娠 28〜29 週に抗 D ヒト免疫グロブリン（RhIg）250 μg を母体に筋肉注射する．その場合，受動免疫のため，その後の抗 D 抗体が弱陽性（2〜4 倍）になることがあり，また新生児の直接クームス試験も弱陽性になることがある．妊娠 28 週で RhIg を投与した場合は，その後の抗 D 抗体検査を省略してもよい．

しかし，

② 分娩時に臍帯血で児の血液型が D 陽性であれば，72 時間以内（できるだけ早く）に未実施例と同様に RhIg 250 μg の筋注を受けなければならない．

③ 流産，子宮外妊娠，羊水穿刺，絨毛検査，経皮的臍帯採血などの場合も RhIg を筋注する．0.05 ml の D 陽性赤血球で抗 D 抗体の産生が起こる可能性がある．投与量は流産，絨毛生検など妊娠 13 週未満の場合は 50 μg が適量とされる．

④ 大量の胎児血経胎盤移行の場合は，それに応じて RhIg 投与量を多くする．常位胎盤早期剥離，fetomaternal transfusion，胎盤用手剥離，前置胎盤などのときである．経胎盤胎児出血が，

25 ml 以下なら RhIg　1 バイアル（250μg）投与
25〜49 ml なら RhIg　2 バイアル（500μg）投与
50〜74 ml なら RhIg　3 バイアル（750μg）投与

胎児血移行量は，Kleihauer 法で母体血を調べ，Mellison の式[2]で算出する．

経胎盤出血（ml red cells）
$$= \frac{2,400}{\text{ratio unstained : darkly-stained cells}}$$

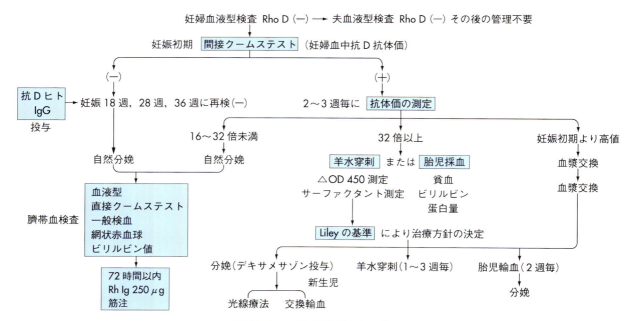

図 VI.12-1　Rh 型陰性妊娠の管理

2 抗D抗体陽性（既感作）の場合

2～4週毎に抗D抗体価（間接クームステスト）を測定し，抗体価16倍以下は胎児の罹患はないと考え，羊水検査・胎児採血は行わず，そのまま正期産の時期まで待機する．

［抗体価16～32倍以上］

間接クームステストで32倍以上，あるいは抗D-IgGが4 IU/ml以上の場合は，羊水分析を行い，胎児の溶血程度を推測する．しかし重症罹患児の分娩歴があるとき，早期の抗体価が高いなど高度罹患の予測される児については，超音波ガイド下に胎児採血（PUBS）を行って，胎児Hb量を直接測定する．羊水の△OD 450による重症度の判定は妊娠24週未満の場合，不正確であるので，図Ⅵ.12-2のZone 2にあるときは胎児採血による評価が勧められる[3]．

胎児に貧血のある場合，頻回に超音波断層検査を行い，胎児水腫，肝脾腫，胎盤浮腫の有無をチェックし，胎児心拍モニターでsinusoidal patternの出現に気をつける．貧血が高度で，しかも胎外生活が不可能な時期であれば，胎児輸血（胎児腹腔内輸血，臍帯血管内輸血）を行い，在胎期間の延長をはかる．

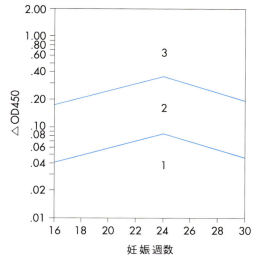

図Ⅵ.12-2 妊娠24週以前のLileyの予測表修正図
(Nicholaides KH, et al：Am J Obstet Gynecol 155：90, 1986)

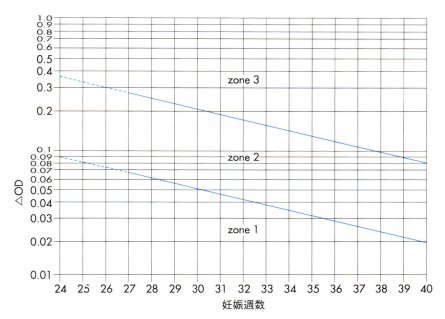

図Ⅵ.12-3 米国産婦人科学会が作成したLiley修正表〔点線部分は原図の直線（実線）部分を延長している．zoneは下から上に，1，2，3と分けられている．金岡　毅：周産期医学　21(5)：668, 1991〕

274 ●────── VI. 合併症・異常妊娠と胎児の管理

表 VI.12-2　羊水吸光度分析から予測した胎児 Hb 値とその処置

zone		予測胎児 Hb 値	
bottom zone にあるとき		14 g/dl 以上 安全閾 含非罹患児	2～3 週頃羊水分析を行い，予定日まで待って分娩
mid zone にあるとき	lower mid-zone	11～13.9 g/dl	胎児は軽度～中等度に罹患しており，たびたび羊水分析を行って OD 450 が上昇傾向を示せば，早期胎児娩出か子宮内胎児輸血（妊娠 32 週以前）が必要
	upper mid-zone	8.0～10.9 g/dl	
top zone にあるとき		7.9 g/dl 以下 胎児は 7～10 日以内に死亡	胎児は高度に罹患．胎児肺の成熟しているときは即刻娩出．肺未熟のとき（一般に 32 週以前は）子宮内胎児輸血

(Liley AW : Am J Obstet Gynecol 82 : 1359, 1961 より一部改変)

　抗 D 抗体が妊娠初期より非常に高値の場合は，抗体除去の目的で，妊娠 10～12 週（母体の IgG が胎盤を通過する以前）より母体の血漿交換を行うのが有効である．

C 治　療

1 臍帯血管内胎児輸血

　胎児輸血の適応として Harman[4]は胎児ヘモグロビン濃度が妊娠週数別正常値の＜5％タイル値のとき，あるいはビリルビン濃度＞80 mmol/l，赤血球塗抹標本で溶血が著明，超音波検査で胎児水腫がある場合とし，是澤[5]は胎児ヘモグロビンが 6 g/dl 以下で輸血を行い，10 g/dl 以上では不必要と述べている．妊娠 18～19 週から実施可能であり，1～4 週毎に反復施行するが，安全に実施できれば，腹腔内輸血と異なり妊娠 34 週までと制限することなく，妊娠 36 週でも実施される．

　使用血液は胎児と同一の ABO 型（または O 型）で，不適合の血液型陰性，母体血清との交差試験が陰性のもので，cytomegalovirus 抗体陰性，新鮮（採血後 1 日以内），白血球層除去の赤血球濃厚液（Ht 値が 80～90％）で，移植片対宿主反応（graft versus host disease）予防のために 15

グレイの放射線照射をし，使用直前に予め暖めて輸血する．

　手技は経皮的臍帯血採取（☞ p.20）に準じ，20～22 G PTC 針で穿刺する．穿刺針が確実に臍帯血管内にあることが重要で，そのためには検査用に 1 ml 採血後，生理的食塩水 0.2～0.4 ml を注入し，超音波断層法で血管内の乱流を確認する．胎動抑制のための臭化パンクロニウム（ミオブロック®；0.05～0.1 mg/胎児推定体重 kg で 15～60 秒間の静止）は血管壁に注入されると危険である．濃厚赤血球は 0.5 ml でも血管外に注入されると危険だからである．

　輸血の速度は 1 分間に 10 ml を基準とするが，輸血中は定期的に胎児心拍数と右心室の大きさをモニターし，徐脈（110 bpm 以下）が続いたり，予定投与量前に顕著な右室拡張のあるとき，あるいは血管内に乱流のみられないときは中止する．重症の胎児水腫例では母体に O_2 投与を行いながら実施する．

　輸血が修了すると再び検査用の採血を行った後，針を挿入時と同じ角度でゆっくりと抜去する．術後，抗生物質の予防的投与を行う．

　輸血量は胎児の状態および輸血前胎児 Hb 量または Ht 量によるが，Bowman[6]は推定体重（非水腫）kg 当たり 30 ml，すなわち妊娠 20 週で 10

12. 血液型不適合妊娠 ——— ● *275*

表 VI.12-3 胎児推定体重別にみた必要な Ht 値増加を得るための赤血球濃厚液予測量

胎児推定体重 (g)	必要とされる Ht 値増加量				
	10 %	15 %	20 %	25 %	30 %
500	12.5	16.1	19.7	23.2	26.8
600	14.8	19.1	23.4	27.7	32.0
700	17.2	22.2	27.2	32.2	37.2
800	19.5	25.2	31.0	36.7	42.4
900	21.8	28.3	34.7	41.2	47.6
1000	24.2	31.3	38.5	45.7	52.8
1100	26.5	34.4	42.3	50.1	58.0
1200	28.8	37.4	46.0	54.6	63.2
1300	31.2	40.5	49.8	59.1	68.4
1400	33.5	43.5	53.5	63.6	73.6
1500	35.8	46.6	57.3	68.1	78.8
1600	38.1	49.6	61.1	72.5	84.0
1700	40.5	52.7	64.8	77.0	89.2
1800	42.8	55.7	68.6	81.5	94.4
1900 †	45.1	58.7	72.4	86.0	99.6
2000 †	47.5	61.8	76.1	90.5	104.8
2100 †	49.8	64.8	79.9	94.9	110.0
2200 †	52.1	67.9	83.7	99.4	115.2
2300 †	54.5	70.9	87.4	103.9	120.4
2400 †	56.7	73.9	91.0	108.2	125.4
2500 †	59.0	76.9	94.8	112.7	129.6

＊赤血球濃厚液量（ml）　　　†次式より推定

volume(ml)＝0.888＋0.00895(推定体重)－0.00177(hematocrit increase)＋0.00143(推定体重×hematocrit increase). 　　　　　(Plecas DV, et al[7])

表 VI.12-4 妊娠週数別にみた必要な Ht 値増加を得るための赤血球濃厚液予測量

妊 娠 週	必要とされる Ht 値増加量				
	10 %	15 %	20 %	25 %	30 %
21	13.1	14.2	15.2	16.3	17.3
22	13.7	15.8	17.9	19.9	22.0
23	14.8	17.9	21.1	24.2	27.3
24	16.5	20.6	24.8	30.0	33.1
25	18.7	23.9	29.1	34.3	39.5
26	21.4	27.7	33.9	40.2	46.4
27	24.7	32.0	39.3	46.6	53.9
28	28.6	36.9	45.3	53.6	61.9
29	33.0	42.4	51.7	61.1	70.5
30	37.9	48.4	58.8	69.2	79.6
31	43.4	54.9	66.4	77.8	89.3
32 †	49.5	62.0	74.5	87.0	99.5
33 †	56.0	69.6	83.2	96.7	110.3
34 †	63.2	77.8	92.4	107.0	121.6

＊赤血球濃厚液量（ml）　　　†次式より推定

volume(ml)＝169.43－13.29(GA)＋0.274(GA^2)－4.17(hematocrit increase)＋0.209(妊娠週×Ht 値増加).

(Plecas DV, et al[7])

ml，妊娠 26〜27 週で 25 ml，妊娠 30〜31 週で 45 ml をゆっくりと投与すると述べており，Plecas ら[7]は妊娠週数および推定胎児体重に対応した輸血量の表を作成している（表 VI.12-3,4）．

到達目標として Berkowitz ら[8]は胎児血中 Ht 値 35〜50 ％と述べている．輸血後も胎児血中 Hb は 0.4 g/dl/日の割合で減少する[9]ので，胎児血中 Hb が 8.0〜9.0 g/dl に減少したとき，すなわち 1〜4 週ごとに輸血を繰り返す必要がある．

合併症としては穿刺針抜去後の出血の持続（出血量 3.8 ml/分）[9]，臍帯血腫 1.5 ％（胎児徐脈は特に致命的で，緊急帝切を必要とすることがある），胎児徐脈 5.6 ％，手技の失敗 2.9 ％などがある．

最近では**胎児交換輸血**[10]も行われている．この方法は 10 ml 輸血（速度は 1〜3 ml/分），ついで 10 ml 瀉血を繰り返すため長時間（平均 30〜90 分）を要するが，1 回の手技で正常ヘモグロビン値が得られ，輸血の間隔を延長できる利点があり，心筋収縮力低下の児に有利とされる．

2　母体の血漿交換

母体血漿中の不規則性赤血球抗体（IgG 抗体）を除去することにより，胎児に移行する抗体量を減少させ，胎児の溶血を軽減させる治療法である．妊娠初期から実施可能であり，妊娠早期からの適応は既往罹患児の重症度と抗体価によることが多いが，初期流産を繰り返す P 式血液型不適合妊娠も適応である．Rh 式血液型 D 因子不適合では，抗体価が妊娠前半期で 1024 倍，分娩前の最高値で 4096〜8192 倍が限界であり，これ以上では不成功に終っている．

最近行われている選択的抗体吸収・除去法は，血球分離器で分離された母体血漿から抗原陽性の赤血球を用いて抗体を除去した後，血漿を再び母体に戻すというすぐれた方法であるが，1 回 2.5〜3 l の血漿交換を 1〜2 週毎に，抗体価の上昇が急速な場合は 1 週に 1〜3 回反復することが必要とされる．

血漿交換による胎児の救命率は 25〜83 ％とされ，胎児への副作用は報告されていないが，母体合併症として敗血症，肺水腫が報告されている．

3　静注用免疫グロブリン大量療法

母体の赤血球抗体レベルが高い場合にも応用され，成功例が報告されている．妊娠 10〜12 週から開始し，400 mg/kg（母体体重）5 日間とし，3〜6 週毎の反復投与が推奨されている[11]．

【文献】

1）浮田昌彦，山田紀子，森分紀子，他：日本輸血学会雑誌　33（6）：728-735，1987．

2）Mellison PL：Br Med J iii：31，1972．

3）Bowman JM：Maternal - Fetal Medicine（3rd ed）．p. 724，W.B. Saunders，1994．

4）Harman CR：Harman CR（ed）：Invasive Fetal Testing and Treatment. p. 144, Blackwell Scientific Publications, 1995.

5）是澤光彦：周産期医学　22（6）：787-790，1992．

6）Bowman JM：Maternal - Fetal Medicine（3rd ed）．p. 724，W.B. Saunders，1994．

7）Plecas DV, Chitkara U, Berkowitz HS, et al：Obstet Gynecol 75：965, 1990.

8）Berkowitz RC, Chitkara U, Goldberg JD, et al：Am J Obstet Gynecol 155：574, 1986.

9）Segal M, Hanning FA, Harman CR, et al：Am J Obstet Gynecol 165：1414-1418, 1991.

10）Grannum PA, Copel JA, Plaxe SC, et al：New Engl J Med 314：1431-1434, 1986.

11）浮田昌彦：産婦児血液誌　2（1）：1-14，1992．

12）浮田昌彦：臨婦産　47：510-512，1993．

13）Mari G, et al：N Eng J Med 342：9-14, 2000.

13. 妊娠高血圧症候群

2017年に妊娠高血圧症候群の英語表記がHDP（Hypertensive disorders of pregnancy）に変更され，2018年5月に新定義・臨床分類・診断基準が改訂された[1,2]．

以下の点が改訂後の特記事項として挙げられる．
・高血圧合併妊娠（chronic hypertension：CH）が新たに病型に加わり，高血圧と母体臓器障害，子宮胎盤機能不全を認める場合は蛋白尿がなくても妊娠高血圧腎症とすること．
・重症度分類において蛋白尿の多寡による重症度分類は行わず，高血圧が重度の場合あるいは母体の臓器障害，子宮胎盤機能不全を認める場合に重症とすること．
・軽症という用語は原則用いないこと．
・早発型の定義が欧米諸外国に合わせて妊娠34週未満に変更されたこと．

定義：妊娠時に高血圧を認めた場合，妊娠高血圧症候群とする．妊娠高血圧症候群は妊娠高血圧腎症，妊娠高血圧，加重型妊娠高血圧腎症，高血圧合併妊娠に分類される．

a 病型分類

1 妊娠高血圧腎症 （preeclampsia：PE）
① 妊娠20週以降に初めて高血圧を発症し，かつ，蛋白尿を伴うもので，分娩12週までに正常に復する場合．
② 妊娠20週以降に初めて発症した高血圧に，蛋白尿を認めなくても以下のいずれかを認める場合で，分娩12週までに正常に復する場合．
　ⅰ）基礎疾患の無い肝機能障害（肝酵素上昇

【ALTもしくはAST>40 IU/l】，治療に反応せず他の診断がつかない重度の持続する右季肋部もしくは心窩部痛）
　ⅱ）進行性の腎障害（Cr>1.0 mg/dl，他の腎疾患は否定）
　ⅲ）脳卒中，神経障害（間代性痙攣・子癇・視野障害・一次性頭痛を除く頭痛など）
　ⅳ）血液凝固障害（HDPに伴う血小板減少【<15万/μl】・DIC・溶血）
③ 妊娠20週以降に初めて発症した高血圧に，蛋白尿を認めなくても子宮胎盤機能不全（＊1 胎児発育不全【FGR】，＊2 臍帯動脈血流波形異常，＊3 死産）を伴う場合．

2 妊娠高血圧 gestational hypertension（GH）

妊娠20週以降に初めて高血圧を発症し，分娩12週までに正常に復する場合で，かつ妊娠高血圧腎症の定義に当てはまらないもの．

3 加重型妊娠高血圧腎症 superimposed preeclampsia（SPE）
① 高血圧が妊娠前あるいは妊娠20週までに存在し，妊娠20週以降に蛋白尿，もしくは基礎疾患の無い肝腎機能障害，脳卒中，神経障害，血液凝固障害のいずれかを伴う場合．
② 高血圧と蛋白尿が妊娠前あるいは妊娠20週までに存在し，妊娠20週以降にいずれかまたは両症状が増悪する場合．
③ 蛋白尿のみを呈する腎疾患が妊娠前あるいは妊娠20週までに存在し，妊娠20週以降に高血圧が発症する場合．

④ 高血圧が妊娠前あるいは妊娠 20 週までに存在し，妊娠 20 週以降に子宮胎盤機能不全を伴う場合．

4 高血圧合併妊娠　chronic hypertension（CH）

高血圧が妊娠前あるいは妊娠 20 週までに存在し，加重型妊娠高血圧腎症を発症していない場合．

補足：

* 1　FGR の定義は，日本超音波医学会の分類「超音波胎児計測の標準化と日本人の基準値」に従い胎児推定体重が－1.5 SD 以下となる場合とする．染色体異常のない，もしくは，奇形症候群のないものとする．

* 2　臍帯動脈血流波形異常は，臍帯動脈血管抵抗の異常高値や血流途絶あるいは逆流を認める場合とする．

* 3　死産は，染色体異常のない，もしくは，奇形症候群のない死産の場合とする．

b 妊娠高血圧症候群における高血圧と蛋白尿の診断基準

① 収縮期血圧 140 mmHg 以上，または，拡張期血圧が 90 mmHg 以上の場合を高血圧と診断する．

血圧測定法：

1．5 分以上の安静後，上腕に巻いた寡婦が心臓の高さにあることを確認し，座位で 1～2 分間隔にて 2 回血圧を測定し，その平均値をとる．2 回目の測定値が 5 mmHg 以上変化する場合は，安定するまで数回測定する．測定の 30 分以内にはカフェイン摂取や喫煙を禁止する．

2．初回の測定時には左右の上腕で測定し，10 mmHg 以上異なる場合には高い方を採用する．

3．測定機器は水銀血圧計と同程度の精度を有する自動血圧計とする．

② 次のいずれかに該当する場合を蛋白尿と診断する．

1．24 時間尿でエスバッハ法などによって 300 mg/日以上の蛋白尿が検出された場合．

2．随時尿で protein/creatinine（P/C）比が 0.3 mg/mg・CRE 以上である場合．

＊尚，わが国の産婦人科診療ガイドライン（産科編 2017）ではより厳密に 0.27 mg/mg・CRE 以上となっている．

③ 24 時間蓄尿や随時尿での P/C 比測定のいずれも実施できない場合には，2 回以上の随時尿を用いたペーパーテストで 2 回以上連続して尿蛋白 1＋以上陽性が検出された場合を蛋白尿と診断する事を許容する．

c 症候による亜分類

1 重症について

次のいずれかに該当するものを重症と規定する．なお，軽症という用語はハイリスクでない妊娠高血圧症候群と誤解されるため，原則用いない．

① 妊娠高血圧・妊娠高血圧腎症・加重型妊娠高血圧腎症・高血圧合併妊娠において，血圧が次のいずれかに該当する場合

収縮期血圧 160 mmHg 以上の場合

拡張期血圧 110 mmHg 以上の場合

② 妊娠高血圧腎症・加重型妊娠高血圧腎症において，母体の臓器障害または子宮胎盤機能不全を認める場合

・蛋白尿の多寡による重症分類は行わない．

2 発症時期による病型分類

妊娠 34 週未満に発症するものは，早発型（early onset type：EO）

妊娠 34 週以降に発症するものは，遅発型（late onset type：LO）

＊わが国では妊娠 32 週で区別すべきとの意見があり，今後，日本妊娠高血圧学会で区分点

を検討する予定である．日高ら[3]によると，発症時期のピークの週数は早発型（32週未満）：27.4±2.6（20～31.9），遅発型（32週以降）：34.3±2.0（32～40）週であると報告されている．

表 VI.13-1 Sibai の診断基準

Sibai の診断基準
溶血：血清間接ビリルビン値>1.2 mg/dl，血清 LDH>600 IU/l，病的赤血球の出現
肝機能：血清 AST（GOT）>70 IU/l，血清 LDH>600 IU/l
血小板数減少：血小板数<10万/mm³

［早発型 early onset type の徴候］

重症化しやすく，子宮内発育遅延（約70％）や胎児機能不全（胎児ジストレス）（40～60％）の発症率が高率であるので，厳重な胎児管理が必要である．発症から重症化までは約4週間，重症化から分娩までは約2週間とされる[4]．死産，常位も胎盤早期剝離も多く帝王切開率も高い，さらに妊娠高血圧症候群を反復しやすい．

① 妊娠蛋白尿

妊娠20週以降に初めて蛋白尿が指摘され，分娩後12週までに消失した場合をいうが，病型分類には含めない．

② 高血圧の診断

白衣・仮面高血圧など，診察室での血圧は本来の血圧を反映していないことがある．特に，高血圧合併妊娠などでは，家庭血圧測定あるいは自由行動下血圧測定を行い，白衣・仮面高血圧の診断およびその他の偶発合併症の鑑別診断を行う．

③ 関連疾患

ⅰ）子癇（eclampsia）

妊娠20週以降に初めて痙攣発作を起こし，てんかんや二次性痙攣が否定されるものをいう．痙攣発作の起こった時期によって，妊娠子癇・分娩子癇・産褥子癇と称する．子癇は大脳皮質での可逆的な血管原性浮腫による痙攣発作と考えられているが，後頭葉や脳幹などにも浮腫を来たし，各種の中枢神経障害を呈することがある．

ⅱ）HDP に関連する中枢神経障害

皮質盲，可逆性白質脳症（posterior reversible encephalopathy syndrome：PRES），高血圧に伴う脳出血および脳血管攣縮などが含まれる．

ⅲ）HELLP 症候群

妊娠中・分娩時・産褥時に溶血所見（LDH 高値），肝機能障害（AST 高値），血小板数減少を同時に伴い，他の偶発合併症によるものではないものをいう．いずれかの症候のみを認める場合は，HELLP 症候群とは記載しない．HELLP 症候群の診断は Sibai の診断基準（表 IV.13-1）に従うものとする．

ⅳ）肺水腫

HDP では血管内皮機能障害から血管透過性を亢進させ，しばしば浮腫をきたす．重症例では，浮腫のみでなく肺水腫を呈する．

ⅴ）周産期心筋症

心疾患の既往のなかった女性が，妊娠・産褥期に突然心不全を発症し，重症例では死亡に至る疾患である．HDP は重要なリスク因子となる．

ⅵ）急性腎不全

妊娠中の腎機能の評価は，蛋白尿の程度ではなく血清 Cr 値を以て行う．通常0.9～1.4 mg/dl は軽症，1.4～2.5 mg/dl は中等症，2.5 mg/dl 以上は重症と判断される．3.5～4.5 mg/dl 以上では透析導入も考慮される．

ⅶ）白衣高血圧

ISSHP が提唱する新規分類では白衣高血圧と仮面高血圧が含まれている．

診察室血圧値が140/90 mmHg 以上かつ自由行動下24時間血圧測定（ambulatory blood

pressure monitoring：ABPM）あるいは家庭血圧測定（home blood pressure：HBP）が高血圧でない場合と定義される．妊娠中の白衣高血圧もこれと同様の基準で診断する．

d 胎児管理

重症妊娠高血圧症候群では胎盤機能低下による胎児・新生児死亡，子宮内発育不全，長期的な身体的・神経学的発達遅延や早産，胎盤早期剝離の頻度が高い．

胎児管理としては，胎児発育の評価と胎児well-being の評価が中心となる．超音波診断法により胎児発育を評価し，ついで羊水量測定・子宮胎児胎盤血流を測定し，さらにノンストレステストや BPS を行って経時的に well-being を評価する．そしてハイリスク症例（蛋白尿・高血圧例，子宮内発育不全，羊水量減少，臍帯動脈血流異常例）では入院の上，厳重に管理する．そして治療により児の成熟のため妊娠 28〜30 週以降に妊娠期間の延長をはかるのも望ましいが，FGR の妊娠継続は必ずしも良い結果に結びつくとはいえない．児の周産期予後，長期予後からみて最適の分娩時期・分娩方法を決定することが重要である．重症では妊娠 34 週以降は積極的な児の娩出が推奨される．また，1 週間以内に分娩が予想される妊娠 34 週未満の PIH 例では，新生児予後改善の目的でステロイド投与が推奨されている．

［胎児発育の評価］

超音波断層法による頭囲（HC）と腹囲（AC）比の測定が有用である．早発型では胎児発育不全は本症発症以前にはじまり（一般に 26 週頃），頭部発育も阻害された symmetrical type が多い．遅発型の発育障害は asymmetrical type が多く，頭部発育は比較的保たれるが躯幹発育が遅延する．

次の場合，妊娠ターミネーションを考慮する[5]．

① 妊娠 26 週以降で，胎児発育が 2 週間以上停止したとき
② 妊娠 26 週以降で，頭部発育（BPD）が−1.5 SD より小さく，発育停止が 7 日間以上続く場合．

［胎児 well-being の評価］

（a） 超音波断層法による羊水量測定

妊娠高血圧症候群例の羊水減少は低酸素症に伴う血流再分配により腎血流量が減少することに起因し，胎児予後と関連するので，AFI 8 cm 未満は警戒を要し，週 2〜3 回測定をおこない反復検査して ≦5 cm（羊水ポケット ≦1 cm）の時は児成熟していれば妊娠のターミネーションを考慮する．

（b） 胎児心拍モニタリング

妊娠高血圧症候群ではＮＳＴを少なくとも週 2回施行する．ただし妊娠 32 週未満の妊娠高血圧腎症重症症例では連日施行する．偽陽性もあるのでバックアップテストとして BPS や胎児血流の評価をおこなう．判定には妊娠週数が問題となるので妊娠 26〜32 週の場合は判定期間を 60 分に延長したり，10 bpm の上昇を一過性頻脈と判定し[6]，そして non reassuring fetal status（一過性徐脈の反復，一過性頻脈の消失や基線細変動の消失を伴うとき）が診断された場合は，妊娠のターミネーションをおこなう．

さらにハイリスク症例には次の評価をおこなう．

（c） BPS

検査に時間がかかるのでハイリスク症例におこない，BPS 4 点以下または 6 点以下が持続すればターミネーションを考える．また簡便な方法として NST と AFI の 2 つを用いる modified Bio-physical profile も胎児 well-being の評価法として有用性が高い．NST が reactive pattern でかつ AFI が 5 cm 以上では正常，どちらか一方に異常があれば異常と評価する．これらの検査は週1〜2 回の頻度で施行する．

13. 妊娠高血圧症候群 ──● 281

表 VI.13-2　妊娠高血圧症候群症例で妊娠週数に関係なく妊娠終結を考慮する要件

母体要件
1　治療に抵抗する高血圧
（降圧薬を投与しても sBP≧160 mmHg and/or dBP≧110 mmHg）
2　血小板減少（10 万/mm³ 未満）
凝固系異常（6 〜12 時間で急激に増悪する場合）
3　肝機能障害（基準値の 2 倍以上）
4　持続する右季肋部痛，心窩部痛
5　HELLP 症候群
6　進行する腎機能障害
（ほかに腎疾患が存在しない場合，Cr≧1.1 mg/dl または 2 倍以上の高値）
7　肺水腫
8　高度な胸水貯留，高度な腹水貯留，漿液性網膜剝離
9　中枢神経障害（子癇，脳卒中）または視覚異常（皮質盲）
10　高度な頭痛，切迫子癇
11　胎盤早期剝離
12　重症高血圧を伴う妊娠高血圧症候群重症症例の妊娠 34 週以降
胎児要件
胎児胎盤機能不全
non-reassuring fetal status（NRFS）
1　臍帯動脈血流異常（逆流，持続する拡張期血流の途絶は厳重管理）
高度子宮内胎児発育不全，胎児発育または胎児頭位発育の停止（2 週間以上）
羊水減少（AFl≦5.0 cm，最大 pocket≦2.0 cm）

Cr：クレアチニン，NRFR：non-reassuring fetal status；胎児機能不全，
AFI：amniotic fluid index：羊水インデックス

（日本妊娠高血圧学会編：妊娠高血圧症候群の診療指針 2015 より）

(d)　パルスドプラ法による胎児血流測定

　臍帯動脈，胎児中大脳動脈，胎児下行大動脈の血流波形の分析をおこない，臍帯動脈拡張末期血流の減少・途絶・逆流・中大脳動脈 PI 値の低下，下行大動脈の血流評価指数の上昇など，異常値のみられる場合は NST や BPS をおこなう．本検査のみの成績から妊娠のターミネーションを決定すべきではない．

e ┃ 妊娠のターミネーション

　HDP の最適な分娩時期は不明であるが，妊娠高血圧症候群が治療に反応しない場合，検査値が断続的に悪化する場合にに母体に不可逆的な障害の生じる危険性と胎児成熟度，well-being を勘案して妊娠の終結を決定する（表 VI.13-2）．日本妊娠高血圧学会の適応基準である．

　分娩誘発をおこなう場合，必要に応じて直ちに帝王切開に移行できるよう対応することが求められる．

付記　産婦人科診療ガイドライン産科編 2017[7] では，妊娠高血圧腎症のターミネーションを考慮する基準として表 VI.13-3 の項目を挙げている．

f ┃ 治　療

1　安　静

　臥床安静（側臥位）で交感神経の緊張緩和・妊娠子宮による下大静脈の圧迫解除がおこり，母体の腎血流量・子宮胎盤血流量が有意に増加し，下

282 ● ── VI. 合併症・異常妊娠と胎児の管理

表 VI.13-3 妊娠高血圧腎症のターミネーションを考慮する基準

高血圧緊急症または降圧薬無効な重症高血圧出現
急激な体重増加（＞3.0 kg/週）
胎児 well-being の悪化傾向
胎児発育の 2 週間以上の停止
血小板数減少傾向が明らかであり，血小板数＜10 万/l あるいは AST/LDH の異常出現
アンチトロンビン活性値減少傾向が明らかであり，アンチトロンビン活性＜60％あるいは AST/LDH の異常出現
尿中蛋白喪失量増大（＞5.0 kg/日）あるいは蛋白/クレアチニン比増大（＞5.0）

（産婦人科診療ガイドライン産科編 2017 より）[7]

肢の静脈還流が改善されることも治療効果になる．

2 食事療法

基本は低エネルギー，塩分摂取と高蛋白である．1600〜1800 kcal/日で，塩分摂取は重症度にかかわらず 7〜8 g/日程度とする．

3 薬物療法

薬物療法は胎児が胎外生活できないほど未熟であるために妊娠終了が選択できず，やむを得ず妊娠を継続する場合に対症療法として行われる．主対象は高血圧であるが長期にわたる薬物療法は避けるべきで，常にターミネーションの時期について検討しておく必要がある．

(a) 抗高血圧薬

降圧薬は拡張期血圧が 100 mmHg 以上で投与を考慮し，110 mmHg 以上で積極的に用いる．原則として重症の状態を脱するレベルまで低下させ，かつ血圧の安定を図ることが重要である．血圧の過剰下降は胎盤循環を悪化させる恐れがあるので降圧の目標は，収縮期血圧 140〜150 mmHg，拡張期血圧 90〜100 mmHg とし，平均動脈圧の低下は 20％以内にとどめ，それ以下に下げない．血圧の変動により胎児機能不全を惹起する可能性があるため厳重なモニタリングを続ける必要がある．投薬にあたっては十分な説明を行い同意を得る．

本邦では降圧薬として塩酸ヒドララジンとメチルドパが古くから用いられてきており，現在でも第一選択とされている．しかしこれらは降圧作用において α・β 阻害薬やカルシウム拮抗薬より優れているとはいえず，副作用も少なくない．カルシウム拮抗薬として注射薬ではニカルジピンが使用可能で，内服薬ではニフェジピンが妊娠 20 週以降で投与可能となった．カルシウム拮抗薬の安全性について多数の報告がなされており，その有効性からも今後第一選択となる可能性がある．

(b) 抗痙攣薬

硫酸マグネシウム（マグネゾール®，コンクライド Mg®，マグセント®）は子癇の治療とともに重症例の子癇発作の予防に用いる．投与方法は表 VI.13-4 に示される．主な副作用は急性マグネシウム中毒，体温低下である．投与 3 時間後には胎児の Mg 濃度は母体濃度と同様であり，そのため胎児心拍数に基線細変動の減少・欠如がみられたり，呼吸様運動も抑制され，新生児に低カルシウム血症や生後 24 時間にわたる神経抑制状態が観察されることがある．また児への神経保護作用があるとして 30〜32 週未満の早産が予想される母体への出生前投与が推奨されている．

(c) 抗凝固薬

アンチトロンビンIII® 製剤（アンスロビンp® など 1 日 3000 単位静注）により血液凝固異常を改善させると，妊娠高血圧症候群の臨床症状が改

13. 妊娠高血圧症候群 ─── ● *283*

表 VI.13-4　重症 PIH の薬物療法

薬剤（適応の有無）	投与量と方法	作用発現時	副作用	コメント
hydralazine （子癇：注-G：B） （PIH：内-有益性投与）	2-5 mgIV or IM, then, 5〜10 mgIV/20〜40 分ごと, or, DIV-0.5〜10 mg/hr	I V：10 分, IM：10〜30 分	頭痛，紅潮，頻脈，悪心，嘔吐	急激な BP 低下と胎児機能不全に注意
labetalol （本邦妊婦禁忌-G：B）	150〜450/day, 〜1,000 mg/day	30 分以内 2〜4 hr 後 peak	紅潮，悪心，嘔吐	胎児徐脈
nifedipine （本邦妊婦禁忌-G：B）	5〜10 mgPO，必要なら 30 分後に再投与，then 10〜20 mgPO/3〜6 hr	10〜20 分	紅潮，悪心，頭痛，頻脈，陣痛抑制，低血圧	長時間作用型が安全 BP 低下と胎児機能不全に注意
nicardipine 注−妊婦有益性投与内（禁忌）	0.5 μg/kg/分から開始，目標血圧以後<6 μg/kg/min		紅潮，悪心，頭痛，頻脈，陣痛抑制，低血圧	BP 低下と胎児機能不全症例数不足
methyldopa−妊婦有益性投与内（軽症-G：A）	250〜2,000 mg/day を 2〜4 回に分服	即効性はなく，2〜3 hr 後 peak	脱力感，めまい，徐脈	B P＝160〜170/100〜110 非緊急時
MgSO 4（子癇-G：A)-有益性投与	4 g/hr，次いで，1〜2 g/hr	即効性	4〜7 mEq/1＜腱反射低下，呼吸抑制	重症 PIH の子癇予防＊
MgSO 4＋Nifedipine（G：D）				低血圧に注意

G：Grading system for recommendation, A＝レベル I，B＝レベル II，D＝レベル III以下，または，expert opinion（1997，Rey E, CMA）

＊：予防薬としての使用は適応外

（日高：産婦治療 96（3），2008[8]）

善される．副作用はほとんどなく安全で有効である．

g｜成因と発症予防

1　成　因

　近年 two step disorder model が提唱され，胎盤の障害が HDP，なかでも PE の病態形成に深く関与することが明らかになってきている．

　妊娠初期の胎盤形成の際に絨毛外トロホブラストの子宮筋層への浸潤不全や螺旋動脈へのリモデリング不全が生じると，螺旋動脈の拡張不全により絨毛間腔への血流が制限される（first stage）（図 VI.13-1）．これによる胎盤の低酸素状態・胎盤低形成が契機として血清中の可溶性 fms 様

チロシンキナーゼ 1（sFlt-1）や S-endoglin などの血管新生抑制因子が絨毛細胞から過剰に産生され，血管内皮増殖因子（VEGF）や胎盤増殖因子（PIGF）などの血管新生因子が抑制され，血管新生関連因子のバランスが破綻する．同時に炎症性サイトカインの産生を引き起こし，これらの因子が母体血に流入することで PE の様々な症状（高血圧，肝機能障害，蛋白尿，腎機能障害，脳神経障害）を引き起こす（second stage）[9),10]．

　現在 PE に対する有用なスクリーニング法の確立には至っていないが，予知マーカーについて様々な検討が行われている．

　なかでも血管新生関連因子である sFlt-1 はPIGF と組み合わせることにより早発型 PE の有用なマーカーとなりうることが示唆されている[11]．

VI

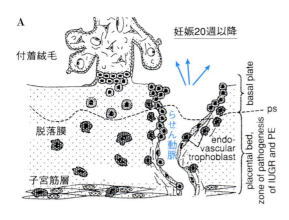
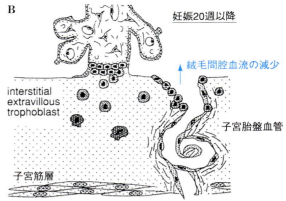

図 VI.13-1　妊娠高血圧症候群における子宮胎盤循環異常の成り立ち
(Kaufman Petal：Biol Reprod 69(1)：1〜7, 2003 より一部改変)

また，母体因子・妊娠初期の平均血圧（mean arterial pressure；MAP）の multiple of the median（MoM）・平均子宮動脈 PI（uterine artery PI，UtA-PI）の MoM・血清 PlGF の MoM を用いて，妊娠初期に 10％の偽陽性率で早産 PE（妊娠 37 週未満で分娩となる PE）の 75％を検出できる方法が開発されている．現在 Fetal Medicine Foundation（FMF）のホームページで公開されている[12]．

2　発症予防

HDP の予防法としてカルシウム補充療法やオザグレル療法，低用量アスピリン療法（LDA）が報告されているが現状では HDP を予防する決定的な方法はない．

最近 LDA 療法に関する二重盲検プラセボ対照ランダム化比較試験が欧州で行われた[13]．FMF のアルゴリズムを用いた方法で高リスク妊婦を抽出し，150 mg/日のアスピリン投与群とプラセボ投与群に無作為割付けをおこない，妊娠 11 週〜14 週から妊娠 36 週まで投与を行った．その結果，早産 PE が 62％減少し，早発型 PE（妊娠 34 週未満で分娩となる PE）が 80％減少した．一方で妊娠 37 週以降の PE の発症率には寄与せず，また高血圧合併妊婦に対しても LDA の有効性は示されなかった．これにより LDA 療法による HDP，特に早産 PE に対する予知と予防の可能性が示され，今後の治療の展開が期待される．

アスピリンによる PE 予防効果の発現機序に関しては明らかではないが，子宮螺旋動脈のリモデリングの改善および子宮動脈血流の改善が PE 予防に関連している可能性が示唆されている．後発型 PE では異常な子宮動脈血流を認めるが，それはすでに妊娠 12 週で存在しており，さらに低用量アスピリンを内服すると妊娠初期と中期の間に子宮動脈血流が改善することが根拠となっている．

なお我が国では LDA 療法の投与量は「81 mg/日ないし 100 mg/日」が一般的であり，また動脈管早期閉鎖のリスク回避目的のため分娩予定日の 12 週間以内（妊娠 28 週以降）での投与が禁忌となっていることに留意する必要がある．

【文献】
1) 渡辺　員支：【妊娠高血圧症候群の Up to date】妊娠高血圧症候群定義・臨床分類の up to date．日本産科婦人科学会雑誌（0300-9165）70 巻 3 号 Page 1148-1157(2018.03)
2) 日本妊娠高血圧学会：妊娠高血圧症候群　新定義・臨床分類（2018 年 5 月）．

http://www.jsshp.jp/journal/pdf/20180625_teigi_kaiteian.pdf

3）日高，他：日本妊娠中毒症学会誌　6：155-214，1998．

4）中林正雄：第8回腎と妊娠研究会．東京女子医大，1998．

5）武田佳彦，中林正雄編：ハイリスクの妊娠の周産期管理．pp. 33-34, 永井書店，1997．

6）Castillo RA, et al: Am J Obstet Gynecol 160：172-175, 1989．

7）日本産婦人科学会：産婦人科診療ガイドライン産科編2017（2017年4月）http://www.jsog.or.jp/uploads/files/medical/about/gl_sanka_2017.pdf

8）日高：産婦治療96（3），2008

9）Kaufman P, et al: Biol Reprod 69(1)：1-7, 2003．

10）御手洗哲也：日内会誌 101：172-178，2012．

11）Stolz M, et al：2018 Jan;11：54-60．2018．

12）Fetal Medicine Foundation： http://fetal-medicine.org/

13）John Simes, et al： Circulation 130：1062-1071. 2014．

14. 過期妊娠

過期妊娠（post-term pregnancy）は妊娠42週0日（満294日）以降の妊娠をいう．過期妊娠では巨大児，dysmaturity，分娩時胎児機能不全が増加し，周産期死亡率，特に死産率は正期産の2倍となる．羊水混濁の程度も強く胎便吸引症候群（MAS）を，そして肩胛難産による分娩外傷を生じやすい（図Ⅵ.14-1）．

管　理

妊娠41週より周産期罹病率・死亡率が有意に増加する[1]ので，妊娠41週より胎児評価を頻回（週2回）に行い，妊婦に自覚胎動を記録させる．そして子宮頸管が未成熟の場合はDHA-S製剤（マイルス®）を投与する．妊娠41週0日以降で頸管熟化例には分娩誘発を行い，42週0日以降では頸管熟化状態に関係なく，誘発を行う．誘発は待機に比べて児罹病率，児死亡率，帝王切開率は減少する[7]．

妊娠41週台ではNSTと羊水量共に正常であれば，2〜3日毎の外来管理で陣痛自然発来を待ってもよいが，42週0日以降は妊婦に胎児の危険性について説明し，原則として入院管理として

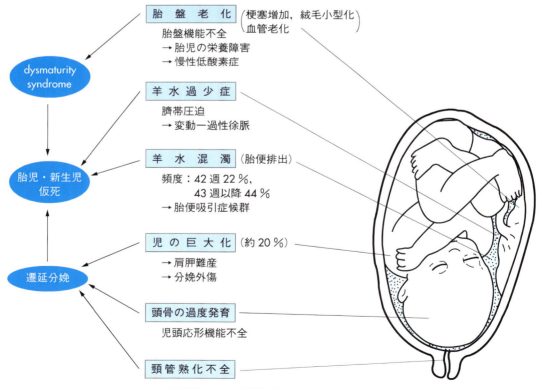

図Ⅵ.14-1　過期妊娠による胎児合併症

陣痛誘発を行う[6),7)].

NST 異常（変動一過性徐脈，non reactive），羊水過少あるいは BPS 6 点未満のときは帝王切開を考慮する．

a｜妊娠中

1 妊娠週数の再確認

妊娠初期の超音波断層法による頸殿長（CRL），大横径（BPD）より正確な分娩予定日を算出する．

2 胎児 well-being 評価

（a）ノン・ストレステスト

週2回以上．reactive であれば1週間以内に死産となる頻度は 2.8/1000〜24/1000 とされるが，過期妊娠では reactive NST でも2〜5日以内に死亡することもある[2)]ので週2回は行う．non reactive での BPS を行い，帝王切開を考慮する．

（b）超音波断層法による羊水量・胎児発育測定

胎盤機能不全→胎児尿量減少→羊水過少症となる．普通，徐々に生じるが，時に24時間で急速に進展する場合もある[3)]．

羊水過少による臍帯圧迫が，過期産の胎児機能不全の主因であるので，羊水過少が見つかれば待期的方法は中止すべきである．

（c）biophysical profile score（BPS）

週2回（4日以上の間隔をあけない）行う．

過期妊娠では羊水過少があると，BPS 8/10 でも2日後の胎内死亡例が報告されている[4)]．

（d）血流モニタリング

臍帯動脈，中大脳動脈の血流測定も参考となる．

3 羊水鏡で羊水混濁の有無観察

臨床的意義が大きい．羊水混濁のみで，他の胎児評価に異常なければ，必ずしも胎児機能不全の切迫を意味しないが，分娩時は羊水混濁例に人工羊水注入を行うと胎便吸引症候群，帝王切開率は低下する．

b｜分娩時

過期産では，胎児機能不全，胎便吸引，肩胛難産が増加するので厳重監視を行い，緊急帝王切開の準備をする．

1 胎児機能不全

分娩前胎児評価が正常であっても 12〜30％に分娩時胎児心拍数異常，新生児仮死がある[5)]．羊水過少を伴う場合，人工羊水注入は臍帯圧迫による変動一過性徐脈に有効である．

2 肩甲難産

過期産の約20％は巨大児となり肩甲難産のリスクが生じる．

3 出生直後新生児

ハイ・リスク児として管理する．

- pH 測定→ acidosis に注意．
- 血糖値・カルシウム値測定→低血糖・低カルシウム血症の予防．
- Ht 値測定→血液濃縮症候群対策．

【文献】

1）Bochner C, et al : Am J Obstet Gynecol 159 : 550, 1988.

2）Barss VA, et al : Obstet Gynecol 65 : 541, 1985.

3）Clement D, et al : Am J Obstet Gynecol 157 : 884, 1987.

4）Phelan JP, et al : Am J Obstet Gynecol 151 : 304, 1985.

5）Miyazaki FS, et al : Am J Obstet Gynecol 140 : 269, 1981.

6）ACOG : Postterm pregnancy. Committee on quality assesment. Criteria set No 10. august 1995.

7）Gülmezoglu AM, et al : Cochrane Detabase Syst Rev（4）: CD004945, 2006.

日本語索引

あ

アシクロビル　203
アシドーシス　43, 77
アミノ酸代謝異常症　16

い

一絨毛膜一羊膜性　69
一絨毛膜双胎　70
一絨毛膜二羊膜　69
1卵性双胎　68
一過性徐脈　28
一過性頻脈　28
遺伝学的検査　3
遺伝子診断　87, 218
インスリン療法　234

え

エタノール・シェイクテスト　119
エプスタイン奇形　111
エラスターゼ　176
塩酸リトドリン　182

お

オキシトシン点滴静注　36

か

過期妊娠　286
確定的検査　7
家系図　57
　　記載例　57
　　書き方　57
下行大動脈　103
下行大動脈収縮期最高血流速度
　101
加重型妊娠高血圧腎症　277
下大静脈　44, 104
下大静脈前負荷指数　102
肝炎ウイルス感染症　224
完全大血管転位　112

き

気管支喘息　260
気管支肺分画　124
気管食道瘻　131
急性腎不全　279
急性膵炎　237
　　臨床診断基準　237
急速遂娩　78
強化インスリン療法　234
胸腔穿刺の手技　122
胸腔―羊水腔シャント術　122
巨大児　60
巨大絨毛膜下血腫　164
筋緊張性ジストロフィー　54, 266

く

クアトロテスト　5
腔水症　152
空腸・回腸の閉鎖　133
クラミジア感染症　200
クラミジアと垂直感染　200

け

経腟走査法　9
経腟超音波像　79
経皮的臍帯血採取　20
経皮的臍帯静脈穿刺　7
経腹走査法　9
頸部嚢胞状リンパ腫　94
頸部リンパ腫　93
血圧　243
血液型不適合妊娠　270, 271
結核　258
血糖自己測定　233
血友病　55
血流再分配　42
減胎手術　73
　　適応基準　73

こ

抗D抗体陽性　273
後頸部皮下浮腫　93
高血圧合併妊娠　245, 278
抗甲状腺薬　249
甲状腺機能亢進症　247
甲状腺機能低下症　250
甲状腺疾患合併妊娠　247
甲状腺ホルモン　247
交通性水頭症　86
抗てんかん薬　265
抗不整脈薬　115
抗リン脂質抗体症候群　255

骨形成不全症候群　148
コントラクション・ストレステス
　　ト　63

さ

細菌性腟症　178
臍帯過捻転　173
臍帯血管内胎児輸血　274
臍帯血検査　7
臍帯静脈　44, 104
臍帯静脈圧　21
臍帯静脈血液ガス値　21
最大垂直ポケット測定法　185
臍帯一動脈欠損症　172
臍帯動脈　43, 102
臍帯動脈血流測定　65
臍帯の異常　172
臍帯の形成と構造　172
臍帯ヘルニア　9, 130
臍帯卵膜付着　173
サイトカイン　176
サイトメガロウイルス感染症
　　208
サイナソイダルパターン　27
細変動　27
左心低形成症候群　109
三尖弁閉鎖　110

し

ジアゼパム　266
子癇　279
子宮頸癌　268
子宮収縮の除外　181
子宮収縮抑制薬　78, 182
子宮胎盤循環　162
子宮内感染の除外　181

子宮内胎児発育異常　60
ジゴキシン　115
自己免疫疾患合併妊娠　252
脂質代謝異常症　15, 16
視床通過断面　80
歯状核赤核淡蒼球ルイ体萎縮症
　　54
持続皮下インスリン注入療法
　　234
ジドブジン　207
若年性再発性気管乳頭腫症　211
周産期心筋症　279
重症大動脈弁狭窄症　111
重症妊娠高血圧症候群　280
修正大血管転位　112
十二指腸閉鎖　132
絨毛検査　7
絨毛周囲フィブリン沈着　163
絨毛膜下血腫　164
絨毛膜羊膜炎　176
出生前診断　2
　　公的見解　2
　　検査法　5
　　留意事項　2
　　方法　48
出生前診断可能な心奇形　109
出生前脳室周囲白質軟化症　90
純型肺動脈閉鎖　110
常位胎盤早期剝離　164, 165
消化管閉鎖　131
常染色体優性遺伝病　53
常染色体劣性遺伝病　53
小児型多発性囊胞腎　142
小脳通過断面　80
静脈管　44, 104
静脈還流の評価　102
初期母体血清マーカー　5
食道閉鎖　131

食道閉鎖症 Gross の分類　132
徐脈　26
徐脈性不整脈　115
腎炎　242
心拡大　100
腎機能　243
神経管形成不全　82
　　予防　83
人工羊水注入法　65, 77, 192
人工羊水補充　183
心磁図　115
心室拡張機能の評価　101
心疾患合併妊娠　239
腎疾患合併妊娠　241
心室中隔欠損　112
心収縮能・心拡張能の総合的評価
　　102
新生児 GBS 感染症　212
　　予防　212
新生児結膜炎　200
新生児ヘルペス症　203
振動音響刺激　34
振動聴覚刺激法　35
腎動脈　104
心拍出量の評価　101
腎無形成　144

す

21 水酸化酵素欠損症　54
水痘　222
水頭症　86
水痘帯状疱疹ウイルス　222

せ

性器ヘルペス　202
性器ヘルペス合併妊娠　203

索　引———● **291**

性行為感染症　196
脆弱X症候群　57
成人T細胞白血病　229
成人型多発性嚢胞腎　144
脊髄小脳失調症1型　54
脊椎超音波像　80
切迫早産　74
遷延一過性徐脈　31
遷延一過性頻脈　28
前期破水　178
尖圭コンジローマ　211
潜在性結核感染症　259
染色体異常　12
　　検査法　7
染色体異常症　48
染色体異常症候群　48
全身性エリテマトーデス　254
　　管理　256
全身浮腫　152
全前脳胞症　85
前置胎盤　167
先天異常　2
先天性横隔膜ヘルニア　125
先天性筋緊張性ジストロフィー症
　　267
先天性心疾患　97
　　スクリーニング　97
先天性水痘症候群の臨床像　223
先天性多発性関節拘縮症　148
先天性トキソプラズマ症　214
先天性嚢胞状腺腫様肺奇形　123
先天性風疹症候群　217
　　発生　219
先天代謝異常症　15, 16

そ

双胎1児胎内死亡　73

双胎間輸血症候群　70, 157
双胎妊娠の種類　68
双胎の膜性診断　67
総肺静脈還流異常症　114
早発一過性徐脈　29
側脳室三角部幅　87
側脳室通過断面　79

た

大横径　9
胎児 well-being　181
　　診断　31
　　評価　63, 246, 280, 287
胎児・新生児溶血性疾患　270
胎児過剰発育　60
胎児感染の診断　209
胎児奇形　74, 232
胎児奇形・胎児感染症の除外　63
胎児期の管理　115
胎児機能不全　76, 77
胎児鏡下胎盤吻合血管レーザー凝
　　固術　71
胎児胸水　120, 157
胎児計測　62
胎児頸部の異常　93
胎児血の正常値　20
胎児血流モニタリング　41
胎児交換輸血　276
胎児呼吸器系疾患　120
胎児骨格系疾患　146
胎児採血　20, 63
　　合併症　21
胎児循環　96
　　血流　96
　　動態評価　100
　　特徴　96
胎児消化管疾患　131

胎児徐脈の原因　27
胎児腎機能の評価　137
胎児心機能評価　100
胎児心機能不全　104
　　原因分類　104
　　評価　104
　　評価法　105
胎児心スクリーニング　97
胎児腎尿路系の超音波像　137
胎児心拍数　25
　　一過性変動　28
　　基線　26
　　基線細変動　27
胎児心拍数図　25
胎児心拍数波形　31
　　解析　77
胎児心拍モニタリング　25, 280
胎児水腫　124
胎児水腎症　140
胎児性ワーファリン症候群　240
胎児脊椎の観察方法　81
胎児染色体検査　87
胎児中枢神経系異常　79
胎児低酸素症　78
胎児頭蓋内出血　91
胎児頭殿長　9
胎児尿の生化学的検査　137
胎児の血液学的所見　22
胎児の高血糖—高インスリン血症
　　232
胎児の心臓　97
胎児の正常発育　60
胎児脳障害　31
胎児脳動脈血流の測定手技　81
胎児肺成熟促進　120
胎児肺成熟評価法　118
胎児肺の発達　118
胎児発育曲線　60

胎児発育の評価 60, 63, 280
胎児発育不全 61, 64, 69
　　発症要因 62
　　病因と分類 61
　　問題点 61
胎児泌尿器系異常 137
胎児貧血 43, 156
胎児頻脈 156
　　原因 26
胎児不均衡発育 69
胎児腹部の異常 130
胎児不整脈 114
胎児母体間輸血症候群 169, 170
胎児末梢循環評価 102
胎児卵巣嚢腫 135
大槽 80
大腿骨長 9
胎内診断 114
胎盤の異常 160, 163
胎盤の老化 160
胎便吸引症候群 191
胎便性イレウス 133
胎便性腹膜炎 134
ダウン症候群 48
多胎妊娠 67
　　合併症 69
　　超音波断層診断 67
タナトフォリック骨異形成症 146
多嚢胞性異形成腎 143
単一遺伝子病 53
単一臍帯動脈 172
単純ヘルペスウイルス 202
単心室 109

ち

遅発一過性徐脈 29
中期母体血清マーカー 5

中大脳動脈 41, 81, 103
超音波断層法 9
直腸・肛門閉鎖 134

て

帝王切開 74
低酸素症 42
低フォスファターゼ症 149
定量 PCR 法 8
てんかん 264
伝染性紅斑 227

と

糖質コルチコイド投与 120
糖質代謝異常症 16
糖尿病合併妊娠 232
動脈管 97
トキソプラズマ症 214
　　母子感染 214
トキソプラズマの生活史 214
特発性血小板減少性紫斑病 252
特発性粘液水腫 250
13 トリソミー 51
18 トリソミー 50, 89
21 トリソミー 48

な

軟骨無形成症 147
軟骨無発生症 146

に

二絨毛膜二羊膜 69
二分脊椎 84
二羊膜双胎 70

乳頭刺激 36
乳糜胸 122
尿膜管嚢胞 174
２卵性双胎 68
妊娠管理の目的 3
妊娠高血圧 277
妊娠高血圧症候群 277, 278
妊娠高血圧腎症 277
妊娠週数 25, 62
妊娠中期の胎児機能不全 76
妊娠中の胎児管理 63, 240
妊娠糖尿病 235
　　スクリーニング方法 235
妊婦の腎機能 243

ね

猫鳴き症候群 52
ネフローゼ 242

の

脳性麻痺 78
脳脊髄液の循環 86
脳動脈血流測定 81
嚢胞性腎奇形 142
脳瘤 84
脳梁欠損 89
ノン・ストレステスト 34, 63, 287

は

肺水腫 279
肺低形成 126
　　発生要因 127
　　評価・診断 127
梅毒 196

索　引 ── ● 293

梅毒血清反応検査　197
ハイリスク妊娠　34
白衣高血圧　279
橋本病　250
破水の検査法　180
バセドウ病　248
バナナ徴候　84
パルスドプラー法　63, 68, 115
パルボウイルス B19 感染症　227
ハンチントン舞踏病　54
反復羊水除去　71

ひ

非確定的検査　5
非交通性水頭症　86
ヒトパピローマウイルス　211
ヒト免疫不全ウイルス　205
非免疫性胎児水腫　152
頻脈　26
頻脈性不整脈　115

ふ

ファロー四徴症　113
風疹　217
風疹ウイルス感染の診断　218
腹部周囲長　9
腹壁の異常　130
腹壁破裂　130
福山型先天性筋ジストロフィー　148
分娩時期の決定　65
分娩時の胎児機能不全　76

へ

閉塞性尿路疾患　139
辺縁性血腫　164

変動一過性徐脈　30

ほ

房室中隔欠損　111
母子感染防止方法　200
母児垂直感染　200
母体 well-being の評価　245
母体血清マーカー　5
母体血清マーカーテスト　50
母体の血漿交換　276

ま

マイクロアレイ検査　8
マイクロバブルテスト　119
マカド・ジョセフ病　54
膜性診断　67, 74
慢性高血圧　245
　　重症度分類　245
慢性甲状腺炎　250

み

脈絡叢乳頭腫　88
脈絡叢嚢胞　88

む

ムコ多糖症　15
ムコ多糖体蓄積症　16
無心体双胎　72
無痛性甲状腺炎　248
無脳症　83

め

メンデル遺伝病　53

よ

葉酸　265
羊水過少症　189
羊水過多症　187
羊水吸光度分析　274
羊水検査　7
羊水混濁　191
羊水情報の把握　181
羊水診断　15
羊水穿刺　14
羊水の異常　184
羊水の産生増加　188
羊水の産生と消退　184
羊水の性状　18
羊水の排出障害　188
羊水分析の適応　14
羊水量　17, 18, 185
　　異常　187
　　測定　137
　　妊娠中推移　185
　　臨床的測定法　185
羊水レシチン/スフィンゴミエリ
　ン比　119
羊膜索症候群　175

ら

卵膜下血腫　164
卵膜の異常　175

り

両大血管右室起始　114
リンゴ病　227

外国語索引

A

A型肝炎ウイルス 224
abdominal circumference (AC) 10
abdominal dystocia 134
AC 9
acardiac twin 72
acceleration 28
achondrogenesis 146
achondroplasia 147
acute pancreatitis 237
adult polycystic kidney 144
adult T cell leukemia 229
AEV/REV 43
AFI 186
agenesis of corpus callosum 89
AIDS 205
allantoic cyst 174
amnioinfusion 77, 192
amniotic band syndrome 175
amniotic fluid index 測定法 186
anencephaly 83
Arnold-Chiari 奇形 84
arthrogryposis multiplex congenita (AMC) 148
asymmetrical type 61
ATL 229
atresia of jejunum and ileum 133
atrial width 87

atrioventricular septal defect (AVSD) 111
atrium 80
autosomal dominant (AD) 53
autosomal recessive (AR) 53
AZT 207

B

B型肝炎ウイルス 224
B群溶血性レンサ球菌 212
biophysical profile score (BPS) 38, 63, 77, 280, 287
biparietal diameter (BPD) 9
bradycardia 26
brain sparing effect 42
Breus' mole 164
broncho pulmonary sequestration 124

C

C型肝炎ウイルス 224, 225
CHD 97
chickenpox 222
chorioamnionitis (CAM) 176
choroid plexus cyst 88
choroid plexus papilloma 88
chronic hypertension (CH) 278
CMD 267
CMV 感染症 208
combined type 61
complete transposition of great

arteries (TGA) 112
congenital cystic adenomatoid malformation of lung (CCAM) 123
congenital diaphragmatic hernia (CDH) 125
congenital muscular dystrophy Fukuyama type (FCMD) 148
congenital rubella syndrome (CRS) 217
contraction stress test (CST) 36, 63
cordocentesis 20, 63
corrected TGA 113
corrected transposition of great arteries 112
cotyledon 70
critical aortic valvular stenosis 111
crown-rump length (CRL) 9
cystic hygroma 94

D

Dandy-Walker 奇形 80, 90
dangling sign 87
deceleration 28
discordant twin 69
double bubble sign 132
double cysts sign 132
double-outlet right ventricle (DORV) 114
Down 症候群 48

dry lung syndrome 126, 128

Duchenne 型筋ジストロフィー
　（DMD）　55

ductus arteriosus Botalli　97

duodenal atresia　132

E

early deceleration　29

Ebstein's anomaly　111

eclampsia　279

Edwards 症候群　50

encephalocele　84

epilepsy　264

F

femur length（FL）　9

fetal biophysical profile score
　39

fetal growth restriction（FGR）
　61

fetal pleural effusions　120

fetal vibroacoustic stimulation
　test　35

fetomaternal transfusion
　（FMT）　169

FGR　69

fingerlike projection　85

FISH 法（fluorescent in situ
　hybridization）　7

FLP　71

foam stability test　119

fragile X syndrome　57

FRAXA　57

G

G-banding　7

gastroschisis　130

GBS 検査　213

genital herpes　202

gestational diabetes mellitus
　235

gestational hypertension（GH）
　277

gestational transient
　hyperthyroidism　248

group B Streptococcus（GBS）
　212

H

HBV　224

HCV　225

HDP（hypertensive disorders
　of pregnancy）　277

HELLP 症候群　279

hemolytic disease of the fetus
　and newborn（HDN）　270

herpes simplex virus（HSV）
　202
　　母子感染　202

holoprosencephaly　85

HTLV-I 感染症　229

human immunodeficiency virus
　（HIV）　205
　　母子感染　205

human papilloma virus（HPV）
　211

hydrocephalus　86

21-hydroxylase deficiency（21
　HD）　54

I

hyper-torsion　173

hyperechoic fetal bowel　133

hypoplastic left heart syndrome
　（HLHS）　109

I

idiopathic thrombocytopenic
　purpura　252

immune thrombocytopenic
　purpura（ITP）　252
　　診断基準試案　253

infantile polycystic kidney　142

intracranial hemorrhage　91

J

Jarish-Herxheimer 反応　199

JORRP　211

K

Kleihauer-Betke（KB）染色法
　170

L

late deceleration　29

latent tuberculosis infection
　（LTBI）　259

low-dose aspirin 療法　64

M

Mモード心エコー図　114

maximum velocity in the
　descending aorta　101

maximum vertical pocket

(MVP) 185

MCA 41

meconium aspiration syndrome
(MAS) 191

meconium ileus 133

meconium peritonitis 134

meconium-stained amniotic
fluid 191

microbubble stability test 119

modified BPS 40

Mollison の式 170

multicystic dysplastic kidney
143

multicystic kidney 143

myotonic dystrophy 266

N

neural tube defects 82

neuroectodermal cells 88

nipple stimulation test 36

non-coiled vessels 70

non-immune hydrops fetalis
(NIHF) 152

non-reassuring fetal status
(NRFS) 76

non-stress test (NST) 34, 63

noninvasive prenatal tenting
(NIPT) 5

nuchal fold thickening 93

nuchal translucency 93

O

oesophageal atresia 131

oligohydramnios 189

omphalocele 130

osteogenesis imperfecta

syndrome 148

oxytocin challenge test 36

P

Patau 症候群 51

Pena-Shokeir 症候群 148

percutaneous umbilical blood
sampling (PUBS) 7, 20

periventricular leukomalacia
(PVL) 90

placenta previa 167

placental abruption 164

polyhydramnios 187

post-term pregnancy 286

Potter 症候群 144

Potter の分類 142

preeclampsia (PE) 277

preload index (PLI) 102

premature rupture of the
menbranes (PROM) 178

preterm PROM 178

prolonged acceleration 28

prolonged deceleration 31

pulmonary hypoplasia 126

pulsatility index (PI) 41, 81

pure pulmonary atresia (ppA)
110

Q

QF-PCR 法 8

R

reassuring fetal status 31

renal agenesis 144

resistance index (RI) 41

Rh 型陰性妊娠の管理

Rho (D) 陰性妊婦の管理 272

Rohr's fibrin 163

rubella 217

S

self monitoring of blood
glucose (SMBG) 233

single ventricle 109

sinusoidal pattern 27, 170

snow storm sign 134

society for fetal urology 140

spina bifida 84

STS (serologic tests for
syphilis) 法 197

stuck twin 70

superimposed preeclampsia
(SPE) 277

superior sagittal sinus 86

symmetrical FGR 61

syphilis 196

systemic lupus erythematosus
(SLE) 254

T

tachycardia 26

Tei index 102

tetralogy of Fallot 113

thanatophoric dysplasia 146

thyrotropin-releasing-hormine
(TRH) 120

total anomalous pulmonary
vein connection (TAPVC)
114

TRAb 247

Treponema pallidum (TP)

196

TRH　120

tricuspid atresia（TA）　110

TSH 受容体抗体　247

TTTS　157

　　重症度分類　71

Turner 症候群　49, 52

twin peak sign　67

twin to twin transfusion

　　syndrome（TTS, TTTS）　70

U

UmA　43

urachal cyst　174

V

V–P shunt　88

variable deceleration　30

varicella　222

varicella–zoster virus（VZV）

　222

　　感染妊婦の管理　223

VAS　34, 35

velamentous insertion　173

ventricular septal defect

　（VSD）　112

ventriculomegaly　86

W

Wilson–Mikity 症候群　176

X

X モノソミー　49

X 連鎖遺伝病　55

監修者略歴

森　巍（もり　たかし）

1963 年	岡山大学医学部卒業
1968 年	岡山大学医学部大学院卒業
	国立福山病院，三菱水島病院勤務を経て
1980 年	愛媛県立中央病院産婦人科部長
1998 年	同病院周産期センター長
2004 年	同病院定年退職

胎児診断・管理の ABC

1998 年 12 月 1 日	第 1 版第 1 刷
2002 年 10 月 15 日	第 2 版第 1 刷
2005 年 4 月 5 日	第 3 版第 1 刷
2008 年 1 月 10 日	第 4 版第 1 刷
2009 年 5 月 15 日	第 4 版第 2 刷
2012 年 3 月 15 日	第 5 版第 1 刷
2017 年 5 月 15 日	第 5 版第 3 刷
2019 年 4 月 15 日	第 6 版第 1 刷 ©

監　修	森　巍　MORI, Takashi
発 行 者	宇 山 閑 文
発 行 所	株式会社　金芳堂
	〒 606-8425 京都市左京区鹿ヶ谷西寺ノ前町 34 番地
	振替　01030-1-15605
	電話　075-751-1111 ㈹
	http://www.kinpodo-pub.co.jp/
印 刷 所	創栄図書印刷株式会社
製 本 所	有限会社清水製本所

落丁・乱丁本は小社へお送り下さい．お取替え致します．

Printed in Japan
ISBN978-4-7653-1780-1

JCOPY ＜（社）出版者著作権管理機構　委託出版物＞
本書の無断複写は著作権法上での例外を除き禁じられています．複写される場合は，そのつど事前に，（社）出版者著作権管理機構（電話 03-5244-5088，FAX 03-5244-5089，e-mail: info@jcopy.or.jp）の許諾を得てください．

●本書のコピー，スキャン，デジタル化等の無断複製は著作権法上での例外を除き禁じられています．本書を代行業者等の第三者に依頼してスキャンやデジタル化することは，たとえ個人や家庭内の利用でも著作権法違反です．